中国百年百名中医临床家丛书

姜春华

主　编　张云鹏

编　委　（按姓氏笔画排列）

　　　　宋光飞　张云鹏　招萼华

　　　　周琴华

中国中医药出版社

· 北京 ·

图书在版编目（CIP）数据

姜春华 / 张云鹏主编 . -- 北京：中国中医药出版
社，2001.12（2024.7 重印）
（中国百年百名中医临床家丛书）
ISBN 978 - 7 - 80156 - 299 - 9

Ⅰ.①姜⋯　Ⅱ.①张⋯　Ⅲ.①中医学临床—经验—中
国—现代　Ⅳ.① R249.7

中国版本图书馆 CIP 数据核字（2001）第 083232 号

中国中医药出版社出版

北京经济技术开发区科创十三街 31 号院二区 8 号楼
邮政编码　100176
传真　010-64405721
廊坊市佳艺印务有限公司印刷
各地新华书店经销

开本 850×1168　1/32　印张 10.125　字数 237 千字
2001 年 12 月第 1 版　2024 年 7 月第 3 次印刷
书号　ISBN 978 - 7 - 80156 - 299 - 9

定价　38.00 元
网址　www.cptcm.com

服 务 热 线　010-64405510
购 书 热 线　010-89535836
维 权 打 假　010-64405753

微信服务号　zgzyycbs
微商城网址　https://kdt.im/LIdUGr
官 方 微 博　http://e.weibo.com/cptcm
天猫旗舰店网址　https://zgzyycbs.tmall.com
如有印装质量问题请与本社出版部联系（010-64405510）
版权专有　侵权必究

出版者的话

　　祖国医学源远流长。昔岐黄、神农，医之源始；汉仲景、华佗，医之圣也。在祖国医学发展的长河中，临床名家辈出，促进了祖国医学的迅猛发展。中国中医药出版社为贯彻卫生部和国家中医药管理局关于继承发扬祖国医药学，继承不泥古、发扬不离宗的精神，在完成了《明清名医全书大成》出版的基础上，又策划了《中国百年百名中医临床家丛书》，以期反映近现代即 20 世纪，特别是新中国成立 50 年来中医药发展的历程。我们邀请卫生部张文康部长做本套丛书的主编，卫生部副部长兼国家中医药管理局局长佘靖同志、国家中医药管理局副局长李振吉同志任副主编，他们都欣然同意，并亲自组织几百名中医药专家进行整理。经过几年的艰苦努力，终于在 21 世纪初正式问世。

　　顾名思义，《中国百年百名中医临床家丛书》就是要总结在过去的 100 年历史中，为中医药事业做出过巨大贡献、受到广大群众爱戴的中医临床工作者的丰富经验，把他们的事业发扬光大，让他们优秀的医疗经验代代相传。百年轮回，世纪更替，今天，我们又一次站在世纪之巅，回顾历史，总结经验，为的是更好地发展，更快地创新，使中医药学这座伟大的宝库永远取之不尽、用之不竭，更好地服务于人类，服务于未来。

　　本套丛书第一批计划出版 140 种左右，所选医家均系在中医临床方面取得卓越成就，在全国享有崇高威望且具有较高学术造诣的中医临床大家，包括内、外、妇、儿、骨伤、针灸等各科的代表人物。

本套丛书以每位医家独立成册，每册按医家小传、专病论治、诊余漫话、年谱四部分进行编写。其中，医家小传简要介绍医家的生平及成才之路；专病论治意在以病统论、以论统案、以案统话，即将与某病相关的精彩医论、医案、医话加以系统整理，便于临床学习与借鉴；诊余漫话则系读书体会、札记，也可以是习医心得，等等；年谱部分则反映了名医一生中的重大事件或转折点。

本套丛书有两个特点是值得一提的：其一是文前部分，我们尽最大可能地收集了医家的照片，包括一些珍贵的生活照、诊疗照，以及医家手迹、名家题字等，这些材料具有极高的文献价值，是历史的真实反映；其二，本套丛书始终强调，必须把笔墨的重点放在医家最擅长治疗的病种上面，而且要大篇幅详细介绍，把医家在用药、用方上的特点予以详尽淋漓地展示，务求写出临床真正有效的内容，也就是说，不是医家擅长的病种大可不写，而且要写出"干货"来，不要让人感觉什么都能治，什么都治不好。

有了以上两大特点，我们相信，《中国百年百名中医临床家丛书》会受到广大中医工作者的青睐，更会对中医事业的发展起到巨大的推动作用。同时，通过对百余位中医临床医家经验的总结，也使近百年中医药学的发展历程清晰地展现在人们面前，因此，本套丛书不仅具有较高的临床参考价值和学术价值，同时还具有前所未有的文献价值，这也是我们组织编写这套丛书的初衷所在。

中国中医药出版社

2000 年 10 月 28 日

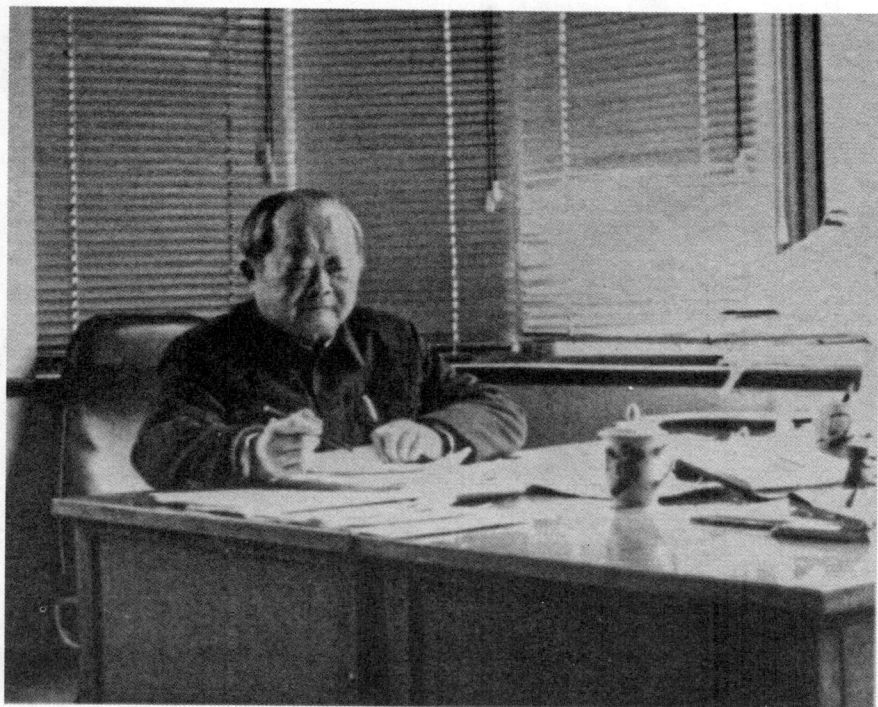

姜春华先生就诊之余正在著述

目　录

医家小传

姜春华（1908~1992），字实秋，江苏南通县人，全国著名中医学家、中医脏象及治则现代科学研究奠基人。

先生自幼从父青云公习医，18岁到沪悬壶，复从陆渊雷先生游，30年代即蜚声医林，曾执教于上海中医专科学校、上海复兴中医专科学校、新中国医学院等，还受聘为《华西医药》《北京中医杂志》《广东医药旬刊》《国医砥柱》等杂志的特约编辑。

1954年先生进入上海第一医学院任中医教研室主任、脏象研究室主任，相继兼任内科学院（现称华山医院）、中山医院中医科主任。1961年参加中国共产党。历任国家科委中医专业组成员，卫生部医学委员会委员，全国血防委员，中国科学院上海分院特约研究员，上海市高级职称评审委员会委员，全国发明奖特邀评审员，上海医科大学教授、博士研究生导师，《中国医学百科全书》编委，《辞海·中医分册》主编。又被推选为中华全国中医学会常务理事、上海分会名誊理事长，先后被聘为全国中西医结合研究会、上海中医学院、上海中医药研究院、上海市中医文献馆顾问。曾当选为全国第五届人大代表，上海市第七届人大常务委员等。

1955年先生被评为上海市先进工作者，1958年荣获卫生部颁发的"继承发扬祖国医学遗产"金质奖章及奖状，1977年评为上海市卫生战线先进工作者，出席全国代表大会，1985年又因对治疗晚期血吸虫病有贡献，受到上海市人民政府记大功奖励。活血化瘀的研究获1978年全国科学大会重大科技成果奖，"阴阳原始"一文获1980年上海科技最佳论文一等奖。

1990年被中央人事部、卫生部、国家中医药管理局确定为必须继承的全国老中医药专家之一，1991年被国务院认定为有杰出贡献的科学家，批准享受特殊津贴待遇，表彰先生为中医事业的发展作出巨大的贡献。

1965年先生应巴基斯坦传统医学会邀请，赴巴访问并作了学术交流，1987年在上海召开的国际中医药会议上，作了"道家与医家"的学术报告。

先生学识渊博，敢于创新，诸凡经、史、子、集，无不披览；历代医学论著，更为悉心研究；还广泛涉猎哲学、心理学、动物学、植物学、物理学等现代科学各个领域。先生的学术特点为"撷采百家，融贯古今，拓展新路，重在实效"。主张"古为今用，西为中用"，"活用成规，创立新规"。在长期的临床医疗实践中，提出"截断扭转学说"，在中医临床治疗学上树立了新的里程碑。在认识疾病上主张"辨病与辨证相结合"，提倡既要为病寻药，又要重视辨证论治的独特创见。先生擅长内科，对重症肝炎、肝硬化腹水、支气管扩张出血、支气管哮喘、慢性腹泻、慢性肾炎、糖尿病、痹证、疑难杂病等，辨病独具慧眼，治疗效果卓著。用药严谨，自成一格。经验名方有三合一方、软肝汤、巴漆丸、扶正化瘀利水汤、地乌蠲痹汤、黑大豆丸、百合片、截喘汤等，屡起危殆痼疾。先生早年著有《中医基础学》《中医病理学总论》《中医诊断学》；新中国成立后，著有《中医治疗法则概论》《伤寒论识义》《姜春华论医集》《历代中医学家评介》等 10 余部著作，其中《肾的研究》一书，被日本二度翻译，流传国外；《活血化瘀》一书，被日本学者认为"为现代医学开辟了新的视野"。先后发表论文 200 多篇，部分论文被国外医学杂志所转载。先生诲人不倦，奖掖后进，桃李满天下。晚年虽身体欠佳仍抱病在上海中医文献馆开设教学门诊，他常对学生说："只要天假以年，我还要多做工作，完成几部著作以传后人，生命在于运动，而生命的意义，在于工作。""莫道桑榆晚，为霞尚满天"，几十年来，先生看病、读书、思考、总结，一步一个脚印，这就是这位当代名医走过的道路。

专病论治

截断扭转学说与临床实践

一、学说从何提出

早在 70 年代末期，先生在《新医药学杂志》发表了"叶天士的温病、杂病的理论与治疗"一文，大胆地阐明了防治温病要截断的新理论，对叶天士学术思想进行了评析。先生认为："叶氏关于温热之邪由口鼻而入，伏于膜原之说，乃脱胎于吴又可之《温疫论》；而风邪上受，用轻清之剂，由卫入营，逆传、顺传皆由明·袁体庵的《证治心传》而来；其冬温伏于少阴肾，则来源于喻嘉言《尚论后篇》，治法则多为自创。"叶氏在《温热论》中说："肺主气属卫，心主血属营，辨营卫气血虽与伤寒同，若论治法则与伤寒大异也。"因为人的生理都是相同的，不论病伤寒也好，温病也好，人的营卫气血都是一样的，不过因为病种不同，表现不同，则治法亦异。伤寒有"风伤卫、寒伤营"之说，而温病则先入于肺，以卫气通于肺，营气通于心，因"逆传"之故，又可见到心营的症状，实即病的进一步发展，由此确立了温病卫气营血分证。前人说伤寒"邪在太阳，必恶寒身热，为阳郁不伸之故，而邪未化热，传至阳明其邪化热则不恶寒，始用凉解法"，这是伤寒与温病发展的经过不同，温病恶寒甚暂，或开始即热高，伤寒则开始恶寒不热（非无热，但热不高）。所以叶天士说："盖伤寒之邪留恋在表，然后化热入里；温邪则热变最速，未传心包，邪尚在肺，肺主气，其合皮毛，故云在表。"其实伤寒恶寒也在皮毛，因为风寒自皮毛而入，故不涉及肺，然照理推论，皮毛为肺所主，亦可由皮毛入肺，所以不说入肺者，以不见咳嗽、胸闷、气急诸证之故。因为邪的原因，一是风寒，一是温热，寒温不同；一在皮毛，一在肺气；一则化热慢，一则化热速；一则即见手三阴证，一则先见足三阳证；发展过程与表现症状各异，因之治法也就不同，一则开始用辛温，一则开始用辛凉。

《温热论》说："前言辛凉散风，甘淡驱湿，若病仍不解，是渐欲入营也。"先生认为：既然用了辛凉散风甘淡驱湿，病应该好转，非惟不见好转，反欲入营，是药没有对病起作用。先生看过清代许多名医医案，治疗温病过程中常险证百出，令人怵目惊心，其效果之所以不佳者先生非常感叹地说："正是受此老用药轻淡如儿戏之教。"近年来，治大叶性肺炎用鱼腥草、鸭跖草之类清热解毒，不用卫分气分之说，疗效很高，过去肠伤寒用银翘、桑菊、三仁等，效果亦差，有人不分卫气营血步骤，开始即用大黄、黄芩、黄连，

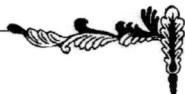

疗效亦高。

《温热论》又说："再论气病，有不传血分而邪留三焦，亦如伤寒中少阳病也，彼则和解表里之半，此则分消上下之势，随证变法，如近时杏朴苓等类，或如温胆汤之走泄。因其仍在气分，犹可望其战汗之门户。"先生认为：此等药用之何益，与"病"何关？其云战汗，若望不着怎么办？为什么不采取措施，使其在气分解决？

《温热论》又说："大凡看法，卫之后方言气，营之后方言血。在卫汗之可也；到气才可清气；入营犹可透热转气，如犀角、元参、羚羊等物；入血就恐耗血动血，直须凉血散血，如生地、丹皮、阿胶、赤芍等物。否则前后不循缓急之法，虑其动手便错。"先生认为：当病之开始用药得力，即可阻遏病势，或击溃之，不必等"到气才可清气"，也不必到后来才用犀角、羚羊。因为开始用辛凉轻剂，往往错过治疗机会，如果及早用些真能"治病"的药物，则病可早愈，大可不必受"前后不循缓急之法，虑其动手便错"的警戒！

叶天士根据温病的全过程分为卫、气、营、血四个阶段，正确反映了温病发展的规律，所以为后来医家所重视。先生认为：医者的作用，不仅在于认识疾病发展的规律，更重要的是能够截断或扭转疾病的发展，使之即在本阶段而消灭之，否则，听其自然发展以至于死亡，那么这种医生还要他何用？我们不仅要认识温病卫气营血的传变规律，更重要的是掌握这一规律，采取有力措施，及时治好疾病，防止其向重症传变。

先生这一观点的提出，引起中医学术界的重视，有的推崇备至，有的表示赞同支持，也有的提出商榷，还有为叶天士喊冤，一时热闹非凡，各抒己见，形成争鸣的局面。为

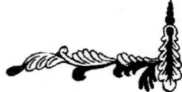

了尊重真理，维护真理，先生再次著文《时代要求我们对温病要掌握截断方药》，着重提出：个人观点可以不同，但疗效应该是个衡量标准。治病不在言论，重在实效。我们不要把叶氏当作偶像顶礼膜拜，不要把他治疗温病的经验当作顶点，要学习白求恩同志那种对技术精益求精的精神，摆脱唯心主义的顶峰论。

二、学术的继承与发展

截断理论的核心，是采取果断措施和特殊方药，直捣病巢，祛除病邪，快速控制病情，截断疾病的发展蔓延，以求提高疗效，缩短病程。这一核心思想，在继承祖国医学传统理论基础上有所发展，有所突破，有所创新。

先生常言，治急性病贵在早期截断。强调截病于初，采用"迎而击之"之法，一方面可以控制病邪蔓延深入，另一方面可以避免正气的过度损耗。若因循失治，则病邪步步深入，进逼五脏而致病情恶化。这是先生继承《内经》"上工救其萌芽"思想的具体发挥。

先生善于吸取前贤各家之长，予以阐明与论证，并结合长期临床实践，逐步形成自己的独特观点。如金·张子和在《汗下吐三法赅尽治病诠》说："夫病之一物，非人身素有之也，或自外而入，或由内而生，皆邪气也。邪气加诸身，速攻之可也，速去之可也。揽而留之，何也。"先生对此颇为推崇，用汗、吐、下三法，以快速祛除病邪。又如吴又可认为："夫瘟疫之为病，非风、非寒、非暑、非湿，乃天地间别有一种异气所感。"提出疫气、疠气、异气、杂气是疫病之原。又说："惟天地之杂气种种不一。"吴又可在病原学方面作出的贡献，先生表示赞赏。对杨栗山治温病之厥逆，主张仍用苦寒解毒大清大下，认为是"伟大的见解"。刘松峰在《松峰说疫》说："所以瘟疫用药，按其脉证，真知其邪在某处……单刀直入批隙导窾"，在治疗上强调单刀直入祛除病原，是果断的决策。诸贤的论述对先生的学术思想的形成有启迪的作用，先生的"截断学说"是诸贤论述的补充与发展。

三、急症创快速截断

"急症创快速截断"是先生在学术上提出的独特的创新观点之一。急症是指温病或某些疾病发展演变过程中出现的危重症状和病证，它具有发展快、变化速、来势凶、病热重、威胁大等临床特点。急症的表现在于"急"，因此治疗手段要求"速"。大胆使用截断方药，救急截变，快速控制病情，阻止疾病的发展蔓延，在急症治疗学上具有重要的指导意义。

清热解毒是重要的截断方法。急性热病主要特点是有热有毒，邪毒侵入，热由毒生，病毒不除，则热不去，必生逆变。临床虽有宣透、清气、化浊、清营、凉血诸法的不同，但清热解毒总是交织其中。先生指出：用清热解毒要掌握两个法度：一是早用，在卫分阶段即可加入清热解毒之品；二是重用，量要大，剂要重，甚至可日夜连服2~3剂，这样才能截断病邪，这对把好气分关，尤为重要。笔者对此深有体会，曾治外感发热100例，其中属于气分者占63%，均选用清热解毒之药，取得满意的效果。从临床实践中认识到抓住气分证候阶段进行截断，是解除病邪的良好时机，决不能缩手缩脚，坐失良机，而使病涉营血，陷入治疗困难境地。先生常用的清热解毒药有银花、连翘、苦参、鸭跖草、黄连、黄芩、黄柏、山栀、蒲公英、大青叶、板蓝根、穿心莲、四季青、知母、鱼腥草、紫花地丁、野菊花、龙胆草、青黛、茅根、芦根等。先生治疗流行性出血热认为本病多系表里俱热，瘟毒燔灼，耗血动血劫伤心肾所致，早期也并不因表邪已经透解而不再逆传。诚如杨栗山在《伤寒瘟疫条辨》中说："凡见表证，皆里证郁结，浮越于外也。虽有表证，实无表邪，断无再发汗之理"，故应及早使用大剂量的清热解毒方药，直折伏遏之温毒，则不仅身痛、发热、恶寒等表证可除，而且可由发热期越过低血压期、少尿期。直接进入恢复期，使病程阻断或缩短。如江苏省中医研究所用清热解毒 4 号为主治疗 285 例流行性出血热患者，使死亡率 12.6% 降低到 2.45%；并证明"早期使用可减轻毒血症状，确能缩短热程，并能阻断病程进展，越期而过"。先生还认为：发热的高低、热程的长短，直接影响病情的进展和转归，因此，重用清热解毒及时控制高热，是截断病情发展的关键。

通腑攻下是治疗急症快速截断的重要手段。《素问·至真要大论》说："其下者，引而竭之，中满者，泻之于内。"攻下法就是通过荡涤肠胃，泻下大便或积水，直捣黄龙，引而竭之，截除病邪，使停留蕴结的宿食、燥屎、实热、冷积、闭血、痰结水饮等下泄而出，因此是快速截断的重要手段。先生临床擅用通腑攻下法治疗危重急症。如脑溢血痰热风火内煽，阳闭便秘者用涤痰通腑法，急下夺实，截断传变，每能使风火痰热随便而泄，清窍得清，神志复苏，转危为安。冠心病心绞痛便秘者用通腑法能截止心绞痛，预防心肌梗塞。肾功能衰竭尿毒症，用通腑泄浊法，取得明显效果。又如先生常用通腑攻下法治急性胰腺炎、急性胆囊炎、急性肠梗阻等急腹症，斩关夺将，荡涤腑实，疏通壅滞，通则不痛，常使痛随利减，随泻随安，立收截断病邪之效。至于温病下不嫌早，吴又可认为："邪为本，热为标，结粪又其标也"，"温邪以祛邪为急，逐邪不拘结粪"，"急症急攻"。一日有三变，而三易其方。治病常用下法，擅用大黄一物，称"得大黄促之而下，实为开门祛贼之法"。先生治疗重症肝炎，茵陈蒿汤中大黄可用至30克；治疗中毒性肺炎、乙脑、败血症等病，凡邪热鸱张，大便不畅者，先用大黄12克于复方之首，使垢粪泄下而热退神清，阻截传变。实践证明，对温病早用攻下逐邪，经得起临床重复。如北京友谊医院治疗急性肺炎，对每一病例一开始均予以泻热汤（大黄15克，芒硝10克，玄参15克，甘草9克），发现确可截断病情发展。上海传染病总院报告治疗70例乙脑，其中44例使用下法，使邪热迅速挫降，不仅预后较佳，后遗症亦少。笔者遵先生之教，在临床急证中，应用攻下法，常建殊功。如中风闭证，多因肝阳暴亢，风痰上扰，血随风逆，血菀于上，临床上往往可见便闭不通，治以承气汤通下，兼以豁痰开窍，清热平肝，使腑通热泄，引血下行，气随血下降，而得救者不少。热厥邪盛之证，亦即厥深者热亦深，厥微者热亦微。正如先生所说，宜速战速决，以防疾病发展，主张用"急下存阴法"。曾治急性胆道感染伴休克，中医辨证为肝胆热毒，腑气闭塞，热厥邪盛，治以复方大承气汤合黄连解毒汤，攻下与解毒并举，而热厥得除。暑温发病急骤，传变迅速，无卫分过程，而见高热昏迷，苔黄等症。曾治病毒性脑炎，中医辨证为暑温邪陷，阳明腑气不降，邪热上熏心包，治以牛黄承气加芩、连、菖蒲、郁金、远志之品，竟获全功，并无后遗之证。温热之邪，深入血分，血热炽盛，必见舌绛神昏高热烦躁。曾治脓毒血症一例，中医辨证为热毒内陷，邪势鸱张，内迫神明。给予凉血之品与攻下之药合用，其效满意，血象恢复正常。阳黄热重，临床多见面目俱黄，胁痛腹满等证。曾治重症肝炎多例，恒以通下与祛痰解毒同用，均能获效，患者之肝功能亦可改善。可见攻下法确能截断传变，转危为安。

凉血化瘀在急性热病过程中，应及时采用。先生认为：邪初入营，一方面仍宜重用清热解毒，另一方面及时采用凉血化瘀，不必坐等入血分后再"凉血散血"。这样可增加截断病变的希望，避免血分危症的出现。如流行性出血热，容易出现气营两燔而很快内陷营血导致弥漫性血管内凝血，并出现休克昏迷，甚至衰竭死亡。有报道在发病早期，就用苦寒活血化瘀的丹参治疗，36 例单纯早期患者中 32 例越期占89%；而已出现低血压休克者再用丹参，32 例中越期者仅16 例，占 50%，经统计学处理有显著差异，而且早用丹参的病死率从 11.9% 下降到 4.3%。这就说明邪初入营早用凉血散瘀，不仅不会引邪入血，反能截断病邪于气营之间，不再深陷搏扰血分。

凡血脉运行不畅，甚至停滞、凝聚，或离经之血积于体内所产生的瘀血证，可出现急症体征。如疼痛，其痛固定不移，尖锐状如针刺，甚或绞痛剧痛，当用活血化瘀止痛方药，头痛、胸痛用血府逐瘀汤，腹痛用膈下逐瘀汤，截止疼痛颇验。又如出血，也常是瘀血的见症，所以唐容川曾说："故凡吐血，无论清凝鲜黑，总以祛瘀为先。"先生经验，治瘀血之大出血者，如吐血、咯血、便血、崩漏等，用活血止血方，生地、当归、丹参、赤芍、丹皮、桃仁、三七、蒲黄、白及、茜草根、地榆、茅根止血截红，其效如神。

降戢平逆应急顿挫，常能使症状迅速缓解。凡呃逆、呕吐、哮喘、咳嗽剧发不已，患者也非常痛苦。先生常在中医辨证施治的基础上加用平呃、止呕、定喘、截咳等药。如平呃重用芍药、甘草、刀豆子，止呕重用代赭石、旋覆花、沉香曲；定喘常用合欢皮、佛耳草、老鹳草；截咳常用南天竹子、天浆壳、百部，每多效验。

先生的截断方法颇多变化，也很灵活，我们仅举其大要，亦可看到它在中医急证临床应用中的广泛性与重要性。

英国哲学家培根说：真理是时间的女儿。先生在70年代初率先提出的截断理论，当时曾遭到部分学者的非议，而今90年代这个截断理论，不但已为中医学术界绝大多数人所接受，而且在大量临床观察和实验研究中得到证实与发展，截断理论的内涵，也随着时代的发展而更加充实、丰富与完善。诚如高贤钧所说："正在形成令人信服的理论。""创新是中医学宝贵的生命。"

四、沉疴善分层扭转

疾病是一个复杂的过程，常有标本主次的不同，因而在治疗上应有先后缓急，分层扭转的步骤。如先生曾治一败血症患者，高热后休克，昏迷，血压下降，四肢厥冷，额汗如珠，苔黄，脉沉微欲绝，身现紫斑，诊断为热毒蕴脑，真元欲绝，予以独参汤加安宫牛黄丸研冲鼻饲。二日后，患者神志复苏，血压回升，额汗止而身热反甚，气促，苔黄舌红，脉数。先生认为，正气渐能与邪抗争，热毒真象显现，遂用清瘟败毒饮去犀角、桔梗。服药一周后，热度退清，紫斑全消，惟觉疲乏口干，舌红脉缓，改用增液汤加太子参善后。该案先予益气固脱，芳香开窍，继用清热解毒而清气血，终以养阴益气收功，分层扭转，次序井然，效如桴鼓。

　　沉疴重症往往出现虚实错杂，虚证中夹有实证，实证中夹有虚证，或上实下虚，或上虚下实，治疗时更应善于多层次、多向性的分层扭转。先生对肝硬化腹水临床经验丰富，认为"本症治疗有攻补两法，"但不偏执一端。前人有专主攻法和专主补法两种治疗方法，如《千金方》《外台秘要》所收载的肿胀诸方，大率为逐类。张子和亦主张攻逐法，以为臌胀是病，治病不得用补，当攻逐其病，病去则正复，虽有虚者无须用补，此是张氏不知臌胀是症而非病，腹水是病理产物而非病之实质。也有些人见到攻逐法仍有复发，亦有累攻不下，且见虚证，遂以体虚为主，主要由于脏器之虚，故专主用补。如朱丹溪等则以补为主，认为臌胀由虚而起，攻逐取快一时，复发难疗，此是朱氏以人体脏腑之虚为主，而不知病由于肝之实质病变。这些都是片面地各执一端，不是辨证的方法。先生指出：本症病在肝脾，采取滋肝和营，健脾利湿，软坚消积为基本疗法，对于腹水病人，根据具体情况加入攻药补药。虚者先补后攻，使病者能胜攻时用攻；实者先攻后补，使病者腹水排除后能够巩固。虚中挟实，实中兼虚则攻补兼施。如先生曾治一肝硬化腹水继发感染病例。患者高热身羸，黄疸色晦，腹大如瓮，脐眼突起，青筋暴露，气促口渴唇紫，尿闭便秘，苔黄舌红干瘪，脉弦数，病势危重，预后极差。先生会诊时说：此病例病情复杂，标本俱急，正虚邪盛，热毒内蕴，水瘀互阻，隧道阻塞，单治一个环节、一个层次不能奏效，要运用中医大方、复方的长处，采取多层次兼顾的方法，照顾到各个环节，使之互相呼应，始能扭转危象。方用党参 30 克，黄芪 30 克，白术 30 克，银花 30 克，连翘 15 克，虫笋 15 克，陈葫芦 15 克，丹皮 9 克，茯苓 15 克，川连 6 克，牵牛子 6 克，炮山甲 15 克，商陆 3 克，槟榔 9 克，桃仁 9 克，赤芍 9 克，车前子 15 克，枳壳实各 6 克，另用生白萝卜 5 斤捣烂取汁浸脚。患者用此方 5 日，泻下垢粪甚多，小便通畅，热度渐退，臌胀已消大半，患者家属及病友惊喜不已。先生所拟复方包含了五层组合，即益气扶正、清热解毒、凉血破瘀、逐水消臌、理气泄壅。此五层分头并进，方大有序，繁而不乱。先生说：肝硬化腹水或肾功能衰竭的危重病例，常可见气虚、血瘀、水聚、热毒、气滞等错综复杂的病机，如单治一头，势单力孤，往往顾此失彼；而数法并用，能兼顾全局，多向性的分层扭转，始可使患者转危为安。

五、辨病辨证是截断扭转的基础

中医自古以来就重视辨病。徐灵胎强调"欲治病者，必先识病之名……一病必有主方，一方必有主药"。所以截断与辨病的关系，就是要认识掌握某种疾病的病原和特征，从而选择能截断病因和病原的特异性针对措施。例如发热咳嗽，可见于感冒、肺炎、肺脓疡、肺结核、肺癌。感冒需解表；肺炎需清热解毒；肺痈要消痈排脓；肺结核更需加强杀虫抗痨以截除病原；至于肺癌如何处理，不正是需要研究截断扭转的特效方药吗？又如浮肿是肝病、肾病、心脏病患者常见的症状，治好了浮肿，不从根本上扭转肝病、肾病、心脏病的病势，浮肿还是要发的。各种病有各种病的特殊性，所以截断要首先辨病、定因、定位，掌握该病的发展规律和转归，截断扭转才能有的放矢。

不过，同一种疾病，由于病人的体质、年龄、性别、生活习惯，得病季节之不同，疾病反应于外的证候也就不同。

而且同一种疾病，在不同的阶段也有不同的病理变化和体征。因此，截断扭转要与辨证结合，既有辨病的针对性，又有随证变化的灵活性。诚如徐灵胎所说，"凡症之总者谓之病，而病必有数证"；"有病同证异者，有证同病异者，有证与病相因者，盖合之则曰病，分之则曰证"。一般说来，"证病相因"，辨病与辨证是可以统一的，截断扭转也能体现病与证的有机结合，共性与个性的有机结合。如大黄能治疗多种原因的上消化道出血，有快速截断的作用，看起来是辨病，实则上是针对病机的"瘀"，用大黄去菀陈莝，瘀去血止，正是抓住了"证"的实质，直中癥结所在。至于"病同证异者"，先生常用的方法是在辨病截断方中加辨证用药；"证同病异者"则以辨证复方为主，加入治病原的辨病截断药。所以说：辨病辨证是截断扭转的基础。

六、先证而治是截断扭转的重要措施

自《内经》即有"上工治未病"之说，《金匮要略》有"见肝之病，知肝传脾，当先实脾"的治疗原则，这是十分明确的"先证而治"的思想。先证而治，就是先要掌握疾病整个发展过程中的变化规律，料知预后，超前一步，在相应的证出现之前预先落实治疗措施。先生把"先证而治"与"截断扭转"的思路结合起来，引申运用于温病急症与重病沉疴的治疗，对指导临床有重要意义。例如，特殊病原体引发的乙脑、流行性出血热等，病势凶猛，传变迅速，并不因为初起有表证解表透邪而病不内传。先生主张重用清热解毒，先清里热，药先于证，直折瘟毒；若有气分见证，瘟邪势必入腑内结，因此不管是否便闭，先用通腑攻下，急下存阴，同时也使邪有出路，这也是"温病下不嫌早"的思想。

根据先生的经验和一些临床单位的报道，流行性出血热在气营阶段就早用丹参、生地、赤芍、丹皮等凉血活破瘀，能提高疗效，越期恢复，缩短病程，使 DIC 进程中断或减轻，防止昏迷休克。实践证明，对重症温病不能仅仅见症辨证，因证施治，按部就班，因循等待，尾随其后；必须要有预见性地先发制病，药先于症，这样不但不会引邪入里，反能主动迎头痛击，顿挫病邪，阻断截止疾病的恶化。先生常说：看病不仅要从"有"处着眼，还要从"无"处推想，要"无者求之"，以此测彼，求知未知，这样才能掌握主动。先证而治是截断扭转疾病的重要措施之一，截断扭转与先证而治相结合的法则，充实丰富了辨证论治的内容。

七、选择特效方药是截断扭转的重要手段

如何寻找选择特殊方药呢？这就要博览群书，由博返约。先生介绍《外台秘要》特效方时说："看书中一病有几症，每一证有几方，一方中有哪几种药，几张方子中共同用的有哪些，哪些是方中必用的，以多用常用为有效。如果一方只有一药，这药也是重要的。因为前人集验，不验不灵，单独一味，无所假借，必有特效才加收录。再看全病方剂，哪些病是常用，哪些是少用；哪一些药是主药，哪些是辅佐兼治之药，用统计处理得出专病专方专药，治病常用特效。"目前西医无特殊疗法的病，中医古书中却有不少截断扭转的奇效方药，关键在于发掘整理。

其次，民间单方、草药也是搜集特效方药的重要途径。先生认为：单方草药有时能起沉疴顽疾，还能应急救变。明朝方隅在《医林绳墨》中就曾指出，有些官药（常用中药）治黄疸不如草药有效，先生赞赏这个说法，因此在处方中也

常用草药。清·赵学敏《串雅》中根据民间走方医的特点，提出了"操技最神而奏效甚捷"，用药"下咽即能去病"，体现了快速截断思路。《串雅》的"截药门"中载有很多截断方，如"截头痛风"方用香白芷、川芎、甘草、川乌、细辛、薄荷汤调服。"治头痛方"：川芎、沙参、蔓荆子、细辛，水煎后加黄酒调匀服。临床用治剧烈的神经性头痛，确有截病止痛奇效。《串雅》的"起死门""保生门""奇药门"，介绍了多种危重病症的急救措施和独特的方药，这对我们如何搜集民间单方、秘方、验方，选择使用截断扭转的治法，深有启迪。所以说掌握特效方药是截断扭转的重要手段。

八、附录

（一）叶天士的温病、杂病的理论与治疗

（摘自《新医药杂志》1978 年第 8 期）

内容摘要：本文除介绍叶天士的独特专长外，主要评论叶氏虽认识温病的卫气营血的传变规律，但没有掌握截断、扭转的方药等，至今尚有不少医者墨守叶氏成规，以致影响疗效。

叶桂，字天士，号香岩，江苏吴县人，殁年八十（1667—1746 年）。叶天士一生忙于诊务，无暇著述，其学术见解与治疗经验，多系其门人记述整理，散见于《温热论》《三时伏气外感篇》《临证指南》等书。据《温热论笺正》赘道人序说，叶氏"其学实本余杭陶氏（陶华），旁及东垣、子和、丹溪，远绍河间而得其正"（《珍本医书集成》第七册）。沈归愚说他治方（处方）不执成见，尝云金元以后，

宗丹溪者多寒凉，宗东垣者多温养，近之医者，荡无定识，假兼备以幸中，借和平以藏拙，甚至朝用一方，晚易一剂，而无有定见，盖病有见证，有变证，有转证，必灼见其初终转变，胸有成竹，而后施之以方，否则以药治药，实以人试药也，持论如是"（《沈归愚文集》）。这就说明叶天士能取各家之说而融会之，辨证用药不拘一家，以灼见病变及其全过程而用药，确是至理名言。本文着重评介叶天士的温病，间举杂病的理论与治疗。

1. 温病的理论与治疗

《温热论》《三时伏气外感篇》二者皆论证治疗，说理较少，先探讨其理论，次讨论其治疗观点。叶氏关于温热之邪由口鼻而入，伏于膜原之说，脱胎于吴又可（《温疫论》）；热分三焦来源于罗天益（叶氏称宗河间，可能误记，罗著《卫生宝鉴》有热分三焦篇）；冬温伏于少阴肾，来源于喻嘉言（《尚论后篇》），治法则多自创。

（1）叶氏论温病与伤寒同异之处

《温热论》说："肺主气属卫，心主血属营，辨营卫气血虽与伤寒同，若论治法则与伤寒大异也。"因为人的解剖生理都是相同的，不管病伤寒也好，温病也好，人的营卫气血都是一样的，不过因为病种不同，表现不同，则治法亦异。伤寒有风伤卫、寒伤营之说（既能伤营，透过卫分，岂不伤卫，此说不通），而温病则先入于肺，以卫气通于肺，营气通于心，因"逆传"之故，又可见到心营的症状，实即病的进一步发展，以此温病成立了卫气营血分证。前人说伤寒"邪在太阳，必恶寒身热，乃阳郁不伸之故，而邪未化热，传至阳明其邪化热则不恶寒，始用凉解法"。这是伤寒与温病发展的经过不同，温病恶寒甚暂，或开始即热高，伤寒则开始恶寒不热（非无热，但热不高）。所以叶氏说："盖伤寒之邪留恋在表，然后化热入里。温邪则热变（亦作化热）最速，未传心包，邪尚在肺，肺主气，其合皮毛，故云在表。"其实伤寒恶寒也在皮毛，因为风寒自皮毛而入，故不涉及肺，然照理推论，皮毛为肺所主，亦可由皮毛入肺，所以不说入肺者，以不见咳嗽胸闷气急诸症之故。可见前人说理纯从"证治"而来，有这样的证，用这样的治，就这样说；有那样的证，那样的治，就那样地说。

因为邪的原因，一是风寒，一是温热，寒温不同，一在皮毛，一在肺气，一则化热慢，一则化热速，一则即见手三阴证，一则先见足三阳证，发展过程与表现症状各异，因之治法也就不同，一则开始用辛温，一则开始用辛凉。

（2）温热的治疗方药问题

《温热论》又说："前言辛凉散风，甘淡驱湿，若病仍不解，是渐欲入营也。"既然用了辛凉散风甘淡驱湿，病应该好转，非惟不见好转，反欲入营，是药没有对病起作用。章虚谷《医门棒喝》替他辩护说："吴人气质薄弱，故用药多轻淡，是因地制宜之法，与仲景之理法同，而方药不同。或不明其理法，而但仿用轻淡之药，是效颦也，或以吴又可为宗者，又谓叶法轻淡如儿戏不可用，是皆坐井论天者也。"王孟英批章虚谷说"又可亦是吴人"，批得好！我们看清代许多名医医案，治疗温病，包括湿温，经过中险证百出，令人怵目惊心，其效果之所以不佳者正是受此老之教，用药轻淡如儿戏。近年来由于中西医结合，医疗有新的发展，如治大叶性肺炎用鱼腥草、鸭跖草之类清热解毒，不用卫分气分之说，疗效很高，过去肠伤寒用银翘、桑菊、三仁等，效果亦差，有人不分卫气营血步骤，开始即用大黄、黄芩、黄

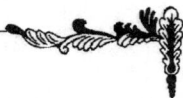

连，疗效亦高。

《温热论》又说："再论气病，有不传血分而邪留三焦，亦如伤寒中少阳病也，彼则和解表里之半，此则分消上下之势，随证变法，如近时杏朴苓等类，或如温胆汤之走泄。因其仍在气分，犹可望其战汗之门户。"此等药用之何益，与"病"何关？其战汗，望不着怎么办？为什么不采取措施，使其在气分解决？

《温热论》又说："大凡看法，卫之后方言气，营之后方言血，在卫汗之可也，到气才可清气，入营犹可透热转气，如犀角、元参、羚羊等物，入血就恐耗血动血，直须凉血散血，如生地、丹皮、阿胶、赤芍等物。否则前后不循缓急之法，虑其动手便错。"当病之开始用药得力，即可阻遏病势，或击溃之，不必等"到气才可清气"，不必到后来才用犀角、羚羊。因为开始用的辛凉轻剂，错过治疗机会，如果及早用些真能"治病"的药物，则病可早愈，大可不必受"前后不循缓急之法，虑其动手便错"的警戒！

叶氏辨舌苔，论战汗、疹瘰枯润等，均系经验之谈，在临床辨证有一定作用，尤其叶氏采用至宝、紫雪之类有苏醒强心作用，对于高热持久防治心力衰竭以及神识昏迷甚有作用，此为叶氏在温热治疗上的重大贡献。

叶氏根据温病的全过程分为卫气营血四阶段，它正确反映了温病发展的规律，所以为后来医家所重视。但是医生的重要不仅仅在于认识疾病发展的规律，而是在于能够截断或扭转疾病的发展，使之即在本阶段而消灭之，否则，听其自然发展以至于死亡，那么这种医生还要他何用？陆九芝《世补斋医书》卷十二有篇文章，题目是《续苏谈防其说》，此文尖锐地批评苏派医生"即如天下设防之举，盖惟恐其如

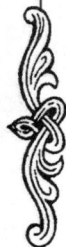

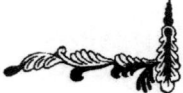

此，而欲其不如此，故贵乎有是防，而使防其如此者必不如此耳，从未有防其东而东，防其西而西，防其来者自来，防其去者竟去，而曰吾以是为防也，则弗如其无防矣。闻吾苏于嘉道年间有所谓防其之医……五六日用生地用石斛，立案书防其昏谵……越日而昏沉谵妄矣，六七日用犀角羚羊角案，则书曰防其肝风动、防其热入心包……逾时而妄言妄见，手肢掣支矣……于是他无可防而独防其脱矣……按日开方所防皆验……其明日必至之状，皆其昨日予防所及……病家不咎其手法之疏，转赞其眼力之高。"病家医家都共认为"此病本有是天然之节奏者"，"而不知病本可以不若是也。"这说明了苏医知其发展无法阻止其发展。叶氏认识了温病全过程的发展规律，没有掌握截断扭转的方药，所以学他的人不免如此。我们不仅要认识温病卫气营血的传变规律，更重要的是掌握这一规律，采取有力措施，及时治好疾病，防止向重症传变。

（3）叶氏论伏气治疗

论伏气因袭前人殊无意义，如《临证指南·幼科·伏气篇》论春温为"冬寒内伏，藏于少阴（肾），入春发于少阳，以春木的内应肝胆也……昔贤以黄芩汤为主方，苦寒直清里热，热伏于阴，苦味坚阴，乃是正治也，知温邪忌散（表散），不与暴感门同法，若因外邪先受，引动在里伏热，必先辛凉以解新邪，继进苦寒以清里热"，叶氏认为新感可以先用辛凉，伏热继进苦寒，不能开手便用苦寒。徐灵胎氏评为"正论"，我看论并不正：（1）因为邪或自皮毛而入，或自口鼻而入，由浅入深，由表及里，岂有所过之处毫无抵抗而不发病，让其安居于肾。（2）邪伏少阴不可能自冬至春，漫长时间毫无动静。（3）既是新邪引起伏邪，则伏邪为本，新感为标（其实即是感染，无所谓伏邪），当先治本，信如前人所说，足少阴肾为人身生命之本，其中阴液应当急保，急保无过于用苦寒泄热，故首当泄热，始用辛凉是舍本逐末。退一步言，亦当辛凉苦寒并进，或谓此系急则治标，或谓先治新感后治伏邪，是应分的层次，凡此解释都是错误的。叶氏尚承认苦寒泄热，后来学叶氏的连这一点也不承认。

（4）温病始终在于一经及温病提纲问题

《温热论》说："伤寒多有变证，温热虽久，在一经不移，以此为辨。""一经"是否指手太阴肺经，如指肺经，则逆传心包，已是二经。对于"一经"二字无着落。

《温热论》提出"温邪上受，首先犯肺，逆传心包"，是指一病而言，叶氏在医案中并说邪从口鼻而入，后人竟以此十二字为一切温病提纲，错在后人。

（5）叶氏温热病医案讨论

叶氏《临证指南》温热门席姓医案，陆九芝有批语（括弧内为陆的批语），现把该医案并陆氏批后录之如下：

席姓。脉左数右缓弱（此为温热病脉），阳根未固（温热与阳根无涉），阴液渐涸（阳邪之甚），舌赤微渴（亦阳邪也），喘促自利溲数（三焦大热），晡刻自热神烦，呓语（日晡许，阳明旺时也，初诊只有晡刻神烦），夫温邪久伏少阴（此沿喻氏之说，其误即始于此），古人立法，全以育阴祛热（古人治温决不育阴），但今见证，阴分固有伏邪（阳伏于胃，病在阳分），真阳亦不肯纳（乃阳邪之充斥，非真阳之不纳），议仿刘河间浊药轻投（河间从无此法），不为上焦热阻（独此未用一药），下焦根蒂自立（与下焦根蒂无关），冀其烦躁热蒸渐缓（不去其热，热何由缓）。

熟地炭，茯苓，淡苁蓉，远志炭，川石斛，五味子（方谬）。

【按】读者诸君，看病证何等严重，而用药不着边际如此，陆批"方谬"，的确极谬，其错误，误于"温邪久伏少阴"之说。《内经》说："冬不藏精，春必病温"，后人以为冬日感受之邪伏藏于肾，以致水亏，因此，责之于肾，以补肾为治法。读者试一想，如此急性传染病，不用清热解毒而反用温补，宁非至谬。《内经》"冬不藏精"指冬日耗精，缺乏收藏，免疫力减退，"冬伤于寒至春变为温病"，与冬不藏精为两回事，喻氏合二为一，以为发明，叶氏师法喻氏。

又（再诊）晚诊，阴中伏邪（阳伏于胃），晡时而升（的是阳明），目赤羞明（睛不和也），舌绛而渴（渴为温病），与育阴清邪法（以阳邪而育阴，阴愈育阳邪愈固，而云法乎）。

【按】育阴之法用于伤阴之际，原无可非，特舍清热而专门滋阴为非。叶氏专用滋阴固误，陆氏全非亦误。据近人研究，滋阴药有增强人身抗体作用。理论之是否正确，惟有验之于临床。

生地炭（生地之所贵在滋膏，而炒为炭则无用，亦断无先熟后生之理），元参心，川石斛，炒麦冬（麦冬无炒用者），犀角，石菖蒲（二味并开心窍，送邪入心）。

【按】陆氏以为犀角、菖蒲引邪入心，亦系谬说，犀角清心热，何能送邪入心，此等学说最为误人。病情加重于是用犀角、石菖蒲尚无大误，惟其余诸药均不得力。

又（三诊）脉左数右软（此时脉尚未变），舌干苔白，小溲淋沥（腻涩之效），吸气喘促（呼气促是脱，吸气促乃是闭），烦汗（的是阳明），乃肾阴不承（非也），心神热灼蒙闭（一去胃热，蒙闭即开），议以三才汤，滋水制热（岂阴虚而火炎邪？此时之邪热，非滋水所能制），三才加茯神、黄柏、金箔（邪必益锢），晚进周少川牛黄清心丸一服（助犀角送邪入心）。

【按】叶氏开手便错，不得不错到底。

又（四诊），昨黄昏后，诊脉较之早上，左手数疾顿减（脉象陡变），惟尺中垂而仍动（阳邪内陷矣），呓语不已，若有妄见（胃热蒸心益甚矣），因思肾热乘心（胃热而非肾热），膻中微闭，神明为蒙，自属昏乱（全不识阳明病），随进周少川牛黄丸（领邪入心）一服，俾弥漫无质之热（热本无所谓质），暂可泄降（并未用一泄降之药），服后颇安（并不烦躁矣），辰刻诊脉濡小（脉又变矣），形质大衰（生熟地炭既立根蒂何至形质大衰），舌质色淡，下利稀水（邪下陷矣）。夫救阴是要旨（撤热是要旨），读仲景少阴下利篇（太阴阳明亦有下利），上下交征（此句如何接得上），关闸尽撤，必以堵塞阳明为治（昨日犀角，昨晚牛黄，尽开诸窍，一变而为堵塞，况阳明无堵塞之理），以阳明司阍（阳明之阍不如是讲），有开无阖，下焦之阴仍从走泄矣（生熟地炭之功何往）。议用桃花汤。

人参，赤石脂，炮姜，白粳米（此方补涩而温，透与清泄苦降相反）。

又（五诊），晚服照方加茯苓（此时病已垂危，药之出人必不在一味茯苓）。

【按】也说明至此技穷矣。

又（六诊），脉左沉数，右小数（堵塞后脉又变矣），暮热微汗，时烦，辰刻神清（只有辰刻神清矣），虚邪仍留阴分（实邪仍留阳气），议用清补（当用寒泻）。

人参，茯苓，川石斛，炙甘草，黑栀皮（何用），糯稻根须（何用）。

又（七诊），金匮麦门冬汤（全与温病无涉）。

【按】以后两方，一涩一滋一温补一清润，何以相反如此，不能用药随证转为解释，可见已手忙脚乱矣。

再有陈姓一案，初不过"夜烦无寐"，"不嗜汤饮"，亦用犀角、生地。及三诊"阳升风动"（用生地阳当不升，用犀角风当不动，何又升动若此）。

陆九芝评语说："凡此所用药后，种种变相，皆《指南》所自言，何以用其法者皆不一问其药之取效固有如是者乎？"

【按】以上系陆九芝对《临证指南》温热门中一些医案的批评，我大体上同意。所奇者叶氏一些医案之效果如此，何以学叶氏者竟不问其效果，偏要依样画葫芦，直到今日尚有广大医者师其法，护其法，传其法。

当然每一个医生不能对病必然治愈，我们不能专责叶氏，不过在自己感到疗效不高时，必须反躬自问，"勤求古训""吸取新知"，以求提高疗效，决不能为一家之言所限，墨守成规，不求进步。

2. 杂病的理论与治疗

叶氏杂病治疗多有可法之处，用药精简不杂，但某些地方很不得力，学其法不必限于其药。叶氏生前医案由门人抄录，一部分散在病员家中，经华岫云购集编为《临证指南》，每门之后附论一篇，有类于总结。华氏说："因治法头绪颇繁，故挈其纲领，稍为叙述之，以便后人观览。"今观华氏所论，确实下过一番功夫，将叶案理出头绪，提挈其纲领，出版后徐灵胎氏将此书加以评论，指出其优缺点及重要关键，有其自己观点，贬斥多于推崇。过去市上有徐批刻本，我有一部系江阴柳宝诒亲笔批按，与徐批本对勘，略有同异，想系柳氏将徐批抄于本书者，今即据柳氏及徐批本各科几门病加以评论。

（1）脾胃

本门医案，徐评"此门治法独得真传，方极灵妙"，"名言至论，深得《内经》之旨，于此道可云深造矣"。的确，叶氏在继承《内经》及李东垣学说的基础上而大有发挥，如说胃病"阳土喜柔，偏恶刚燥"，"腑宜通即是补"，"腑病以通为补"，"食加便溏，胃醒脾不运也"，"纳食主胃，运化主脾，脾宜升则健，胃宜降则和"，"太阴湿土，得阳始运，阳明阳土，得阴自安，以脾喜刚燥，胃喜柔润也，仲景急下存津其治在胃（按：此老不别仲景之胃与《内经》胃不同），东垣大升阳气，其治在脾"。华岫云颂谓"此种言论实超出千古"，一般误解降胃之法，华氏特加说明："所谓胃宜降则和者，非用辛开苦降，亦非苦寒下夺以损胃气，不过甘平或甘凉濡润以养胃阴，则津液来复，使之通降而已矣，此义即宗《内经》所谓六腑者传化物而不藏，以通为用之理也。"华氏又指出案中分胃阴虚、胃阳虚、脾胃阳虚、中气虚……种种治法，这为后来治脾胃病提供了理论、辨证和治法依据，功不可泯。

（2）中风的病因病机

《临证指南·中风门》，华岫云说是"叶氏发明内风"之说，其实，前人以脑血管意外属之类中，明《景岳全书·非风门》则谓之"非风"，以区别于外风所感，至清初喻嘉言《医门法律·中风门》始提出"内风"，并非叶氏所发明，华氏未读喻氏书，误以为叶氏发明。喻氏在《医门法律·中风论》虽本古说外风论述，但已强调内因，主张阳虚为本，并认为人身"若阳气虚馁，外邪乘虚而入"，又说："《内经》言偏枯者不一……皆不言其本于何邪，岂非以七情饥饱房室，凡能虚其藏气，致营卫经脉痹而不通者皆可言邪"（此邪扩展到内因）。篇中并有"内风易炽"，"俾内风自息"等语皆为叶氏论理张本。不过，叶氏的治法则不拘一格，从证审因，据因措方，如华岫云于中风门总结说："有身体缓纵不收，耳聋目瞀，口开眼合，撒手遗尿，失音鼾睡，此本实先拨，阴阳枢纽不交，与暴脱无异，并非外中之风，乃纯虚证也，故先生急用大剂参附以回阳，恐纯刚难受，必佐阴药，以挽回万一。若肢体拘挛，半身不遂，口眼㖞斜，舌强言謇，二便不爽，此本体先虚，风阳挟痰火壅塞，以致营卫脉络失和，治法急则先用开关，继则益气养血，佐以消痰清火，宣通经隧之药"，说明叶氏辨证论治确实精到，徐评急则下数语谓"此数语是总语"。

（3）虚劳

叶氏治虚劳不外清肺养胃，滋肾，常用建中汤于"久嗽晡热"劳怯之证，实为误解仲景，仲景之虚劳乃虚寒之证，与后世阴虚火浮，咳嗽痰红，脉小细数之证相反，学者宜加区别。

（4）幼科

每一个医生不能对内外妇儿各科病种都能精到，但叶氏对于幼科一门颇有特长，徐灵胎评论说："此卷论幼科及看痘之法，和平精切，字字金玉，可法可传，得古人之真论而融化之，不愧名家。"

叶氏对小儿病确有独到之处，如《临证指南·幼科要略》说："按襁褓小儿，体属纯阳，所患热病最多，世俗医者固知谓天气之邪，皆从火化，饮食停留，郁蒸变热，惊恐

28

内迫，五志动极皆阳，奈今时治法，初则发散解肌，以退表热，仍混入消导，继用清热苦降，或兼下夺，再令病家禁绝乳食，每致胃气索然，内风来乘，变见惊痫，各毙甚多。"

辨热厥颇能扼要，真属经验之谈，他说："大凡热深厥深，四肢逆冷，但看面垢齿燥，二便不通，或泻不爽为是。"

治单腹胀用活血化瘀法，以治血络，认为络瘀则胀，用归须、桃仁、元胡、山甲、蜣螂、䗪虫、灵脂、山楂之类，方药可取。

（5）妇科

叶氏对于妇科治疗重调肝、养血、温经。妇科案中很多提到冲任，如"气冲心痛呕涎，气坠少腹为泻，经来后期，其色或淡或紫，病在冲脉"，"奇脉下损，经迟腹痛"，如"能食不运，瘕泄，经事愆期，少腹中干涸而痛，下焦麻痹，冲心呕逆，腹鸣心辣，八脉奇经交病"，"经水一月两至，或几月不来，五年来并不孕育，下焦肢体常冷，是冲任脉损"。

叶氏认为，不孕与奇经八脉冲任有关，经事愆期，事一月两行，气上冲，干呕，大便时泄时结，腹鸣，肢体冷，腹痛，经前周身牵掣，郁怒，苦心痛，苦寒热，其理论着重肾肝。因为肝为藏血之脏，前人又有女子以肝为先天之说，与经血有迟早多少有关，肾气盛则令人有子与生育，而生育又常与月经之正常与否有关，因血液来源于胃，故又与胃有关，其证亦涉及胃。

徐灵胎评："妇人之疾，除经带之外，男子同治，而经带之疾，全属冲任，治冲任之法全在养血，故古人立方无不以血药为主，案中大段亦以养血为先，而尚未能沉着变化，想非专门也"，我也同意徐氏评语。李时珍有《奇经八脉考》，收集前人记载，其中病症繁多，叶氏之证，仅其中一部分而已。由于学叶氏者过于推崇，造成迷信。平心而论，其奇经八脉之于妇科，于前人无所增益，于后人亦资助不大。

3. 用药

《临证指南·幼科要略》说："上焦药气味宜以轻，肺主气，皮毛属肺之合，外邪宜辛胜，里甚宜苦胜，若不烦渴病日多，邪郁不清，可淡渗以泄气分。"徐氏眉批："此老用药专重气味，此语盖本《内经》，即《神农本草》亦首列之，然必深知药之功能专治某病，再于其中择气味之合者而用之，方得《内经》《神农本草》之旨。若徒知其气味则终无主见也。"徐氏之说极是，后人不善学叶氏，不重视药物之专治何病，唯气味是讲，所以无良效也。

叶氏治疟亦不用柴胡，认为"柴胡劫肝阴"，此语一出，人多盲从，柴胡遂为废置，至今影响犹在。

叶氏喜用血肉有情之物，如羊肉、羊肾、紫河车、坎炁、鹿筋等，又喜用食品入药，如海参、燕窝、淡菜、鲍鱼等（本应作菜，不应入汤药中）。叶氏处方药味少，一般六味，少则二三味，多不过七八味，这是难能可贵的。现在所谓叶派，一方多至一二十味，不是真正叶派。叶氏方剂多采宋元以降，仲景方亦不废。

（二）时代要求我们对治疗温病要掌握截断方药

——答复沈仲圭先生

（摘自《新医药学杂志》1978 年第 12 期）

拙作评介叶天士一文在贵刊今年第 8 期刊出后，陆续由贵刊转来各地不少读者来信、来稿，对我文中的观点提出了不同的看法，由于工作忙，无暇一一作复为歉。现在对沈老在贵刊今年第 11 期提出的看法，作一个答复，答复沈老也可以说是向所有来信者的答复。

沈老对拙作评叶天士治疗温病不能截断、扭转病势有意见，对我的"截断"主张不敢赞同。个人认为观点尽可以不同，但疗效应该是个衡量标准。治病不在言论，重在实效。现代的肠伤寒相当于中医湿温伤寒，过去治疗湿温伤寒，西医用的是待期疗法，中医也相当待期疗法，两方面无甚高低。可是，近年来西医用氯霉素治疗，效果很好，截断了病势，提早了恢复，也不出现邪入营血等症状。现在几乎一诊断是肠伤寒就用氯霉素，中医似已无所施其技。大叶性肺炎相当中医的风温，现代用青、链霉素同样扭转截断，不再入营分血分。难道说西医可以用截断、扭转的办法，我们中医就不应该用吗？就不应该进一步研究吗？我们为了提高疗效，对祖国医药学宝库就应当"努力发掘"，如果不去努力发掘，还是照原样一个病、一个病地墨守成规去治疗，疗效又怎么能进一步提高呢？沈老赞成叶氏的治法，请沈老不妨再翻阅一下叶天士的温热医案和过去温热诸家治疗湿温、风温的医案，与现代用抗生素的疗效对比，看看他们的疗效到底如何？原书俱在，这里不多赘述。

有一位传染病医师脱产学习中医三年，回科以后按照卫气营血治疗，结果说中医药不如抗生素，从此丢掉不再用，这是一个沉痛的教训。中医药能不能治急性传染病？它的疗效高不高？是不是不及抗生素？我说肯定能治，而且疗效有的不亚于抗生素，中医对于调整机体功能，增强抗病能力等方面结合辨证还有它的更多优点。另外，也不能否定中药的抗菌作用，拙作《大黄的作用》（见贵刊 1977 年 2 期 37 页）指出它对肠伤寒有特效；养阴清肺汤治咽白喉疗效较好，而且不出现后麻痹；青蒿治疟见于《肘后方》，现证实疗效极好，还有其他不一一列举，这些都证明中医治传染病药是有效的，而且疗效是好的，主要在于发掘，惟有不满足于成规，才能有所发现，有所发明。

解放前，上海有一位姓聂的用《外台秘要》方大黄、黄柏、黄连、黄芩、苦参等苦寒药，制成药丸，治疗肠伤寒，当时统计疗效达90%以上，那时，江西吉安还有一位肖医生，也用这类药物治疗肠伤寒，疗效也很好。为什么这些有效的方法不能推广呢？这就是"囿于故知"。由于叶天士这一套已作为治疗温病的规范，大家必须遵照他的办法，不能有所改变，谁要是改变了就要受到所有医生的指责，所以谁都不敢越雷池一步。

但是，时代要求我们对疾病要能够扭转、截断病势，提高疗效。近年来，由于走中西医结合的道路，对急性传染病的疗效有了突破，我们希望有更大的突破，不仅是急性传染病如此，其他很多疾病，在中西医结合的道路上，治疗方法也应有所革新。

叶天士有独特专长，不过我们不要把叶氏当作偶像来崇拜，不要把他治疗温病的经验当作顶峰。我们要学习白求恩同志那样对技术精益求精的精神，要摆脱唯心主义的顶峰论。

瘀证研究与活血化瘀

中医运用"活血化瘀"这一治疗法则，已有悠久的历史。早在《黄帝内经》中，已有关于瘀血病因病理的记载；
《神农本草经》也载有治疗瘀血的药物；汉代武威竹简记载
了治瘀血的药方；张仲景的《伤寒论》和《金匮要略》更详
述了瘀血的病证和治疗方药，奠定了辨证论治的基础。清代
王清任、唐容川又不断补充。近年来，全国各地都开展了活
血化瘀这一课题的研究，从临床病例进展到基础学科，探索
瘀血的本质、化瘀的原理。先生在"活血化瘀"的近代研究
领域里，是一位创始人与奠基人，早在 1981 年主编了《活
血化瘀研究》。

一、对"瘀"的认识梗概

1. 什么叫"瘀"

先生认为"瘀"本由于水积滞的"淤"字转化而来。因
它属于病的范围，所以以后改从"疒"部，象征着瘀浊的
水，不能流行畅利。汉代许慎《说文》说："瘀，积血也。"
首先提出瘀就是血液停积，不能流通的意义。唐代颜师古
《急就章注》说："瘀，积血之病也。"也是这个意思。清代
段玉裁的《段氏说文解字》注："血积于中之病也。"说明
"瘀"是血液停留在人体内的疾病。《灵枢·水胀》说："恶
血当泻不泻，血不以留止。"明代张景岳注："败血凝聚，色
紫黑者，曰衃"。"恶血"即是瘀滞之血，因为它没有生机，
所以景岳又称为"败血"，又因为它色转紫黑，疑聚成块，
故又称"衃"。即瘀血之意。《灵枢·贼风》说："若有所堕
坠，恶血在内而不去。"此是因坠堕或跌打损伤而致的内
出血。

《伤寒论》还提出一种"蓄血"证，蓄血，亦即瘀血。
如"阳明证，其人喜忘者，必有蓄血，所以然者，本有久瘀

血，故令喜忘"。此为阳明蓄血。还有一种太阳蓄血，"太阳病不解，热结膀胱，其人如狂，血自下，下者愈"。说明有些发热病人，血蓄在下焦或膀胱，会出现精神症状，喜忘，如狂及下血等症状。《金匮要略·妇人产后病脉证治》说："产妇腹痛……此为腹中有干血着脐下。"干血亦称瘀血。《巢氏诸病源候论》又称留血、积血；元代朱丹溪称死血；清代尤在泾称血积，都属瘀血。明代王肯堂《证治准绳》特立"蓄血"之目。清代唐容川《血证论》列瘀血为一篇，而将伤寒、温热、狂犬咬等之发狂症入蓄血篇。尚有老血、败血，系指时间较久的出血，总的说都属"瘀血"范畴。

2. 产生瘀血的原因

先生指出，大凡有：一由于气，二由于寒，三由于热，四由于伤，五由于治疗不彻，六由于出血后，七由于情绪和生活失宜。

（1）由于气者：《素问·调经论》说："五脏之道皆由于经隧，以行血气，血行不和，百病乃变化而生。"经隧系指脉道，脉道是行气血之路，气血不和即可产生多种疾病。《灵枢·经脉篇》说："手少阴，气绝则脉不通，脉不通则血不流，血不流……血先死。"手少阴指心，心气绝则脉不通，不通则血瘀死。《灵枢·百病始生》说："若内伤于忧怒，则气上逆，气上逆则六输不通，温气不行，凝血蕴里而不散，津液涩渗，著而不去，而积皆成矣。"此上逆之气，似指因精神因素而影响到血瘀，如有些突然大怒，可致吐血，忧虑过度后，也会造成咳血、吐血，这亦属瘀血。《巢氏诸病源候论·小儿杂病诸候》说："血之在身，随气而行，常无停积。若因堕落损伤，即血行失度……皆成瘀血。"古人认为血随气行，其实是气行则血行，气推动血。

（2）由于寒者：《灵枢·痈疽》说："寒邪客于经络之中，则血泣，血泣则不通。"《素问·举痛论》说："人之五藏卒痛……经脉流行不止，环周不休，寒气入经而稽迟，泣而不行，客于脉外则血少，客于脉中则气不通，故卒然而痛。"此说寒气可使脉不通，不通则痛。《素问·痹论》说："皮肤不营，极为不仁。"张景岳解释说："不营者，血气不至也。"《素问·调经论》说："气血者，喜温而恶寒，寒则泣，不能流，温则消而去之。"纵观《内经》总以为气血喜温暖而畏寒，因于寒可致血泣、寒痹、成积、石瘕、痛、不仁等病理变化或症状。这是符合临床实际的。《巢氏诸病源候论·妇人杂病诸候·月水不调候》说："有风冷乘之，邪搏于血……寒则血结。"又同书《月水不利候》说："风冷客于经络，搏于血气，血得冷则壅滞故令月水来不宣利也。"从临床观察尚有月经不通、月经来腹痛、带下诸候，也可由风冷所致。

（3）由于热者：瘀在《内经》大都归因于寒，张仲景《伤寒论》中多属热病所致，其《金匮要略》妇人诸病言瘀而不及原因，但其方则有寒有热。《伤寒论》："太阳病，六七日表证仍在，脉微而沉，反不结胸，其人发狂者，以热在下焦……"又"发热七八日至六七日不大便者，有瘀血也。""太阳病不解，热结膀胱，其人如狂，血自下。""伤寒有热，少腹满……为有血也。"凡此皆由热而现诸证，可归因于热，虽此热系由伤于寒所致，然其表现已属热证，故可归因于热。元代朱丹溪《格致余论·痛风论》说："彼痛风者，大率因血受热，自已沸腾，其后……寒冷外搏，热血得寒，污浊凝涩，所以作痛。"提出始由血热，继因外寒而成，其第一因素则为血热。清代王清任《医林改错·积块论》

说："血受寒则凝结成块，血受热则煎熬成块。"明确有寒热两种因素，血受热成块，也从生活中体验而来，如鸡血、鸭血受热煎熬也凝固成块。由于前人有用药时有寒热之异，遂将证因亦区分寒热。

（4）由于伤者：《灵枢·邪气脏腑病形》说："有所堕坠，恶血留内。"明代缪希雍《神农本草经疏·杂症门》说："蓄血俗名内伤。或积劳，或多怒，或饱后行房，或登高坠下，或奔逐过急，皆致蓄血。"指出当时虽未见出血，而瘀血已成病证。明代娄安道《岭南卫生方附录》说："人有恶寒发热，状似伤寒……须审其日前曾有跌仆闪拳踢之情。"以上指出各种外伤，包括从高处堕下、骑马跌伤、负重过度、饱后行房等，当时不见有外部出血而内已有瘀血，至一定时日可以发病。

（5）由于治疗不彻者：宋代陈无择《三因极一病证方论·病余瘀血证治》说："病者或因发汗不彻，及吐血不尽，瘀蓄在内。"《医林改错·头发脱落》篇说："伤寒、瘟病头发脱落……及里内外血瘀，阻塞血络，新血不能养发，故发脱。"发汗不彻及吐衄不尽，可致瘀血蓄积在内；伤寒、温病因高热致血瘀阻塞血路，而致血液不能供养头发，导致脱发，这在临床确有时可见。

（6）由于出血后者，凡是离开血管的血，应该排出而未排出的血，都属于瘀血，正如《血证论·瘀血》说："吐衄便漏，其血无不离经，凡系离经之血与营养周身之血已睽绝不合，……此血在身不能加于好血，而反阻新血之化机……世谓血块为瘀，清血非瘀，黑血为瘀，鲜血非瘀，此论不确。盖血初离经，清血也，鲜血也，然既是离经血，虽清血、鲜血亦是瘀血。"总之"离经之血"便是瘀，妇女月经行时因某种原因而中止，或产后恶露不尽，皆可成瘀。

（7）由于情绪和生活失宜者：《素问·生气通天论》说："大怒则形气绝，而血菀于上，使人薄厥。"菀同郁，血郁则运行不畅，为一时性郁血，亦属瘀的范畴。《灵枢·百病始生》说："若内伤于忧怒则气上逆，上逆则六输不通，温气不行，凝血蕴里而不散，津液涩涌，著而不去而积皆成矣。"验之临床，七情内伤，确可致血郁或血凝而致瘀。明代王肯堂《证治准绳·瘀血篇》说："夫人饮食起居，一失其宜，皆能使血瘀滞不行，故百病由污血者多。"的确饮食中膏粱厚味，起居失宜也可导致血瘀而致百病。

3. 瘀血的症状和体征

（1）先生列举十二方面，作为临床诊断依据。

疼痛：《医林改错》说："凡肚腹疼痛总不移动是瘀血。"所谓通则不痛，不通则痛。《血证论》说："瘀血在经络脏腑之间，则周身作痛，以其堵塞气之往来，故滞碍而痛，瘀血在上焦……或肩膊胸膈顽硬刺痛……瘀血在中焦则腹痛胁痛，腰脐间刺痛……瘀血在下焦则季胁少腹胀满刺痛。"先生常说：如因血瘀，血脉不畅所引起的各种内脏、肢体及皮肤的疼痛常有下列特点：①固定部位的疼痛，如结节性血管炎的结节疼痛。②疼痛拒按，如阑尾炎麦氏点的反跳痛等。③疼痛性质多呈针刺样痛或绞痛，如冠心病的心绞痛。④疼痛部位常伴有块状物，如肝炎的肝肿大等。

（2）出血：各种血既是瘀血的原因，也是瘀血的一种症状。《伤寒论》说："太阳病发狂，下血乃愈；血自下，下者愈"。《金匮要略》说：妇人宿有癥病，"漏下不止"。先生认为：出血后的瘀血，有各种内脏出血后所引起的瘀血，溃疡病出血后的黑粪，外伤后的瘀血等。

（3）寒热：先生指出：血瘀发热可以有局部发热和全身发热两个方面。局部发热，多与外伤、血肿、炎症等的位置一致，可以有红、肿、疼痛等表现。全身发热则热型多种多样。如《金匮要略》说："产后少腹坚痛，此恶露不尽，不大便，烦躁发热。"又"妇人年五十所……暮即发热……曾经半产，瘀血在少腹不去。"《明医指掌·瘀血篇》邵达说："跌仆……一般寒热交作……或一时伤重就发寒热。"《血证论》说："瘀血在腠理则营卫不和，发热恶寒，……在半表半里之间，寒热如疟状……在肌肉则翕翕发热……瘀血在经络脏腑……必见骨蒸痨热。"先生认为：此种发热，在临床上诊断比较困难，有时找不出客观证据，常误诊为感冒或其他感染。还有一种"交节气""发老伤"，即在清明、冬至、夏至、立春、立秋等几个主要节气前后，凡过去受过伤者，此时会发作骨节酸痛，也有恶寒发热者，也归于瘀血为患。

（4）自觉腹满：病人自感腹内胀满而外表看来并不胀满，亦属瘀血为患。如《伤寒论》说："伤寒有热，少腹满……为有血也。"《金匮要略》说："腹不满，其人言我满，为有瘀也。"

（5）腹内热如汤火：周学海《读医随笔·瘀血内热》说："腹中自觉有一段热如汤火者，此无与于气化之事也，非实火内热，亦非阴虚内热，是瘀血之所为也。"先生说：这种腹内如汤火样的风热，临床偶有所见，多属神经官能症，用活血化瘀治疗可以收效。

（6）少腹硬满急结：硬满则不仅为病人的感觉，医者按之有坚硬感。《伤寒论》说："少腹当硬满……下血乃愈。"又"太阳病不解，热结膀胱……但少腹急结者乃可攻之。"

《金匮要略》说:"妇人少腹满如敦状……此为水与血俱结在血室也。"下腹部有抵抗与压痛,称之为少腹硬满急结。

(7)病理性肿块物:《内经》之"积聚"、"石瘕"皆血瘀造成。《金匮要略》的"干血著脐下","癥瘕害"皆为有形的块物,可能包括今之良性或恶性肿瘤在内。先生所指病理性肿块物,包括范围较广,内脏病理性肿大,如心脏扩大、肝脾肿大、肝硬化;各种新生物及肿块,如扁平疣、寻常疣、蹠疣等赘疣、子宫肌瘤、甲状腺肿等。其他尚有条索状损害的静脉炎、结节状损害的变应性血管炎、炎症包块、子宫内膜异位的结节感、乳腺增生都属于这类范畴。

(8)神经、精神症状:《巢氏诸病源候论》说:"伤寒,若热搏于久瘀,则发热如狂。"又"夫有瘀血者,其人喜忘,不欲闻物声。"《医林改错》说:"癫狂一症,哭笑不休,詈骂歌唱……及气血凝滞,脑气与脏腑气不接,如同作梦一样。"《血证论》说:"瘀血攻心,心痛,头晕,神气昏迷,不省人事。"以上这些神经精神症状,可能包括了今之狂躁性精神病、精神分裂症以及昏迷等,现在我们发现癫痫、精神分裂症患者有显著的微循环障碍,同时还发现精神分裂症患者比正常人血液黏度稍高,红细胞电泳较缓,似与祖国医学的"蓄血发狂"论述相符合。近代采用活血化瘀法治疗精神分裂症已取得比较好的疗效;此点作为血瘀见证之一,值得进一步探索。

(9)燥、渴:《金匮要略》说:"妇人少腹满……而不渴。"《巢氏诸病源候论·卒被损瘀血候》说:"口燥,但欲漱水,不欲咽。""口燥不渴,唾如浆状,此有留血尔。"《血证论》说:"瘀血在里则口渴,所以热者,血与气本不相离,内有瘀血,故气不得通,不能载水津上升,是以发渴,瘀血去则不渴矣。"前文认为口燥不渴为瘀血，此则认为有瘀血则口渴，与古说异。周学海认为瘀证："口不干而内渴消水。"先生认为：临床所见瘀症可以燥渴，但不欲饮。

（10）唇、舌、鼻、皮肤、指爪诸候：《灵枢·经脉》说："血不流则髦色不泽，故其面黑如漆紫者。"《金匮要略》说："病人胸满，唇萎舌青……为有瘀血。"当今有更多的发展，舌质瘀紫或舌体瘀斑或瘀点是反映血瘀见症的重要依据，无论是淡紫舌、深紫舌或暗紫舌都和血瘀相关，也可见紫、蓝或黑色瘀块、瘀斑、瘀点、条纹等，如慢性肝炎、冠心病、紫癜等疾病为紫舌均较常见。此外，舌腹面的静脉曲张，以及小静脉扩张等也均属血瘀。在血液流变学方面，紫舌患者血球压积增加，系血液浓稠；全血黏度及血浆黏度增高，系血液黏滞性增高，流动性下降；细胞电泳减慢，表面电荷下降，示聚集性增加；血浆纤维蛋白原增加，示血液凝固性增加。紫舌患者血液黏稠，血流缓慢，符合瘀血的实际情况。由于心血管异常常反映在体表的唇、肢端的紫绀现象，是由于循环障碍所引起。还有皮肤有青紫斑点，面颊有蟹爪纹或红点红纹，肌肉红肿成块等体征，均属于瘀血的表现。《医林改错》说："青筋暴露，非筋也，现于皮肤之血管也。血管青者，内有瘀血也。"此处的青筋，相当于今之静脉，例如肝硬化腹水的腹壁青筋暴露，即腹壁静脉曲张。又说酒齄鼻（鼻尖微血管扩张）"色红是瘀血"。皮肤粗糙、肥厚，鳞屑增多，皮肤发硬，肌肤甲错等皮肤变化亦与血瘀相关，如银屑病、神经性皮炎、硬皮病等。

（11）大小便：大便色黑如漆样，黑而发亮为瘀血；干黑无光泽，如煤渣样为燥屎，属胃家实热。如《伤寒绪论》说："大便溏腻如漆者为蓄血，若黑燥如煤者为燥结，非瘀血也。"符合临床实际。凡大便色黑而小便自利者，认为是瘀血，这是从《伤寒论》蓄水与蓄血的辨证而来，《伤寒论》指出，小便不利与小便自利是蓄水与蓄血的鉴别要点之一。"小便不利者，为无血也，小便自制，其人如狂者，血证谛也。"《巢氏诸病源候论·伤寒内有瘀血候》说："小便反利，此为血瘀。"这是沿袭《伤寒论》观点而来。

（12）脉候：《金匮要略·惊悸吐衄下血胸满瘀血病脉证治》说："脉微大来迟……为有瘀血。"至于《伤寒论》中所言之脉皆为热病所见，先生认为：难据为瘀证。宋代崔嘉彦《脉诀》说："瘀血内蓄，却宜弦大，沉小涩微，反成其害。"周学海说："凡瘀血初起，脉多见弦兼洪者易治，短涩者难治"，与《脉诀》之言相近。历代诸家对瘀血之脉并无定论，似以迟涩为主，然亦有数见，临床见者，也不一致。

二、遵古训，活用仲景方药

先生认为：活血化瘀法的运用，本身就是辨证论治的产物，凡属瘀血的病证，则采用活血化瘀法。而张仲景作《伤寒杂病论》为后世活血化瘀辨证施治奠定了基础。先生对此颇有研究，除阐发古义外，结合自己临床经验，加以补充发挥，活用仲景方。

1. 实热血瘀证

《伤寒论·太阳病篇》说："太阳病不解，热结膀胱，其人如狂，血自下，下者愈……外解已，但少腹急结者，乃攻之，宜桃核承气汤。"

"膀胱"是古代病位名词，柯韵伯以为冲任之血会于少腹，热极血不下而反结。钱璜批评血蓄膀胱之说为不经，以为是瘀热结于膀胱，热在下焦，血受煎迫，溢入回肠所致。

先生认为：这些说法，主要皆未理解仲景的病位概念。

钱璜注《神农本草经》桃仁主瘀血血闭。洁古云治血结血秘，通润大肠，破蓄血。大黄下瘀血积聚荡涤肠胃，推陈致新。芒硝走血，软坚，用之乃取热淫于内，治以咸寒之义也。桂枝之用为通血脉，消瘀血。甘草所以保脾胃，和大黄、芒硝之寒峻。

桃核承气汤活用举例：①治女子月事不调，先期作痛，与经闭不行者先用本方，后用四物汤调理；②往来寒热，胸胁逆满，大便色黑，小便自利者（瘀血症往往有寒热往来，勿误作少阳症）；③产后恶露不下，喘胀欲死者；④下焦蓄血，漱水迷忘，小腹急痛，内外有热者（重症肝炎合犀角地黄汤）；⑤大量衄血呕血者（导血下行）；⑥疫毒痢（中毒性菌痢）；⑦黄疸（实热）；⑧丹毒（加黄柏）。禁忌：虚寒患者，下部常出血患者。

2. 热瘀下焦，本有久瘀证

《伤寒论·太阳病篇》说："太阳病，六七日表症仍在，脉微而沉，反不结胸，其人发狂者，以热在下焦，少腹当满小便自利者，下血乃愈……抵当汤主之。"

钱璜认为，"热瘀膀胱，逼血妄行，溢入回肠，所以小腹硬满。桃核承气言如狂，此言发狂，彼言少腹急结，此云少腹硬满，此为二者之鉴别矣。"本条症较剧重，故方示较峻。水蛭、虻虫有抗凝血作用，易出血慎用者。又《伤寒论·阳明病篇》说："阳明证，其人喜忘者，必有蓄血。所以然者，本有久瘀血，故令喜忘；屎虽硬，大便反易，其色必黑者，宜抵当汤下之。"

此无瘀热，但善忘不狂，前人认为蓄血于下则心窍易塞，而神智昏，病属阳明，故屎硬，血与粪并，故易而黑，瘀血则溏而黑黏如漆，燥结则硬而黑晦如煤，下后神气安宁，脉无变异者可疗；如神气昏愦，脉见虚脱或加厥冷呃逆者危。

《金匮要略·妇人杂病篇》说："妇人经水不利下，抵当汤主之。"

经水不利下，由于经脉闭塞之故。

抵当汤用蛭虻均善饮血，有抗凝血作用，佐桃仁推陈致新，配大黄以泻涤邪热。

抵当汤活用举例：①久瘀，腹痛硬结，或发狂，或喜忘；②月经闭止，少腹硬满者；③肌肤甲错，大实似赢状，有坚积者（双瞳漆黑，白睛带青）。禁忌：易于出血和有出血倾向者。

3. 血结为瘕

《金匮要略·疟病篇》说：病疟以月一日发，当以十五日愈，设不瘥，当月尽解，如其不差，当云何？师曰：此结为癥瘕，名曰疟母，急治之，宜鳖甲煎丸。"

前人以五日为一候，三候为一气，一气十五日，一年分做十二节气，节气推移，似与疾病有关。疟不愈则邪假血依痰，结为癥瘕，可有鳖甲煎丸行气逐瘀。

本方鳖甲主癥瘕寒热为主，大黄、芍药、䗪虫、桃仁、赤硝、牡丹、鼠妇、紫葳攻逐血结为辅，以上主邪结于血分；以厚朴、半夏、石韦、葶苈、瞿麦、乌扇、蜂窝、蜣螂下气利小便为佐，主邪结于气分；黄芩、干姜调寒热；柴胡、桂枝通营卫；阿胶、人参和气血；乌扇即射干，散腹中结气邪热；赤硝产于赤山；鼠妇治月经闭，血瘕寒热；石韦治寒热邪气，蜣螂治腹胀寒热，利大小便，地鳖虫治血积癥瘕，破坚。此方合小柴胡、大承气、桂枝汤三方去枳实、甘草，加入鳖甲等活血化瘀攻坚等品。

鳖甲煎丸活用举例：①热病后脾肿大；②对肝病所致的脾大有小效，但对血吸血病晚期肝硬化所致的脾大无显效。

4. 干血内结证

《金匮要略·血痹虚劳篇》说："五劳虚极羸瘦腹满不能饮食，食伤、忧伤、饮伤、房室伤、饥伤、劳伤、经络营卫气伤，内有干血，肌肤甲错，两目黯黑。缓中补虚，大黄蟅虫丸主之。"

诸种因素均令人正气内伤，血脉凝积，郁积生热而伤阴，致血积于中，羸瘦见于外，血积不能濡养肌肤，故皮肤甲错，不营于目故目黯。

本方以大黄、地鳖虫、水蛭、虻虫、蛴螬等化瘀；佐以干漆、生地、桃仁、杏仁行血，芍药、甘草缓中补益。此方用炼蜜和丸，小豆大，酒服 5 丸，日 3 服，以体虚病实，攻用小量。

大黄蟅虫丸活用举例：①虚劳羸瘦，肌肤甲错，目黯黑者；②干血劳；③小儿疳积，疳眼（云翳、睑烂）；④积聚癥瘕，腹部膨胀（肝脾肿大腹水）；⑤产后血肿。

5. 血瘀成痈证

《金匮要略·疮痈肠痈篇》说："肠痈者，少腹肿痞，按之即痛如淋，小便自调，时时发热，自汗出，复恶寒。其脉迟紧者，脓未成，可下之，当有血。脉洪数者，脓已成，不可下也。大黄牡丹皮汤主之。"

少腹痞肿为肠痈已成，故按之痛。如淋者，少腹为厥阴经所过，脉循阴器，故按少腹而痛，犹如淋状，而小便则仍稠，内既有痈，则荣卫稽留于内，故发热汗出恶寒。

诸疮疡痈，皆属于火，大黄、芒硝泻实热，大黄且能化瘀，瘀去则化脓之原绝；丹皮清血热与桃仁协助大黄；冬瓜仁主破溃脓血。

大黄牡丹皮汤活用举例：①肠痈不拘脓已成未成均可用，可加红藤、败酱草；②一般痈疡实热便秘者；③妇女经闭而内热便闭者；④产后恶露不行，少腹胀痛者。

6. 脐下干血证

《金匮要略·妇人产后病篇》说："师曰：产妇腹痛，法当以枳实芍药散，假令不愈者，此为腹中有干血著脐下，宜下瘀血汤主之；亦主经水不利。"

用芍药散不愈者，此为热灼血干，著于脐下而痛。方用地鳖虫主下血闭，大黄主下瘀血，桃仁亦下瘀血，三味相合以攻干血。

下瘀血汤活用举例：①肝炎谷丙转氨酶持续不下而有瘀血征象者；②早晚期肝硬化；③手术后瘀血结滞作痛者，可加赤芍、五灵脂；④手术后寒热往来者，可加柴胡、丹皮；⑤中风后遗症；⑥经行不爽，或推迟者；⑦产后瘀血不行，腹剧痛者。

7. 癥痼下血证

《金匮要略·妇人妊娠篇》说："妇人宿有癥病，经断未及三月，而得漏下不止，胎动在脐上者，为癥痼害。妊娠六月动者，前三月经水利时，胎也。下血者，后断三月衃也。所以血不止者，其癥不去故也，当下其癥，桂枝茯苓丸主之。"

前人疑本条文有残缺。胎动胎漏皆下血，惟胎动有腹痛，胎漏无腹痛，妇人宿有癥病为旧血蓄积所致，凡胎动多在当脐，今动在脐上，故断为癥痼。

前人认为：桃仁攻癥痼，桂枝和卫，芍药调营，茯苓和中。先生强调桂枝温通经脉，能助活血药发挥消瘀作用。

桂枝茯苓丸活用举例：①小产下血量多者；②子死腹中（憎寒，指爪唇口青白，面黄黑，喘满冷汗）；③妇女经事不爽，面浮足肿者；④产后胞衣不下；⑤腹内拘挛，上冲，心下悸。

三、辟新路，拓创多途径

先生认为，瘀血虽是一个独立的病理概念，所产生的病证却各有其特征。且其病程有久暂之殊，人体有虚实寒热之分，气血有相互关联，因此在治疗上，既要以瘀血病理及其特征为主要对象，又须分别病情久暂轻重，联系到人体各方面情况而予以考虑。如从张仲景《伤寒杂病论》中，可以看出病位上下，病种久暂，寒热虚实之不同，随之治法各异，详见前文。先生经常提醒我们必须学会应用辩证法来分析问题，才能比较全面，活血化瘀法，在临床上行之有效是客观事实。但如果不管什么病，一味机械地滥用活血化瘀法，其疗效是可以想见的。对于一个病证，即使需用活血化瘀治疗，也不一定一成不变，因为病有初、中、末的过程，人体可用各种因素改变其体质、体征、症状，因此不可能只用一方，需要随时按辨证施治原则加以调整。先生从丰富的临床实践中，拟定了活血化瘀十八法，即活血清热法、活血解毒法、活血益气法、活血补血法、活血养阴法、活血助阳法、活血理气法、活血攻下法、凉血活血法、活血止血法、活血开窍法、活血利水法、活血化痰法、活血通络法、活血祛风法、活血软坚法、活血攻坚法及活血通阳法。这些配伍既富有开拓精神，开辟多途径，又完整地反映活血化瘀的辨证应用对血瘀证的治疗有着重要的指导意义。

1.活血清热法与活血解毒法

先生认为：热毒内遏，可熬血成瘀；瘀血郁结，也可以蕴热化毒，瘀血与热毒相互搏结，则为瘀热、瘀毒之证，宜用活血化瘀与清热配伍或活血化瘀与解毒配伍。清热者一般选加黄芩、黄柏、知母、大黄、羊蹄、石膏、地骨皮、青蒿、柴胡、连翘等；解毒者一般选加银花、连翘、贯众、蚤休、蒲公英、板蓝根、大青叶、升麻、败酱草等。

慢性肝炎或肝硬化患者谷丙转氨酶增高，单用清热解毒药往往无效，先生认为：这由于瘀血与热毒相互搏结有关，主张活血化瘀与清热解毒法同用，常用药物有生川军、桃仁、地鳖虫、紫参、丹参、羊蹄根、田基黄、岗稔根、赤白芍、蒲公英等。常能改善肝功能，使谷丙转氨酶直线下降。

慢性肾炎急性发作，可有发热、咽痛红肿、口干、小便短赤混浊、苔薄黄、脉数等急性感染的热毒症状，又有肾区叩痛，腰酸腰痛，浮肿等瘀血表现。先生对于中医辨证为瘀热互遏的肾炎，常采用生地、丹参、赤芍、银花、连翘、茅根、六月雪、蒲黄、黄柏、木通、益母草等的复方治疗，疗效比较显著。

活血清热法与活血解毒法，已被实验证明能改善病变部位的微循环，使抗感染药物容易渗透到感染病灶，加强抑菌和减毒作用。此外，还能在调节机体反应，增强免疫能力，在改善全身及局部的血液循环的基础上达到抗感染的目的。先生指出：有些药物由于兼有活血化瘀与清热解毒两方面的功效，如雷公藤、昆明山海棠、紫参、白花蛇舌草、红藤、败酱草、落得打等，对瘀热、瘀毒的治疗能一举两得。

2.活血益气法

活血益气法用于气虚血瘀之证，症见心悸气短、倦怠乏力、面色㿠白、面目浮肿或胸痛或胁痛或偏瘫舌质微紫，舌体胖嫩，脉细涩或结或代，先生在活血化瘀药中选加党参（人参）、黄芪、白术等。如先生治疗冠心病时指出：大多数冠心病心绞痛、心肌梗塞都有不同程度的心气虚和心血瘀的症状表现，不仅血液黏稠度增加，还存在左心室功能不全。处方时常用白参、黄芪、五味子、黄精以益气扶正，增强心脏功能；又用丹参、瓜蒌、檀香、红花、川芎、当归、桃仁等活血化瘀，作用于血管，增加冠状动脉血流量。疗效比单用活血药为优。

3. 活血补血法

活血补血法用于瘀血未去，新血未生，血瘀而兼血虚。唐容川曾说："不补血而祛瘀，瘀又安能尽去哉？……补泻兼行，瘀既去而正不伤。"先生经验：凡瘀血证而见贫血者，症见眩晕，面色萎黄，舌淡、唇淡、脉软无力，若单用活血化瘀，症状较难改善，采用活血补血法，可望提高疗效。方用丹参、当归、熟地、川芎、桃仁、牛膝、鸡血藤、赤白芍、龙眼肉、阿胶、首乌、杞子、鳖甲、党参。曾用此方治慢性再生障碍性贫血数例，血象明显好转。

4. 活血养阴法

活血养阴法用于阴液亏损，血脉不充，血液凝聚，运行不畅的阴虚血瘀证，症见消瘦、口干、舌红、少苔，一般选加熟地、阿胶、元参、麦冬、天冬、石斛等。阴虚血瘀证见于结核病者可用月华丸；见于慢性肝炎、肝硬化者可用通幽汤；见于冠心病者可用生脉饮加丹参饮；见于红斑狼疮，先生用生地、元参、天花粉、赤白芍、首乌、鸡血藤、当归、丹皮、天麦冬、石斛、炙鳖甲、炙龟板、功劳叶等。从血液流变学角度看，阴虚血瘀证病人血液黏滞性较正常人和阴虚血瘀证病人为高，临床上用养阴活血化瘀方药后，全血还原黏度可明显降低，疗效较单纯使用活血化瘀者显著。

5. 活血助阳法

活血助阳法用于血瘀证兼有脾肾阳衰、阴寒内盛，症见面色苍黄而黯，唇紫，腹大肢肿，按之如泥，喜暖畏寒，四肢不温，舌淡紫或舌淡而有瘀斑，脉沉迟。先生常用肉桂、附子、苁蓉、仙茅、仙灵脾、锁阳、菟丝子、鹿茸等助阳药与丹参、川芎、桃仁、红花、牛膝等活血化瘀药配合。实验证实，助阳药与活血药同用，不仅能加强血液循环，还有兴奋和强化机体内多系统的功能。也符合《素问·调经论》"血气者喜温而恶寒，寒则泣不能流，温则消而去之"之义。

6. 活血理气法

活血理气法，用于血瘀气滞之证。先生认为，气为血帅，血随气行，气滞则血瘀，但血瘀亦能气滞。诚如清·王宇泰说："未有气滞而血能和者，血不和则气益滞也。"因此活血化瘀方剂大多配伍理气之品。先生指出：理气药与活血药常有某些协同作用，如属于血中之气药的有川芎、郁金、姜黄、莪术、延胡、降香、乳香、没药；属于气中之血药的，有香附、柴胡、木香、薤白、麝香、檀香、沉香、玫瑰花、橘红等。对于血瘀气滞证胸闷腹胀、疝瘕疼痛者，在活血化瘀的基础上，选加川楝子、枳壳、香附、橘皮、木香、乌药、青皮等理气药，对不同器官的平滑肌都有舒缩调节作用，并能解痉止痛，排除矢气，改善血液循环，与活血化瘀配伍可相得益彰。

7. 活血攻下法

活血攻下法用于血瘀里实证，张仲景首先提出了蓄血证及攻下化瘀的治则，列出桃仁承气汤、抵当汤、抵当丸、下瘀血汤等方。攻下活血法，目前常用于多种急腹症，如阑尾炎、胰腺炎、胆囊炎及胆石症、肠梗阻、宫外孕等病。因六腑以通为用，如有形积滞与寒热相搏，气血壅遏，瘀热内阻，或寒瘀互结，闭塞不通，可致腑气通降失常而发病。先生常于活血化瘀中加生大黄、芒硝，寒证另加附片、干姜，热症另加黄连、丹皮、山栀，使腑气通而瘀结散，对急腹症有显著疗效。

8. 凉血活血法

凉血活血法用于血热血瘀证，凡邪热深入营血，因煎熬而凝瘀，营血遏壅，热邪迫血离经妄行，症见皮肤发斑，其色紫黯，甚则衄血，身热神昏，舌质红绛或紫黯，无苔，脉细数宜用清营凉血，活血化瘀。一般在活血化瘀药中选加丹皮、山栀、犀角、鲜生地等。先生认为：凉血活血能使血热清而脉络宁，瘀血散则血归经。特别是治疗温病，他主张对败血症、流行性出血热、乙脑等重症温病在气营两燔阶段即可用凉血化瘀，不必坐等热邪深入血分后凉血散血。邪初入营即用大剂量清瘟败毒饮并加丹参凉血散血化瘀，截邪于前，先走一步。临床观察到如下效果：①能控制或防止出血，如衄血、尿血、皮下出血；②减少或防止昏迷惊厥；③有利于控制高热，缩短病期。因此，凉血活血有利于清化营热截断病邪，可防止温邪入血动血，耗血伤阴。这些观点使凉血活血的运用指征进一步扩大，并对治疗急性感染性疾病，缩短病程有重要意义。

9. 活血止血法

活血止血法，各种出血既是瘀血的原因，也是瘀血的一种症状。出血之后，离经之血未能排出体外，蓄积成为瘀血，瘀血阻滞脉络，血不循经，可致出血不止；另一方面如血液流动的速度缓慢，或黏稠变质，瘀滞脉道，血行受阻，也可导致血液离经外溢。所以唐容川说："故凡吐衄，无论清凝鲜黑，总以祛瘀为先。"瘀血出血的特点是血出反复不止，血色紫黑有块，或鲜血与紫暗血块混杂而出，伴有瘀痛症状，可见于血液系统和非血液系统多种出血性症状，如吐血、咯血、便血、崩漏等。先生常用的处方在活血化瘀药中选加三七、蒲黄、茜草根、地榆、茅根、大黄、白及等活血止血之品。

10. 活血开窍法

活血开窍法适用于瘀热互结，邪闭心包之证，多见于乙脑、流脑、重型败血症、中毒性肝炎、急性脑血管病、尿毒症的昏迷期。俞根初曾说："热陷包络神昏，非痰迷心窍，即瘀塞心孔。"由于邪热内陷，心窍瘀塞，症见昏迷不语，甲青唇黑，皮下瘀斑如紫茄，四肢厥冷，或自便酱粪，舌紫绛，脉伏等，急宜开窍活血并进，先生常用活血化瘀药中加至宝丹，大剂通瘀，直达心窍，上清脑络，下降浊阴，以促进神志苏醒。

11. 活血利水法

活血利水法，用于瘀血与水相结者，如腹水浮肿，小便不利等，于活血化瘀药中选加茯苓、泽泻、车前子、陈葫芦、虫笋、续随子等。

12. 活血化痰法

活血化痰法，用于瘀血与痰相结者，如皮下结块、口面歪斜、四肢麻痹等，于活血化瘀药中选加南星、半夏、茯苓、陈皮、白附子等。

13. 活血通络法

活血通络法，用于血瘀脉络阻滞者，如肝脾肿大，静脉阻塞，半身不遂等，于活血化瘀药中选加地龙、炮山甲等。

14. 活血祛风法

活血祛风法，用于血瘀挟风者，如关节疼痛，取"治风先活血，血行风自灭"之理，重用活血药再选加防风、秦艽、独活、川乌、姜黄等。

15. 活血软坚法

活血软坚法，用于癥坚结痞，如甲状腺肿块在活血化瘀药中选加昆布、海藻、牡蛎；脾肿大选加鳖甲、泽兰、石见穿；乳房纤维瘤选加郁金、小金丹等。

16. 活血攻坚法

活血攻坚法，用于瘀血、干血较重者，如腹内肿块坚硬，病实体壮者，选用水蛭、虻虫、三棱、莪术、穿山甲、鼠妇等。

17. 活血通阳法

活血通阳法，用于血瘀阳气不宣者，如胸阳闭塞，胸部闷痛，于活血化瘀药中，选加桂枝、半夏、生姜、细辛、葱白、薤白、瓜蒌等。

急性肝炎证治探讨

急性肝炎包括甲、乙、丙、丁、戊等类型，是由病毒引起的传染病。古人很早就观察到黄疸一症，其中就包括本病。历代医家对黄疸的病因病机论述颇多，到清代，多归因于湿热，有湿热并重，湿重于热，热重于湿之分。其病因有内因与外因两种，一种认为脾为胃行津液，津液行则小便利，若胃气衰，脾气弱，不能为胃行津液，湿停于内，湿生热，热滋湿，二者相生，熏蒸日久，热气成黄。另一种认为外因所致，如南方湿热交蒸，易致黄疸。

先生对古代诸家学说有广博的研究，对古人说法不随波逐流，人云亦云，探幽索微，独立思考，去伪存真。他从现代医学关于肝炎由病毒引起这一论点出发，在古今众多理论中，慧眼识珠，认为吴又可之言，与现代医学的观点较为接近。吴氏说："发黄为标，小便不利为本，及论小便不利，病源不在膀胱，乃系胃移热，又当以小便不利为标，胃实为本。"先生结合现代医学论之，病毒为本，肝炎为标；肝炎为本，黄疸为标；黄疸为本，小便赤少为标。治当以清除病毒为本，治黄疸为标，而治黄疸又当以治肝炎为本。是以大黄为专功，山栀次之，茵陈又次之也，设去大黄而服山栀、茵陈是忘本治标，鲜有效矣。或用茵陈五苓，不惟不能退黄，小便间亦难利。吴又可的论点与方法，是临床实践经验的总结，先生在自己的丰富的实践中证实了这些经验。他重用大黄，有时达八钱至一两。

无黄疸症状的肝炎，从辨证论治角度，亦从黄疸论治。辨其一般症状，多有乏力纳呆，恶心尿赤，舌红苔黄等，亦为湿热。先生认为，无论有无黄疸，既然同为肝炎，皆由病毒引起，则其治法大体应同。

急胜肝炎的治疗方法：

一、辨证论治

（1）湿热型：身目俱黄，尿少黄赤，纳呆泛恶。

基本方：①茵陈蒿汤：茵陈30克，生山栀15克，生大黄24克。②龙胆苦参汤：龙胆草9克，苦参15克，胆星9

克，生山栀 15 克。

热重于湿：舌偏红，口苦干，尿赤，茵陈蒿汤加川连 3 克，黄柏 9 克，丹皮 9 克，连翘 15 克，龙胆草 9 克。湿重于热：胸闷苔腻，纳少尿少，龙胆苦参汤加对座草 30 克，苡米 90 克，苍术 15 克，砂仁 1.5 克，苓皮 30 克。湿热俱重：口渴神烦，舌红目赤，胸闷作恶，不饥不纳，尿少色赤，黄疸指数、转氨酶俱特高。茵陈 30 克，山栀 15 克，生大黄 30 克，板蓝根 15 克，川连 6 克，黄芩 9 克，黄柏 9 克，龙胆草 9 克，连翘 12 克，田基黄 30 克，木通 9 克，苓皮 30 克，鲜茅根 30 克，广犀角*9 克。

（2）寒湿型：阴黄。黄色晦滞不鲜明，畏寒肢冷四肢不温，苔白。

茵陈茯苓汤：茵陈 30 克，茯苓 9 克，猪苓 9 克，滑石 12 克，官桂 3 克。

* 犀角现已禁用，请用代用品，后同不再注。

二、中草药

先生治疗一般黄疸型及无黄疸型肝炎，擅用民间草药，他临床经验表明这些药下降转氨酶及黄疸有一定效果。且某些药也见于药书，如《医林绳墨》即有部分记载。常用者有：田基黄 30 克，大青叶 30 克，马兰根 30 克，平地木 30 克，对座草 30 克，荷包草 30 克，板蓝根 15 克，蒲公英 30 克，秦艽 15 克，全瓜蒌 24 克，龙胆草 9 克，柳树枝 60 克，青苗 60 克，鲜茅根 60 克，半枝莲 30 克，半边莲 30 克。

以上药物可酌选数种，亦可加入上述辨证论治方中。

先生主张治疗时尚应虑及患者体质，体弱者可加参芪以扶正，纳差者可加豆蔻、砂仁、藿苏梗、生谷芽以醒脾健胃，对宿有胃寒之人或胃有不适者，略加温养胃气，腹胀者加川朴、大腹子（皮）以疏畅气机，使其升降有度，开阖有常，呕恶者，加半夏、竹茹和胃降逆，恢复胃气之正常枢纽，口渴加花粉、石斛生津养阴止渴。顽固者加活血化瘀药，以下瘀血汤为主。

先生的经验一般黄疸型肝炎以茵陈蒿汤为主，重用大黄，并加用上述中草药，大多数病人均能收到一定效果。如果疗效不佳，可采取下述措施：①再仔细辨证，用调整机体法，加清热化湿药，或酌加少许。②掉换中草药。③暂时停药观察。

三、病案选录

病案 1

倪某，往返宁波，途间辛劳，饮食不节，脾胃有伤，湿热内停，蒸及胃络，致呕吐血盈盆。晡热汗出，苔黄脉洪。一身面目尽黄，虑再血涌。

大黄 15 克，生山栀 10 克，茵陈 10 克，丹皮 10 克，连翘 10 克，赤芍 10 克，广犀角 3 克。7 剂。

二诊：药后症有改善，化验黄疸指数，SGPT 均下降。

生大黄 10 克，生山栀 10 克，茵陈 10 克，赤芍 10 克，茯苓 15 克，茅根 30 克。

【按】本案湿热俱重，蕴阻肝胆，蒸及胃络，伤及营血，以致吐血盈盆。故治疗以茵陈蒿汤清热化湿，以犀角地黄汤清热凉血，治疗以后，湿热得化，血热得清，故呕血得止，肝炎得愈。

病案 2

倪某，男，28 岁，工人。赴鄞道中辛苦，加以酒食过度，遂发热，微恶寒，身目俱黄，心下痞，作呕，溲赤，苔白。以麻黄连翘赤小豆汤加减。

麻黄9克，连翘9克，赤小豆15克，桂枝9克，桑白皮15克，杏仁9克，川黄连3克，鲜茅根15克，全瓜蒌15克。方7剂。

药后，倦怠，尿次多。上方加黄芪15克，太子参9克，防己15克，再进7剂后，黄疸退，诸证若失，随访一年未发。

【按】本案黄疸，为湿热郁表之实证。用麻黄连翘赤小豆汤加减，意为解表清热利水。二诊加参、芪、防己，增强益气利水之作用，疗效满意。

病案3

鲁某，男，38岁。

急性黄疸型肝炎，巩膜黄染，目络微赤，昨有鼻衄，胁痛，唇、舌红，脉弦。谷丙转氨酶150U。以茵陈蒿汤及四逆散加味：大黄9克，丹皮9克，赤芍9克，柴胡9克，大青叶9克，枳壳9克，茅花9克，山栀9克，茵陈蒿30克，茅根30克，甘草6克。方7剂。

药后黄疸退，衄止，谷丙转氨酶下降至80U，续方7剂治愈，随访一年未发。

【按】本案为热重型黄疸型肝炎兼见胁痛，故用茵陈蒿汤及四逆散加味。大黄配柴胡、大青叶能控制肝炎病毒，降低谷丙转氨酶，此为治本。本案血热重，以丹皮配赤芍、大青叶、山栀以凉血清热。茅花配山栀有止血作用。治鼻衄，鲜茅根与茵陈蒿相配利湿退黄，此为治标。标本兼治，方药对证，病焉不愈。

病案 4

盛某，男，37 岁。

患急性黄疸型肝炎，谷丙转氨酶 1000U，日来胸闷，纳呆，腹胀，尿赤而少，肝区不舒，苔白，脉弦细。以茵陈蒿汤加味：

生大黄 9 克，山栀 9 克，茵陈蒿 15 克，泽泻 9 克，大腹皮 9 克，苍术 9 克，全瓜蒌 15 克，田基黄 15 克，对座草 30 克。方 7 剂。

【按】本案为湿重型黄疸，标本兼治，故以茵陈蒿汤加味。大黄配田基黄、全瓜蒌控制肝炎病毒，此为治本；茵陈蒿配对座草、大腹皮、泽泻利水退黄疸，此为治标。药后谷丙转氨酶下降到 500U，病情显著好转，续方 7 剂图治。

病案 5

康某，男，32 岁。

患者于一周前即突感中脘胀满不适，发热曾至 38.5℃，服西药 4 天后热退，巩膜及皮肤即出现黄疸，经某医院检查谷丙转氨酶为 300U，黄疸指数为 80U，西医诊断为黄疸型肝炎，现住院治疗。不思饮食，泛泛欲吐，小便色深似浓茶，大便 3 日未解，舌红，苔黄，脉弦数。证属湿热俱重型黄疸，投以茵陈蒿汤及栀子柏皮汤加味。

生大黄 18 克，山栀 15 克，田基黄 15 克，黄柏 9 克，木通 9 克，川黄连 6 克，茵陈蒿 30 克，鲜茅根 30 克。方 7 剂。

服 1 剂后，大便即通，小便亦利。治疗一周后，遍身黄疸大减，胸闷烦恶亦舒，查：谷丙转氨酶 70U，黄疸指数 40U。减大黄，加重健脾利湿药物，继续服药 14 剂后，黄疸全退，黄疸指数为 10U，谷丙转氨酶下降至 30U，食欲增加，于住院 3 周后出院。

【按】本案为急性黄疸型肝炎属于湿热俱重型，本方重用大黄、黄柏、川连、山栀清热解毒，田基黄亦为姜老治疗肝炎常用的主药，有清热解毒利湿作用，以上 5 味药以治肝炎为本；利胆的药物有大黄、山栀、茵陈等；利水则有茵陈、木通及鲜茅根；通便则有大黄。使黄疸从二便中分消。

重症肝炎临床研究

一、导言

现代医学将重症肝炎分为急性肝坏死和亚急性肝坏死两型。前者病程在 1~2 周之间，后者自数周至数月。死亡率很高。中医对此早有认识，远在一千年前左右《巢氏病源》即称其"命在顷刻"，清代《医宗金鉴》称其"死人最速。"

前人治本病有不少方剂，经有人使用后认为效果不理想。宋代《妇人良方》卷七有妇人腹中瘀血方论附方桃仁承气汤治瘀血小腹急痛，大便不利，或谵语口干，水不欲咽，遍身黄色，小便自利或血结胸中，手不敢近腹，或寒热昏迷，其人如狂，用桃仁、红花或桃仁、大黄、甘草、肉桂，方中大黄独重，观其症状近似重症肝炎或肝昏迷。先生顿受启发。他认为此方从药物分析，其功用包括两方面，重用大黄以泄热解毒，以大黄、桃仁祛瘀攻积。古人如此辨证处方，似有深意。本病因肝炎病毒量大毒盛，直犯人体肝脏，使肝细胞大量坏死。先生认为从中医角度看，可视为邪毒内犯营血，壅塞脉络，阻碍血行，瘀血郁结。邪入营血，故可见谵语神昏。瘀血内结，则胸腹疼痛，手不可近。先生创用下瘀血汤与犀角地黄汤合方，以清热解毒，凉血活血散瘀为法治疗本证，竟有病例脱险。

二、经验方

下瘀血合犀角地黄加减汤

组成：广犀角 9 克，桃仁 9 克，生地 30 克，地鳖虫 9 克，生军 24 克，丹皮 12 克，连翘 12 克，黑大豆 30 克，对座草 30 克，黄连 6 克，龙胆草 9 克，山栀 9 克，田基黄 30 克，茵陈 30 克，茅根 30 克。

功能：清热解毒化湿，清营凉血散瘀。

主治：急黄、发热、腹胀满、胁痛、厌食（重症肝炎）。

方解：重症肝炎主要病变为肝细胞大块坏死致肝脏萎缩。表现为黄疸迅速加深，又较快出现谵语狂躁，急者数周，缓者数月，终因神昏而亡。祖国医学认为由于热毒所致，或天行疫疬造成。治疗须以猛药重剂直接截断病邪入侵，迅速扭转病势，不能再守卫气营血之划分，而径将清热解毒、清营凉血散瘀合于一方，方中犀角《神农本草》云"治百毒、瘴气"；《本草纲目》云"治吐血、衄血、下血及伤寒蓄血发狂谵语，发黄发斑。"其清热解毒，凉血散瘀力甚强。生军清热解毒，攻下泄热，亦具凉血散瘀之功。黄连、龙胆草、山栀、连翘皆清热解毒利湿之药，大清心、肝、肾三焦之火邪。生地黄凉血、养阴、清热，经临床验证治疗传染性肝炎特别是降低谷丙转氨酶有较显著的效果。丹皮、茅根有清热凉血作用。䗪虫又称地鳖虫，《神农本草经》说能治血积癥瘕，破坚，下血闭。桃仁，《神农本草经》说主瘀血，血闭癥瘕。药理证明具有抗凝血作用及溶血作用。对座草又称大叶金钱草，清热利湿，治黄疸消结石，药理证明有促进黄疸排泄的作用。茵陈、田基黄经临床证实对急性肝炎有很好的退黄除湿作用，黑大豆《别录》说主逐水胀，除胃中热痹，伤中淋露，下瘀血。全方既以清热解毒凉血祛除病毒，又以凉血散血改善肝脏的病理变化，力求挽救危急重症。

三、病案选录

张某，住院病人，年青力壮。诊为急性肝萎缩，诊得嗜眠，黄疸腹胀满，已入肝昏迷前期，自谓不救。舌质红苔黄腻、脉弦数。处方：生地30克，犀角3克，丹皮10克，连翘10克，石斛10克，生军15克，地鳖虫10克，桃仁10克，大腹皮、子各10克，枳实10克，7剂。

二诊：得下臭秽甚多，腹满减，证虽改善，尚未乐观。原方加人参30克，黄芪50克，7剂。

三诊：以后经一月调理渐瘥。

【按】急性及亚急性肝坏死，中西医均无救治良法。先生遍查古代论述及方药，效果多不理想。为此先生认为必须另辟途径，努力探索。终于在《妇人良方》卷七附方中发现一段描述"瘀血小腹急痛，大便不利，或谵语口干，水不欲咽，遍身黄色，小便自利或血结胸中，手不敢近腹，或寒热昏迷，其人如狂"，用桃仁、大黄、甘草、肉桂。方中大黄独重，先生认为此处的描写颇似重症肝炎，且所用主药与先生所创截断扭转学说相符，遂广其制，立下瘀血合犀角地黄汤加减，以治本病。下瘀血汤出自《金匮要略》，为活血化瘀之良方。犀角地黄汤出自《千金方》，专治热入营血，神昏谵语，吐衄发斑。二方合用，则增强了清营解毒凉血散瘀之功。此为先生妙用古方、善于开拓，对后人颇有启迪。

慢性肝炎诊治一得

慢性肝炎临床有慢性迁延性肝炎与慢性活动性肝炎二类。除了病程长短有别，其病理变化的差别亦很大。

一、慢性迁延性肝炎

部分病人无明显症状，因此中医的治疗不能光凭辨证论治。大部分病人根据其症状可以分为三类。

（1）气虚型：即四肢倦怠，动作少力，易于疲劳，两胫酸软，胃纳不香，大便溏软，面色微黄苍白，两目少神，舌胖苔白，或身体转肥胖，但肌肉松弛，腹壁肌肉增厚。

（2）阴虚型：常口干苦，唇红而干，舌偏红苔薄黄，心烦失眠多梦，小便黄，大便干，或有虚热，头晕目眩。

（3）气阴两虚型：兼而有之，或各不具备。

此外尚有少数肝气郁结型：情怀抑郁，肝区不舒，或有隐痛，或有胀闷。肝脾不和型：肝区不舒，胃纳减退，肠鸣腹胀。肝火旺盛型：性躁易怒，目赤口干。湿热留滞型：有湿热症状。血瘀气滞型：肝区隐痛刺痛，两胁胀满。

二、慢性活动性肝炎

本病有些无症可辨，只在化验时反映出慢性指标或急性活动，其有症状者大率表现气虚、阴虚、气阴两虚、肝胃不和、肝郁气滞、肝郁血瘀、血不养心、血结为癥（肝脾肿大）、湿热留滞等类型。

先生认为，不论本病此阶段有无症状，或症状以虚还是以实为主，本病的病因仍是病毒，由病毒引起了病理变化，造成了体质上的改变，因此祛邪之治不可废。一般认为慢肝阶段常见虚症，应从虚治疗，以补为主，是不妥的。先生认为，此为因病致虚，徒补无益，仍以治病为本，治病以病毒为本，肝炎为标；肝炎为本，瘀滞为标；瘀滞为本，气郁为标；气郁为本，虚损为标。尤其是转氨酶增高时，清热解毒利湿之治常放在重要地位。纯从辨证出发，见虚补虚，容易忽略疾病的本质，先生认为应以化验指标为衡量治疗效果的标准，针对不同的化验指标，先生探索了行之有效的药物，及时选择加入。

在探索肝区疼痛的治法的过程中，先生屡用疏肝利气，养血柔肝，竟无良效。后经反复思考，领悟到中医之肝，一是实质的，主藏血之"肝"，二是主疏泄的，主情志之"肝"，两者并不相同。后者与情志有关，七情所伤，治以疏肝利气以解郁结。今之肝炎，乃是肝细胞肝肿胀坏死，属肝血郁滞，方与实质之"肝"，主藏血之肝有关。气为血阻而致气行不畅，郁结为痛，利气柔肝只治其标，不治其本，活血化瘀才是治本之道。因此先生对于肝区痛常用活血化瘀兼加利气药。具体运用时分作三步走，即一步用活血化瘀，二步加九香虫，三步再加五灵脂、制乳香。由此先生对于慢性肝炎，直到肝硬化腹水都以活血化瘀为主，活血化瘀治则贯穿始终，除非不适合时暂停，如虚症十分明显，必须先补虚，等病情好转，再用，若情况允许，则化瘀法一用到底。

由于本病病程已长，缠绵难愈，久病伤及人体正气，患者表现了各种虚损的症状，如气虚阴虚等，且久病不愈，本身就反映出抗病力的不足。先生认为，当疾病发展到一定阶段，致病的邪毒已不占主要地位，反以人的体质改变，正气不胜为主要的治愈障碍。因此，通过辨证论治，培补正气，增强抗病力，亦是治疗慢性肝炎的一个重要治法。此外，针对患者的一些具体症状作调治亦十分重要。如失眠、食欲不振等，虽然与疾病本质无关，但对患者的情绪有很大影响，不加纠正，妨碍患者与疾病作斗争的信心。先生在临床上遇到不少患者，用清热解毒法治疗久不见效，而改用扶正益气药，不久即愈。亦有些患者，转氨酶一直不正常，仅面部瘩瘰，改投防风通圣散，待瘩瘰消退，转氨酶亦大见下降。这说明先生治肝病不仅力求探索疾病本质，而且密切结合患者的个人情况。先生认为，疾病的本质反映了事物的规律，因而具有普遍性，但是个体差异，也是客观存在，不可否认。因此正确的方法就是辨证与辨病相结合。

（1）病程短者，或无症状者及湿热型者，可与清热解毒利湿之法，治同急性肝炎。

（2）病程长者，虚证或其他症状较为明显者，以辨证论治为主，加用其他药物。气虚用益气药，如党参（人参）15克，黄芪30克，白术30克，黄精15克等。阴虚用养阴药，如生地30克，麦冬30克，石斛9克，旱莲15克，女贞15克等。气阴两虚可同用上述药物，可酌加五味子9克，全瓜蒌15克，垂盆草15克，山栀9克，丹皮9克，连翘9克，鸡骨草15克，蝉衣6克，僵蚕9克。早期用垂盆草15克，病程长者用五味子。

还可针对具体情况加入下药：

（1）转氨酶不高，锌浊度、絮状反应阳性，加用丹皮15克，连翘15克，蒲公英30克，羊蹄根30克以清热凉血。

（2）γ球蛋白升高，白球蛋白倒置，加山甲6克，鳖甲9克，蚕蛹9克，白术12克。

（3）肝脾肿大，以下瘀血汤为主，加用丹参15克，紫参15克，赤芍9克，当归9克，红花9克，泽兰15克。

（4）肝区胀痛，加川芎6克，九香虫6克。

（5）腰膝酸楚，加熟地15克，牛膝12克，川断12克。

（6）失眠，肝胆火旺者加山栀9克，豆豉9克。肝阴不足加白芍12克，杞子12克，枣仁15克，制首乌15克，夜交藤30克。痰湿中阻加半夏9克，茯苓9克，川连3克。

（7）鼻衄，加羊蹄根30克，山栀9克，茅花9克，藕节9克，蒲黄9克。

（8）面部痦，亦称痤疮，加用防风9克，荆芥6克，蝉蜕9克，薄荷9克，丹皮9克，山栀9克，连翘15克，或服防风通圣散，日3次，每服9克。

（9）食欲不振：常用"消"、"开"二法。胃有积滞，以焦三仙、鸡内金等消导之。"开"分二途：湿郁中焦，以草蔻、砂仁、厚朴花之属芳香开胃；湿郁化热，以黄连苦寒燥湿，健胃开食。

（10）肝病外感发热，不能用麻黄汤、桂枝汤之属，应以小柴胡汤为主。

三、慢性乙肝表面抗原阳性

60年代末，国外首先发现以乙肝表面抗原阳性为特征的慢性肝炎。有的患者无自觉症状，在体检时被发现。部分患者见到神疲乏力，腰膝酸软，遗精胁胀，舌多齿痕等脾肾两虚之证。湿热之象并不明显。现代医学认为与免疫机制有关。从中医病因学角度看，乙型肝炎表面抗原反复阳性，缠绵不愈，是邪正斗争有反复。正指人体内在的抗病功能，邪指致人疾病的外来因素。正胜则表面抗原转阴，邪胜则表面抗原转阳，所以在治疗上，扶正与祛邪是不可忽略的两个方面。先生认为，有病邪当祛之，有正虚当扶正，有病理变化当纠正之，遂以清热解毒、益气补肾、活血化瘀三个方面药物组成方剂治疗本病。益气补肾用黄芪、党参、白术、熟地、杞子、当归、仙灵脾、仙茅、苁蓉，这些药物能增强人体免疫力，提高抗病功能。肝病患者虽忌相火妄动，之所以用温肾药，一则因这些药有促进机体免疫之功，二则有阳虚见症，三则配以滋阴与清热药物，故能扬长避短。清热解毒用黄柏、大黄、连翘、羊蹄根、蒲公英、板蓝根、全瓜蒌、虎杖。活血化瘀用丹参、赤芍、桃仁、当归等。常用方剂举例：

（1）益气解毒活血祛湿：党参15克，黄芪50克，五味子9克，全瓜蒌15克，黄柏9克，羊蹄根15克，苍术9克，茯苓9克，赤芍9克，丹参9克，田基黄15克，鸡骨草15克，鲜茅根15克。

（2）补肾活血解毒：生地50克，仙灵脾15克，菟丝子9克，五味子9克，太子参15克，赤芍9克，桃仁9克，当归9克，丹参15克，全瓜蒌15克，紫草9克，黄柏9克。肝区痛者加五灵脂、制乳香。

四、经验方

三合一方

组成：本方由三类药物构成，故名三合一方。即扶正培本，清热解毒，活血化瘀三类药物。根据患者体质与病情，先生将此三类药物拟订了甲乙二方。

甲方：益气解毒活血祛湿，适用于气虚湿滞者。

党参 15 克，黄芪 50 克，五味子 9 克，全瓜蒌 15 克，黄柏 9 克，羊蹄根 15 克，苍术 9 克，茯苓 9 克，赤芍 9 克，丹参 9 克，田基黄 15 克，鸡骨草 15 克，鲜茅根 15 克。

乙方：补肾活血解毒，适用于肾气不足者。

生地 50 克，仙灵脾 15 克，菟丝子 9 克，五味子 9 克，太子参 15 克，赤芍 9 克，桃仁 9 克，当归 9 克，丹参 15 克，全瓜蒌 15 克，紫草 9 克，黄柏 9 克。

功能：清热解毒，扶正培本，活血化瘀。

主治：慢性乙型肝炎，乙肝表面抗原或 E 抗原阳性。

方解：乙型肝炎表面抗原或 E 抗原阳性长期不转阴，是邪正斗争的反复，二者时长时消，故致反复缠绵，正胜则转阴，邪胜则转阳。先生认为，治疗时既要祛邪，又要扶正，治法包括三个方面，即清热解毒，扶正培本，活血化瘀。黄芪、党参、太子参、五味子益气，能增强人体免疫力，提高抗病功能。生地、仙灵脾、菟丝子补肾，此二类是扶正培本。其次是针对病毒的祛邪药物，包括清热解毒、活血化瘀二方面。全瓜蒌，《海上集验方》、《普济方》曰能治黄疸，先生认为降低转氨酶有效。羊蹄根又称土大黄，凉血止血，有抗真菌抗病毒治黄疸作用。黄柏清热燥湿。赤芍、丹参、桃仁、当归，活血化瘀，这是针对病邪侵入引起肝血壅滞而用。田基黄又称地耳草，清热解毒，活血消肿，抗菌，药理证明能降谷丙转氨酶，治急慢性肝炎均有良效。鸡骨草，清热解毒，舒肝散瘀，经临床证实治急性黄疸型肝炎有效。紫草，凉血活血，清热解毒，《本草经疏》认为能治五疸。苍术燥湿健脾，茯苓利湿健脾，祛邪兼扶正。

辨证运用，上述二方，前方扶正以益气为主，凡见四肢乏力，神疲倦怠，面色萎晦者用之。后方扶正以补肾为主，凡是肢冷畏寒，腰酸膝软，头晕耳鸣的用后方。二方均可加入蒲公英、板蓝根以加强解毒。运用时凡有明显症状者，均应辨证加入对症的药物。如阴虚病人失眠、口干、溲黄，可加石斛、花粉、首乌、麦冬、阿胶，失眠重者加枣仁、夜交藤，肝胆火旺加山栀、龙胆草，心火偏盛加川连，大便溏泻加诃子、神曲，食欲差者加砂仁、蔻仁、陈皮，腹胀者加藿苏梗、大腹皮子。

五、病案选录

病案1

张某，女性，45岁，职员。

有无黄疸型肝炎史，HBsAg反复阳性1年半，其他肝功能正常。饮多尿少，浮肿，头晕耳鸣，唇干，烘热汗出，经期紊乱，舌偏红，苔薄，脉细数。辨证为气阴两虚，兼有邪毒留恋。药用党参9克，黄芪15克，五味子6克，茯苓15克，黑大豆30克，全瓜蒌15克，知母15克，黄柏6克，羊蹄根15克，加减服用一月，肿消，其他症亦明显好转，HBsAg转阴，后又连续化验数次，随访2年，HBsAg持续阴性。

【按】慢性乙型肝炎表面抗原或E抗原阳性，现代医学无满意的治法。中医如何辨证论治尚是个难题。临床上多数病人无症状，极少黄疸出现。其有症状者，如口舌干苦，小便黄赤，胁胀或痛，近于肝热气郁一类，但有些也不是必见之症，很难肯定属于中医何病，因此，先生认为必须从辨病与辨证相结合这一思路中进行探索。根据其病迁延不愈的特点，他提出以清热解毒，活血化瘀法祛邪，益气补肾法扶正的原则，用药上选择能增强人体免疫功能的药物，发掘古代治黄疸的药物，吸取现代药理证明有抗病毒的药物及已被临床证实能治急慢性肝炎的药物。同时针对患者出现的各种症状，选用适当的药物加以纠正。治疗症状，可因症状的消失而增强抗病能力；扶正治人，可以增强病人抗病力，恢复体力；治疗病原，可以消除证候，使之不损害病体。主要矛盾在哪一方面就抓哪一方面。

病案 2

秦某，男，47 岁。

患慢性肝炎已 3 年，谷丙转氨酶持续在 100U 以上，脐下痛，肝区刺痛，舌紫暗，苔白厚，脉细弦。治宜活血化瘀。

桂枝 9 克，丹皮 9 克，赤芍 9 克，桃仁 9 克，制大黄 9 克，䗪虫 6 克，田基黄 30 克，九香虫 4.5 克。14 剂。

药后痛减，谷丙转氨酶第一次下降至 50U 以下，续方图治。

【按】本例为慢肝，血瘀症状明显，用桂枝茯苓丸及下瘀血汤加减，九香虫为治疗肝痛的有效药物，田基黄清利湿热，有降低谷丙转氨酶的作用。

病案 3

崔某，女，27 岁。

患慢性肝病已二年，失眠，纳差，胸闷，嗳气，目赤面红，鼻腔内有脓疮，口干苦，自觉有肝火上冲，谷丙转氨酶在 60U 以上。

山栀 9 克，豆豉 9 克，田基黄 30 克，蒲公英 30 克，羊蹄根 30 克，藿、苏梗各 9 克，白术 9 克，旋覆花 9 克（包），茯苓 9 克，谷、麦芽各 9 克。7 剂。

服上方后，失眠，纳差症状减轻，尿色亦淡，但大便秘结。上方加望江南 30 克，方 7 剂。

谷丙转氨酶在 40U 以下，体重略有增加，无失眠症状，二便畅通，但咽喉疼痛。

上方去望江南加玄参 9 克，方 7 剂。

【按】该慢性肝病患者，辨证属于肝火上炎，同时谷丙转氨酶较高，兼有胃气上逆症状，故用山栀、豆豉以清肝火为主药，辅以田基黄、蒲公英、羊蹄根清肝热，降低谷丙转氨酶。本案不服安神镇静药，只要肝火不上炎，失眠症状自会减轻。又加旋覆花降胃气，佐藿、苏梗理气健胃，加术、苓、鸡内金等健脾开胃。服药 21 剂后，体重增加，谷丙转氨酶恢复正常。

病案 4

归某，女，43 岁。

患慢性肝炎已 3 年，胁肋隐痛，口干，心烦，有内热，食少腹胀，便溏，舌红少苔，脉细弦，锌浊度 18。以四逆散加味：

柴胡 9 克，白芍 9 克，枳实 9 克，甘草 3 克，白术 9 克，茯苓 9 克，当归 12 克，生地 12 克，丹皮 6 克，连翘 6 克。方 7 剂。

药后诸证显著改善，续方 7 剂，诸证悉平，锌浊度下降到 9。

【按】本例慢性肝病，见胁肋隐痛，阴虚内热，则为血不养肝所致。本例兼见肝气犯脾。故治疗用四逆散加味，加当归、生地所以养血柔肝，加苓、术所以健脾。佐以丹皮、连翘可清肝热，二者合用降低锌浊度作用。

病案 5

梁某，男，41 岁。

患慢性肝炎已4年，面色如烟熏黄，1分钟胆红素为0.27，总胆红素为1.9，畏寒肢冷，腹胀，便溏，口淡，舌胖苔黄腻，脉弱，脾虚寒湿使然，以茵陈四逆汤加减：

大黄6克，茵陈15克，山栀6克，附子9克，干姜4.5克，大腹皮9克，茯苓9克，甘草6克。方7剂。

药后，黄疸减退，怕冷好转，续服7剂善后。

【按】本例为阴黄，系脾虚寒湿不运，胆液外侵肌肉所致，又阳虚症状明显，故治取茵陈四逆汤温阳健脾利湿，疗效满意。

肝硬化证治新析

一、早期肝硬化先瘀后滞，治以化瘀

肝硬化是由多种不同原因引起的肝脏慢性弥漫性炎症，或广泛的肝实质变性和坏死逐步演变的后果。

祖国医学积聚症中包含本病。《灵枢·百病始生》篇指出："卒然外中于寒，若内伤于忧怒，则气上逆，气上逆则六输不通，温气不行，凝血蕴里而不散，津液涩渗，著而不去，而积皆成矣。"历代医家论述颇丰，一般认为，七情、饮食、邪毒等因素引起气滞、血瘀、痰凝而成积聚。

先生指出，通常认为肝炎发展到肝硬化多由肝气郁滞引起，因而疏肝理气法为治疗常法，这一观点应予分析。中医所述肝主疏泄，与大脑皮层、植物神经及内分泌功能有关，而与现代医学的肝脏无涉，而"肝藏血"的功能，则与现代医学的肝脏关系较密切，肝炎、肝硬化，是肝细胞内的充血郁血，是血在肝内的郁滞，肝络瘀血阻塞形成肝硬化。这并不是由精神情志的抑郁所引起的。当邪毒侵犯肝脏，首先造成肝脏炎症充血，进而变性坏死，均属郁血状态，其外在的肝郁气滞症状，乃由肝血瘀滞引起。

　　肝为藏血之脏，瘀血蕴积则肝脏肿大坚硬，瘀血阻于肝脾脉络，散发于皮腠之间，故在头颈胸臂等处出现血痣（蜘蛛痣，中医称蟹爪纹）；肝血瘀阻不通，则右胁刺痛，痛有定处，固定不移；面色晦暗或黝黑，也是血行不畅，脉络瘀滞而形之于外的表现，舌质紫、青紫暗或有瘀斑，更是瘀血的证明，因此，肝硬化的致病实质是瘀血郁肝。

　　在治疗上，如采用疏肝理气为主的方法是不够全面的，应采用活血化瘀法使肝脏血行畅通，瘀血化除，瘀血化则血行更畅，血行畅则瘀无所留，由此而肝气亦得畅通而无所窒碍，因而可改善肝硬化产生的一系列症状和肝功能情况。此时兼顾理气则可，但不可理气为主。

　　先生用活血化瘀法治疗肝炎，肝脾肿大，早期肝硬化即使是晚期高度腹水，仍以此法为主。经临床观察验证，比"疏肝理气"效果为好。不但可以改善体征症状，尤其对肝功能实验室检查有显著改善。如顽固的胁痛，腹胀，食欲不振，唇黑面晦，舌边紫斑，皮下出血，微血管扩张，目赤黄浊，失眠心烦等用此法治疗，可以获得改善，化验方面如转氨酶、锌浊度、麝香草酚絮状、麝香草酚浊度试验均可见下降，蛋白电泳方面可以纠正白球蛋白的倒置，γ球蛋白的升高可以下降，其他如黄疸指数、碱性磷酸酶等也都有一定程度的下降。

　　治疗主方：下瘀血汤（《金匮要略》方）大黄90克，桃仁 20 枚，地鳖虫 20 枚。

大黄用制者不会引起便秘，生者常用会引起便秘。剂量改今秤 10 克，其他二味亦改作 9 克。原为丸剂煎服，今改作煎剂。个别病员始服或有便溏、次数增多，但连续服用即转正常。

本草载：大黄荡涤肠胃之邪结，祛除经络之瘀血，䗪虫破宿血积聚，桃仁祛滞生新，治血积、蓄血、瘀血、癥瘕。程氏说："䗪虫主下血闭，咸能软坚也；大黄主下瘀血，苦能泄滞也；桃仁亦下瘀血，滑以去着也。"根据现代研究，大黄既能泻下又能制泻，少量作健胃药，有止血作用。䗪虫含有虫类激素，对肝病有一定作用。桃仁为润滑药，与杏仁相近。本方在肝病治疗上起何作用尚难解释。本方可连续服用，无不良后果。

其他活血化瘀软坚药可辨证选用下药：丹参、赤芍、炮山甲、五灵脂、鳖甲、当归、红花、丹皮。

二、肝硬化的辨证施治

肝硬化患者，因病情缠绵，在整个病程中，可以有肝炎活动及重复感染，患者体质亦因病久而有改变，在治疗中除用活血化瘀以治病外，亦当结合临床体征症状，针对全体情况加以处理，因为这可以改善患者体质和症状。如果不予以处理，在一定条件下也可转而加剧疾病本质的恶化。其中较为关键的是要照顾脾胃运化。肝硬化的形成，由于迁延日久，渐积而来，与脾胃怯弱有很大关系。丹溪云："脾胃怯弱，气血两虚，四时有感，皆能成积。"脾胃为后天之本，职司运化，脾胃怯弱则健运受碍，清阳不升则水谷之精微不能输布奉养气血脏腑，瘀邪易于郁结，浊阴不降则水湿不能转输以排泄于体外，积聚腹中。清浊相混，隧道壅塞，加上肝有郁血，于是水浊血瘀遏阻泛溢，由积而成臌胀，因此肝硬化的预后，要看脾胃之气的恢复程度，如脾运健则化生气血津液，正气得充，有利于抗病消臌化瘀，如脾胃衰败，则土崩水决而不可收拾。若能注意益气健脾，俾后天资生有源，中气斡旋得复，顽疾总有转机。

1. 湿热内蕴或湿热留滞

证候：黄疸、胸闷、纳呆、口干、口苦、小便短赤。

药物：茵陈、山栀、大黄、黄柏、龙胆草、蒲公英、大叶金钱草、大小蓟、大青叶、垂盆草、连翘、平地木、荷包草、全瓜蒌、丹皮、茯苓、白术、砂仁、川朴。

以上药物自茵陈起至丹皮止，均有不同程度下降转氨酶作用。其中垂盆草降酶作用强，但有反跳；平地工、荷包草、大叶金钱草见明代方隅著《医林绳墨》，用治黄疸，临床试用对下降转氨酶效果良好。五味子研粉吞服效亦好。个别医务人员认为垂盆草适用于急性实热型，五味子适用于慢性虚弱型，其顽固持续不降者可用下瘀血汤。

有其他慢性炎症者，如龋齿龈炎，往往转氨酶持续不下，用上列药物无效，拔去龋齿，消除炎症，转氨酶即直线下降。

2. 脾虚

证候：纳少运迟，腹胀便溏，面黄肢软。

药物：党参、白术、黄芪、砂仁、陈皮、枳壳、藿香、紫苏、茯苓等。

3. 气虚

证候：疲乏无力，四肢倦怠，声音低怯，面目虚浮，舌胖有齿印，动则气促。

药物：黄芪、党参、人参、白术、茯苓、黄精、黑大豆。

4.气滞

证候：胁痛隐隐，似撑似窜，胸闷腹胀。

药物：枳实、枳壳、柴胡、玄胡、郁金、绿萼梅、娑罗子、青皮、紫苏、广木香。

5.血瘀

证候：胁肋刺痛，胀痛，甚至剧烈时以案角支抵。

药物：生大黄、地鳖虫、桃仁、玄胡、五灵脂、赤芍、红花、九香虫、当归。

6.肝郁化热

证候：胁痛、舌红、目赤、尿黄、口干。

药物：山栀、丹皮、连翘、龙胆草、柴胡、玄胡、麦冬、茅根、天花粉。

7.阴虚内热

证候：舌红、口干、五心烦热、尿赤便结。

药物：生地、鳖甲、阿胶、元参、瓜蒌仁、望江南、石斛、地骨皮、青蒿。

8.阴虚火旺

证候：面红目赤、舌绛口燥、脉细弦数。

药物：上药再加上山栀、丹皮、龙胆草、白蒺藜。

9.脾肾阳虚

证候：纳少、便溏、面晦、跗肿、肢冷恶寒、阳痿。

药物：附子、桂枝、白术、干姜、益智仁、川朴、砂仁。

凡肝病见阳痿不必壮阳，壮阳则相火动而伤肝阴，肝病必须禁欲。

10. 肝心阴虚

证候：少寐多梦、心烦懊侬、性情急躁、头昏目花。

药物：柏子仁、枣仁、旱莲草、女贞子、夜交藤、枸杞子、何首乌。虚烦不寐用山栀、豆豉。

11. 气阴两虚

证候：体瘦神乏、眼目无神、面色憔悴、视力减弱、少寐多梦、耳鸣头晕，舌淡而光，脉细而弱。

药物：党参、黄芪、丹参、熟地、五味子、柏子仁、枣仁、枸杞子、何首乌。

12. 营热络伤

证候：鼻衄、齿衄、目赤、皮下有出血点。

药物：广犀角、生地、丹皮、连翘、赤芍、元参、茅花、山栀、蒲黄、小蓟草、羊蹄根。

上药对毛细血管扩张、蜘蛛痣、面额瘀瘰、血小板偏低亦有改善作用。

三、经验方

软肝汤

组方：生大黄6~9克，桃仁9克，地鳖虫3~9克，丹参9克，鳖甲9克，炮山甲9克，黄芪9~30克，白术15~60克，党参9~15克。

功能：活血化瘀，软肝散结，益气健脾。

主治：癥瘕、积聚、胁痛、臌胀（早期肝硬化，轻度腹水）。

方解：本方乃仲景《金匮要略》"下瘀血汤"加味而成，原方主治产后腹痛，腹中有干血著脐下，亦主经水不利。方中大黄荡涤瘀血，桃仁活血化瘀，地鳖虫逐瘀破结，三味相合，破血之力颇猛；丹参苦、微寒，入心肝二经血分，有活血祛瘀，凉血消肿之功，现代药理研究证明可促进肝脏生理机能好转，并能使肝脾肿大缩小变软；炮山甲咸能软坚，性善走窜，鳖甲味咸气寒，入肝脾血分，既能滋阴退热，又可软坚散结，两药均对肝硬化肝脾肿大有较好治疗效果；脾主运化水谷精微为后天之本，佐以黄芪、白术、党参健脾益气之品，符合仲景"见肝之病，当先实脾之旨"，且根据患者体质虚实调整剂量，此乃扶正祛邪之意。上药共具攻补兼施，活血化瘀，软肝散结之功。

辨证：湿热内蕴者可选加茵陈、山栀、茯苓、黄柏、龙胆草、垂盆草、平地木等；脾虚气滞者可选加砂仁、陈皮、枳壳、藿香、苏梗等；肝气郁滞者可选加柴胡、郁金、枳壳、青皮、木香、绿萼梅等；肝络血瘀者可选加乳香、五灵脂、赤芍、红花、九香虫等；肝经郁热者选加生山栀、丹皮、连翘、龙胆草等；肝肾阴虚者可选生地、玄参、麦冬、石斛、女贞子、地骨皮等；阴虚火旺者用上药再加龙胆草、白蒺藜、山栀等；脾肾阳虚者可选加炮附子、桂枝、干姜、益智仁、砂仁等；凡肝病见阳痿者不可壮阳，壮阳则相火动而伤肝阴，病愈重。营热络伤症见鼻衄、齿衄、目赤或皮下出血，可选加广犀角、生地、丹皮、连翘、赤芍、玄参、茅花、山栀、蒲黄、羊蹄根、小蓟草，上药对毛细血管扩张、蜘蛛痣、面额痞瘰、血小板偏低亦有改善作用；周身浮肿有轻度腹水者，可选加防己、将军干、冬瓜皮、玉米须、薏苡、茯苓、黑大豆、泽泻、猪苓等；如出血较多，症状较重可暂停用活血化瘀法，也可不用止血药，用益气健脾法加大剂量可止衄；大便次数多而溏薄者，大黄减量或改用制大黄先煎。

四、病案选录

病案1

王某，女，49岁。初诊：1975年11月27日。

肝病十余年，近三年来谷丙转氨酶时高时低，10月27日开始腹胀，11月24日发现腹水，神疲乏力，面色晦黑，巩膜黄染，身体消瘦，胫骨前微肿，胃纳差，唇色暗红，脉滑。肝功能检查：谷丙转氨酶324U，锌浊度35.3U，一分钟胆红素/总胆红素=1.2/2.2，白、球蛋白倒置，丙种球蛋白35%，碱性磷酸酶13.5。此为肝硬化伴腹水，证属瘀血阻滞，虚实挟杂，治宜活血化瘀为主，兼以益气扶正，利水除湿。处方：制大黄9克，桃仁9克，地鳖虫3克，田基黄30克，对座草30克，黑大豆60克，炮山甲6克，鳖甲15克，黄芪15克，党参9克，蟋蟀10只，7剂。

二诊：腹水见退，黄疸，脚肿，纳佳。处方：上方加茵陈30克，郁金30克，延胡9克，14剂。

三诊：腹水消失，胃纳好，肝区疼痛，鼻衄。处方：制大黄9克，桃仁9克，地鳖虫3克，茵陈30克，对座草30克，黑大豆60克，生山栀9克，田基黄30克，炮山甲6克，鳖甲15克，丹参9克，黄芪9克，茅根30克，茅花9克，21剂。

四诊：晚间剑突下痛，牵连上胸，胁痛不剧，易寐便稀。处方：上方加延胡9克，14剂。

以后一直用活血化瘀方为主随证出入，症状好转，腹水消失，病情稳定。复查肝功能：谷丙转氨酶40U，锌浊度18U，丙种球蛋白19.2%。

【按】肝硬化是不同原因引起肝脏弥漫性炎症或广泛的

肝实质变性和坏死继续发展而导致肝脏逐渐变形变硬的一种慢性进行性疾病。先生 50 年代到华山医院后首先向这种顽疾发起进攻,他根据多年临床经验,制订了攻补兼施,扶正祛邪,急则治标,缓则治本的治疗方案,并研制了一套方药,收效颇显,屡挽沉疴。当时报纸登载了他的事迹后,国内外许多患者慕名而来求治,其中很多肝硬化腹水病人经先生诊治后化险为夷。本方主要是针对早期肝硬化而设,方中以活血化瘀、软坚散结之药为主,佐以益气健脾,扶正祛邪之品,体现先生提倡的辨病与辨证相结合的学术观点和善用活血化瘀方法治疗肝病的独到经验。

病案 2

郑某,男,37 岁,河南人。初诊:1971 年 12 月 28 日。

1962 年患肝炎,6 年前转为慢性肝炎,3 年前肝于胁下三指半可触及,质地硬,脾左肋下一指半可扪及,腹部无转移性震荡浊音,腹壁静脉曲胀。

白蛋白 / 球蛋白 =2 克 /4 克,蛋白电泳 γ =29.5%。

面色晦黑,胸、手、颈均有蜘蛛痣,周身浮肿,下肢尤甚,两胁疼痛,右上腹疼痛,腹胀,食后更明显,大便初硬后溏,唇色紫暗,舌质紫暗有瘀斑,口干,不欲饮,气短乏力,少寐怕冷。活血软坚兼理气为治则,方用下瘀血汤加味。

当归 9 克,制大黄 9 克,地鳖虫 3 克,桃仁 6 克,嫩苏梗 9 克,茯苓 9 克,枳壳 9 克,7 剂。

二诊:1972 年 1 月 3 日。

服上方后胃纳较差,感到头热口干,大便干结,四肢仍浮肿,脉弦弱。活血化瘀为治则,兼健脾益阴,清热利水。

党参 9 克,茯苓 9 克,制军 9 克,地鳖虫 6 克,桃仁 6

克，龙胆草6克，山栀9克，玉米须30克，阿胶6克，炮山甲粉1.2克（吞），7剂。

三诊、四诊（无记录）。

五诊：1972年2月14日。

服下瘀血汤约40剂后，浮肿减轻，面色由黑转黄，面部蜘蛛痣已退，但胸、手、颈部有蜘蛛痣，舌上瘀斑已消失，两胁切痛，小便黄，腰酸背痛，现面部下肢仍有浮肿，白蛋白/球蛋白=3.5克/2.0克，锌浊度20U，蛋白电泳γ=18.5%。

治则：活血化瘀软坚，兼清血热。

当归9克，制大黄9克，丹皮9克，地鳖虫6克，桃仁9克，连翘9克，茯苓9克，玉米须30克，鳖甲15克。

服上方后白蛋白、球蛋白倒置情况明显好转，蛋白电泳γ从29.5%下降至18.5%，锌浊度下降。

【按】肝硬化主要是肝络瘀血阻滞而形成硬化，由血滞带来气滞，治疗应首先以活血化瘀为主，使肝脏血行畅通，瘀血化除，瘀化则血行更畅，血行则瘀无所留，由此而肝气亦得畅通而无所窒碍，由此而改善肝硬化产生的一系列指标，随患者体征症状而加用其他药物，临床观察比"舒肝理气"效果为好。

从本案早期肝硬化用下瘀血汤加减治疗，不但可以减轻胁痛，腹胀，唇黑面晦，舌边紫斑，皮下出血，微血管扩张等，对蜘蛛痣的减退，目赤黄浊，及肝功能也有显著改善。转氨酶、锌浊度、麝香草酚絮状、麝香草酚浊度试验均可下降，对白蛋白、球蛋白的倒置可以纠正，γ球蛋白的升高可以下降，其余如黄疸指数、碱性磷酸酶也都有一定的下降。

应用下瘀血汤，大黄生者初服可引起便溏次数增加，但连续服用即转正常，但若对大黄特别敏感者，可用制大黄。

又对于晚期肝硬化腹水，主证亦在"肝血瘀积"，故也用下瘀血汤为主方进行加减，请看以下医案。

病案 3

杨某，男，42 岁。

患者于 1981 年 12 月 13 日因急性腹膜炎、胃十二指肠球部穿孔急诊住院，外科当即进行十二指肠球部穿孔修补，腹腔清洗术。术中查见肝脏呈弥漫性结节性硬化。患者出院后请我们治疗肝硬化。回顾肝炎病史从 1969 年开始，已十余年，现查锌浊度 16 单位，其余正常。

症见面色黧黑，轻度浮肿，纳食不佳，右胁胀痛刺痛，触之有癥块（肝胁下 3 厘米，质硬），时或胃痛，口干齿衄，眩晕，有蜘蛛痣，舌质红，唇深红，脉弦。证属瘀血郁肝，气阴两虚，治用活血软坚，益气养阴。

桃仁 12 克，大黄 3 克，䗪虫 9 克，丹参 9 克，鳖甲 12 克，仙鹤草 15 克，党参 9 克，黄芪 15 克，生地 9 克，煅瓦楞 15 克。14 剂。

二诊：右胁胀痛，前方加乳香 9 克，服 21 剂。

三诊：右胁胀痛好转，口干苦，尿赤，苔转黄，予初诊方加丹皮 9 克，连翘 9 克，服 14 剂。

四诊：胃脘部不适，胀痛，纳差，大便日行 2~3 次，尿黄，舌淡红，苔转白厚腻。脾胃气虚，运化不健。予初诊方加焦楂曲各 9 克，炙鸡金 9 克，北秫米 15 克，服 7 剂。

五诊：胃痛减，纳食增，大便正常，有轻度足肿，夜少寐，苔薄腻，脉濡。予初诊方去瓦楞，加白术 30 克，黑大豆 30 克，夜交藤 15 克。续服 28 剂后胁痛已平（肝胁下 1.5 厘米，质软），癥块渐消，胃纳正常，蜘蛛痣也退，面色

好转，锌浊度正常。患者遵照外科医生之嘱于 1982 年 4 月
3 日做胃大部切除、胃空肠吻合术，原术中发现的肝脏弥漫
性结节性硬化，其右叶结节已全部吸收，仅左小部分尚有
结节。

【按】这是一例较少见的肝硬化活体解剖检查时的对比
病例。患者因胃部病变两次剖腹手术，第一次探查时顺便发
现其"肝脏呈弥漫性结节性硬化"，经服用中药三个月后，
第二次胃手术时发现"肝右叶结节已全部吸收"。活体探查
病例证实，肝硬化患者采用活血化瘀，益气健脾复方治疗，
不仅能改善体征，而且对肝硬化的实质性病理也有促使从硬
化不可逆转变为可逆。

病案 4

丁某，女，31 岁。

肝脾肿大，据西医检查，肝质地中等，肋下 3 指，面色
灰滞，形体消瘦，精神萎靡，少寐，言语音低，行动气短，
舌胖有齿印，并舌两侧见有瘀斑，脉弦细。辨证为气虚兼有
瘀血。拟以补中益气及活血化瘀并进。

党参 9 克，黄芪 15 克，当归 9 克，柴胡 9 克，升麻 9 克，
丹参 9 克，酸枣仁 9 克，炙甘草 6 克。7 剂。

另大黄䗪虫丸每次 3 克，每日 2 次，连服 7 日。

【按】本案属于肝脾肿大有肝硬化趋向，舌有瘀斑，原
拟用下瘀血汤加减，但患者正气虚衰，恐不任攻逐，故另拟
补中益气汤加减扶正，同时服大黄䗪虫丸活血祛瘀，缓中补
虚。药后，病人反映元气好，睡眠佳，续方 14 剂图治。

病案 5

彭某，男，41 岁。

患慢性肝病已 4 年，现肝脾肿大，肝肋下一指半，脾肋

下半指，两胁胀痛，纳差，大便溏薄，唇、咽、舌尖均红，苔白，脉细弦。治拟健脾疏肝，活血理气，以四逆散加味及鳖甲煎丸同用：

柴胡9克，延胡9克，白芍9克，枳壳9克，甘草6克，丹参9克，丹皮6克，连翘9克，神曲6克。5剂。

另鳖甲煎丸6克，分2次吞服。

药后显著进步，续方5剂。后以鳖甲煎丸单服一个月左右。

经西医内科检查，肝脾肿大显著缩小。

【按】本例肝脾肿大，由慢性肝病所致。始以四逆散加味，健脾疏肝，活血理气。再以鳖甲煎丸攻癥瘕积聚之症，疗效显著。

病案6

任某，男，58岁。

两胁胀痛，肝区刺痛，腹胀，舌右侧有瘀斑，脉细弦。西医诊断为早期肝硬化，以四逆散及桂枝茯苓丸加减。

柴胡9克，延胡9克，桂枝9克，桃仁9克，枳壳6克，香附6克，九香虫3克，7剂。

药后疼痛减轻，续方7剂。

【按】本例早期肝硬化，血瘀气滞明显。故用四逆散之半加香附治胁痛腹胀。加桂枝茯苓丸活血化瘀。延胡及九香虫为治疗肝痛的有效药物，全方药证相符，终于取得满意的疗效。

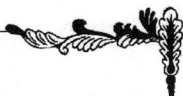

诊治肝硬化腹水心法

一、要言

腹水又称臌胀，为中医四大证之一，古代医学文献记载最早，辨证亦详。《黄帝内经》即有单独的《水胀篇》，以后历代均有论述。但古人对水肿与腹水区分不甚严格，故先生特别推崇清代《沈氏尊生书》能将二者严格区分。"胀与肿内因各殊，而外形相似，如先腹大而后四肢肿为胀病（腹水），先头足肿而腹大是水（肿）也，但腹胀四肢竟不肿为胀病，脐腹四肢悉肿是水也。至若胀病有肿有不肿，肿病有胀有不胀，皆当分辨"。先生认为这些区别确符临床实际。还认为水肿病根在肺，腹水病根在脾。肾炎从肺主皮毛治，腹水从脾主水湿治。由于肝脾二者密切相关，肝病则营阴受损，脾病则转输失常，二者互相病累，治疗时须二者兼顾，滋肝和营，健脾利湿，软坚消积为基本疗法。

近年来，先生又将现代病理与中医藏象学说进行对比，认为肝硬化时肝脏变质，血行阻碍与中医"肝藏血""肝病及脾""脾病及肝"有类似之处。但是古人认为见肝之病当先实脾则不妥，应始终以肝血瘀滞为诸证候之本，治以活血化瘀之法，纠正肝硬化的主要病理变化。解决了这个主要矛盾，其余问题可随之好转。以下瘀血汤为主，虚者加入补药，实者加入泻药，热者加入清药，寒者加入温药。

本症在治疗时用攻还是用补，前人争论很大。从《千

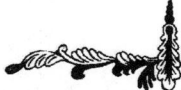

金》《外台》至张子和，皆以攻为主，而朱丹溪等则认为当以补为主。先生认为，临床上邪正虚实错综复杂，应根据实际情况来确定何者为主，且不能忘记全面兼顾。先生强调，本病虚实有其特点，常见虚而兼实，实中挟虚。如实证而大便溏泻，虚而大便干结，体肥而声音低微，体羸而声音高朗，至于身体肥瘦亦不绝对表示虚实，有四肢瘦削如柴而行动轻捷，有全体肌肉肥盛而动作已衰。至于病程长短亦非虚实依据，一般以初病属实，久病属虚，本症有起病即虚，久病尚实，更有"至虚有盛候，大实似羸状"者，当从病者整个精神体质证候作精密的观察，仔细分析鉴别。

二、治疗心法

1.对于一般轻中重腹水通用方：下瘀血汤加入当归9克，丹参9克，生地9克，熟地9克，赤白芍9克，党参9克。或用人参粉3克，黄芪9克，白术15克，茯苓15克，砂仁3克，黑大豆30克，鳖甲15克，牡蛎30克。初次用任何证型均有效，复发三四次则难效。

2.对于腹水较多、体质较虚而小便不利者用下方：下瘀血汤加入党参9克，黄芪15克，白术12克，黑大豆30克，泽泻15克，茯苓15克，西瓜皮30克，陈葫芦30克，玉米须30克，对座草30克，木通9克，将军干9克（或蝼蛄9克）。

3.对于体质较实，大量腹水胀满难堪，小便极少者，用下瘀血汤加服下药：商陆9克，大戟15克，芫花1.5克，车前子15克，赤茯苓15克，陈葫芦30克，对座草30克，瞿麦15克，大腹皮子各9克，黑白丑各30克，研粉冲入煎药中服。除此，亦可先服下列丸散，辅以汤药，或不服汤药，只服下列丸散。

（1）巴漆丸：处方、用量、服法见后。

（2）舟车丸：有成药。

（3）大戟、大黄、甘遂、黑丑、芫花、槟榔、轻粉、青皮、陈皮、木香，共研细粉，每次9克，日1次。

（4）甘遂煨过研细粉，每1.5克，清晨空腹服1次。

凡服泻下药后无大量水分排出而排便次数频仍里急后重者，则不能达到应有的作用，即停用。否则，用之徒增病人痛苦。

禁忌症：有肝昏迷之前兆者；有显著之食道静脉曲张或多次呕血便血史者；兼有其他合并症者，如高热、门静脉血栓形成等。

外治法：

（1）芒硝500克，敷于腹部，1日3小时。

（2）甘遂粉1.5~3克敷脐。

（3）鲜萝卜5000克，捣烂取汁，浸脚；或用毛巾浸汁，敷于腹部。早晚各15分钟，有显著的利尿作用。

三、经验方

1. 巴漆丸

组成：巴豆霜1.5克，干漆10克（微熬去烟），陈皮10克，生苍术10克。

功能：攻下逐火。

主治：各种原因引起的肝硬化腹水。

方解：本方用巴豆，《本经》云主破癥瘕结聚、坚积、留饮痰、水胀、荡涤五脏六腑，开通闭塞，利水谷道。《药性论》说：治十种水肿。据现代药理研究，巴豆油至肠与碱性肠液作用析出巴豆酸，即呈峻下作用，使肠蠕动强烈。本方依传统用法，将巴豆去油，成为巴豆霜，毒性较弱，服后很少有腹痛发生。干漆，《别录》说它消瘀血痞结，利小肠。张元素说能削年深坚结之积滞，破日久凝结之瘀血。先生作消瘀破积之用。陈皮为广东产的甜橙皮，经久称为陈皮。《本经》说主肠中瘕热逆气，利水谷；《别录》说治下气止呃咳，治气冲胸中，除膀胱留热停水，利小便。本方用作健脾利气药。苍术，《别录》说消痰水，逐皮间风水，结肿，除心下结满。甄权说主心腹胀痛，水肿胀满。本品配陈皮、川朴、甘草即平胃散，作健胃助消化之用，据现代药理研究认为它含有大量维生素 A、维生素 B。全方以巴豆峻下逐水，干漆消瘀破积为主药，配以苍术、陈皮健脾和胃，行气利水，既可协同主药之逐水破结，又顾护脾胃，避免峻药对胃肠的损伤，以达到峻下逐水，又不致于过分损伤正气的目的。

制作、服用方法及注意事项：上药共研细粉，蜜水调和令匀，捻丸如绿豆大小。现做现服，不可太干，太干了服后不化，完粒排出，又不可研碎服，否则刺激胃部引起恶心呕吐，对食道静脉曲张者恐因此引起出血，故以不干不湿，质软易化为度。

每次服 1.5 克，如不泻可渐增至 2.1 克、3 克，最高剂量可至 4.5 克，以能泻出多量水分为准。每日服 1 次或 2 次，或隔日 1 次，或数日 1 次，总之视病情及患者体质而定。每日服 1 次者，可于清晨空腹服下，服后吃热粥一碗，以助药力，每日服 2 次者，另一次可于下午 3 时服用，为避免病员夜间排便，下午 3 时以后勿服为佳。

由于本方攻逐水饮力量很强，对人的体力有一定损伤，因此，凡有以下情况者不可运用本方：有肝昏迷迹象者；有极显著之食道静脉曲张或多次大量呕血黑粪者；兼有其他合并症，如高热、门静脉血栓形成者。

在治疗以后，仍要注意以下问题：

（1）凡病情极度严重，体力极衰者或服巴漆丸至3克以上连续数日仍无泄泻者，治疗难以见效，宜及早采用其他方法。

（2）腹水退尽后，仍须服汤药一段时期以资巩固。可用补利方而去商陆、葫芦、瞿麦三药。

（3）治疗期间，可根据中医传统，结合西医治疗原则，予以无盐少油或少盐少油饮食，腹水退尽后可逐渐增加饮食中盐分。此外亦可酌情给维生素、葡萄糖等。

（4）有食道静脉曲张者，于病程中饮食须注意骨刺及粗硬食物，以免引起出血。治疗完毕俟体力恢复后，仍以施行外科手术为佳。

（5）服药后发生泄泻并伴有腹部剧痛者，可服阿司匹林1片即止，以勿用阿托品为是，如病人服后腹泻不止，可予停药一二天。

辨证加减：在用巴漆丸治疗时，可以根据患者的体质、病情，选用几种汤药作辅助。开始时用攻下方，腹水渐退时可改用攻补方。体弱不胜攻下者用补利方。

（1）攻下方：适用于体格强实，无虚惫现象，小便少而赤，能饮食而由于腹胀不食者。凡本有腹泻，极度虚惫，不进饮食者勿用。

槟榔20克，商陆12克，甘遂4.5克（煨），郁李仁10克（杵泥），续随子10克（杵泥），牵牛子12克（杵泥），鳖甲30克，苍术15克，陈皮6克。

（2）攻补方：鳖甲30克，当归10克，黄芪10克，商陆 12 克，甘遂 4.5 克（煨），猪苓 15 克，赤苓 15 克，陈葫芦 12 克，槟榔 15 克，生苍术 10 克，生粉草 6 克。

若患者较虚，可加党参 5 克。

（3）补利方：为不适宜于服用巴漆丸与攻下方而设。

党参 10 克，黄芪 10 克，陈皮 6 克，山药 10 克，当归 10 克，猪苓 10 克，赤苓 10 克，苍术 6 克，陈葫芦 15 克，鳖甲 30 克，瞿麦 10 克，商陆 15 克。

2. 扶正化瘀利水汤

组成：川军 6~9 克，桃仁 9 克，地鳖虫 9 克，党参 15 克，黄芪 15 克，白术 30 克，黑大豆 30 克，泽泻 15 克，茯苓 15 克，西瓜皮 30 克，陈葫芦 30 克，木通 9 克。

功用：益气养阴，化瘀利水。

主治：癥瘕、臌胀、水肿、晚期肝硬化腹水。

方解：晚期肝硬化腹水病情错综复杂，虚实夹杂，治疗十分困难。一方面病人久经疾患，体力极度下降，另一方面瘀血、腹水等物理产物亟待排除。先生组方从两方面着手：益气健脾以扶正，化瘀利水以祛邪。方中党参、黄芪、白术、茯苓健脾益气。脾为后天之本，职司运化。脾胃怯弱则健运受碍，清阳不升，浊阴不降，遂成血瘀腹水之局面。而病的预后，亦以脾胃之气的恢复程度为转移，现代药理证明黄芪、党参等益气药物，能提高人体免疫力，对于抗病及体力的恢复有较好作用，同时，这些益气健脾药通过健运脾胃亦具有利水作用，有益于腹水的消除。川军、桃仁、地鳖虫三药为《金匮要略》下瘀血汤，治妇人产后腹痛闭经，活血化瘀力强。川军泄热解毒，荡涤瘀血，桃仁、地鳖虫破瘀攻积，皆活血散瘀之重剂，为治疗肝硬化腹水之病本即肝血郁滞瘀积而设。黑大豆功兼逐水胀，除胃热，下瘀血，治水肿与腹水均有良效。其余数药则均为利水消胀之剂,《本经》谓泽泻能"消水",西瓜皮清热解暑、止渴利尿,临床证明能治水肿。陈葫芦,《饮片新参》说能"利水,消皮肤肿胀"。《条居士奇选方》说"治中满臌胀"。玉米须利尿泄热利胆,治黄疸。药理证明有利尿利胆作用。对座草清热利湿消肿,治黄疸水肿,现代药理证明有利胆作用。木通泻火行水,通利血脉。《药性论》说"主水肿浮大,除烦热"。现代药理证明有利尿及抗菌作用,上述三方面药物共奏扶正化瘀利水之功。

辨证运用:利水效果不佳者,可加防己、将军干,或蝼蛄。初次腹水,正虚不甚者,可减少利水药增加养血活血之当归、丹参、生地、赤芍,软坚散结之鳖甲、牡蛎,以改善肝血瘀滞,积极治疗肝硬化。如果体质较实,大量腹水胀满难堪,小便极少者,则应先攻逐腹水,可减少扶正药物,加入商陆、大戟、芫花、车前子、大腹子皮、黑白丑等,亦可配合巴漆丸、舟车丸等。热毒蕴结选加山栀、丹皮、连翘、茅根、川连。湿重去党参加苍术。气滞选加枳实、乳香、藿苏梗。阴虚加生地、阿胶。纳呆选加焦楂曲、炙鸡金、谷麦芽、砂仁。肝区痛选加九香虫、醋元胡、炒五灵脂、乳香。阳虚寒郁,选加附片、干姜、桂枝。鼻衄选加茅根、茅花、仙鹤草、羊蹄根、蒲黄。

四、病案选录

病案 1

阮某,男性,45 岁。1955 年 7 月入院。

2 年前体检发现肝硬化,一年前体检发现腹水,5 年来经常饮酒,每日约半斤黄酒,而饭菜摄用甚少。目前腹部膨隆如蛙腹，脐眼突出，并有腹壁静脉曲张，腹水征（＋＋＋），肝脾因腹水过多无法扪及，下肢轻度凹陷性水肿。肝功能受损。血清白蛋白 3.8%，球蛋白 3.1%，脑磷脂胆固醇絮状反应 24 小时（＋＋），48 小时（＋＋＋）。诊断为门静脉性肝硬化伴腹水。

治疗经过：入院后观察 4 天，即开始中医治疗，先服巴漆丸及攻方一月，腹水消退大半，再改补剂方一个月，腹水与浮肿全部消失，其他如乏力，胃纳不佳等症状亦均消失。小便量从治疗前每天 300 毫升增至 2000 毫升，体重与腹围在治疗过程并行下降，以后腹围不断减少，而体重却续有增加，说明系一般状况改善。肝功能试验中白蛋白下降，球蛋白上升，可能与巴漆丸的泻下有关，但改补利方后又恢复至治疗前水平，脑磷脂胆固醇絮状反应则完全转为阴性。一年后随访该患者，无腹水或水肿，并已照常工作了 10 个月。

【按】本例患者腹水较多，且正气尚可，故先用攻法，以巴漆丸及攻方一个月，待腹水消后，改用补利方一月，攻补配合。效果是明显的，腹水减少，体重增加，肝功能改善，说明攻补安排得当是十分必要的。

病案 2

谢某，女，71 岁。

初诊：腹大青筋暴露，两腿足并肿，饮食少，溲亦少，精神言语尚不差，舌淡，苔薄白（西医诊为肝硬化）。当开太阳泄三焦，惟年老体羸，法猪苓之用阿胶，师五苓之用桂枝，通阳与滋阴并进。

猪苓 9 克，赤苓 9 克，阿胶 9 克，桂枝 9 克，苍术 9 克，龙胆 9 克，陈葫芦 6 克（研粉），瞿麦 9 克。3 剂。

二诊：精神较好，有微汗，大、小便俱增，腹围有减。

赤猪苓各9克，桂枝9克，苍术9克，阿胶9克，泽泻9克，冬瓜皮15克，陈葫芦9克（研粉）。3剂。

三诊：胃纳增，大小便佳，精神好，脉细弱。

桂枝9克，附片6克，苍术9克，阿胶9克，猪赤苓各9克，水红花子9克，熟地黄6克，生山栀9克，陈葫芦9克（研粉冲）。

【按】本例为臌胀，如《内经》所描述："臌胀者，腹胀身皆大，大与肤胀等也。色苍黄，腹筋起，此其候也。"因患者高龄体弱，若单用五苓散通阳利水，又恐伤阴，故法猪苓用阿胶之滋阴，师五苓之用桂枝通阳，通阳滋阴并进，诸证有减。二诊方去龙胆加冬瓜皮、泽泻，加强利水作用，果有显著进步，因脉弱细，故三诊予补脾肾与利水同进，攻补兼施，均为随证应变之需要。

病案3

曾某，男，46岁。初诊日期，1978年12月30日。

患者有肝硬化史6年，1977年底觉腹胀，西医诊断为肝硬化腹水。两次住院，先用利尿药，继则放腹水。现症见腹大如箕，脐眼突出，青筋暴露，畏寒肢冷，头颈胸臂等处有蜘蛛痣，低热口渴欲饮，饮后更胀，便秘，尿少而赤，每日小便量500毫升左右。舌质淡胖，舌苔黄糙腻，脉沉弦。实验室检查：锌浊度20单位，麝浊度20.6单位，总蛋白6.3克%，白蛋白1.65克%，球蛋白4.65克%，γ球蛋白25%，腹围106厘米。此系脾阳虚衰，水湿困聚于中，隧络阻塞，瘀势与水互壅。欲攻其壅，恐元阳暴脱，峻补其虚，虑难缓标急。治惟温阳通泄一法，攻补兼施，标本同治。处方：红参6克（另煎代茶），黄芪60克，白术30克，炮附片9克，干姜3克，陈葫芦30克，生大黄9克，大腹皮、子各 9 克，枳实 9 克，虫笋 30 克，地鳖虫 9 克，泽泻 15 克，赤芍 12 克，茯苓皮 15 克，茅根 30 克。服药 7 剂，小便量从每天 500 毫升增至 1500 毫升，大便日泻 3 次，腹胀顿松，腹水渐退，知饥能食，又服 7 剂，大便每日 2 次，小便正常，腹围减至 80 厘米，诸证好转，改用补中益气活血法调理。肝功能复查锌浊度 8 单位，麝浊度 10 单位，总蛋白 6.3 克％，球蛋白 2.3 克％，γ 球蛋白 20％，3 年后随访，情况良好。

【按】晚期肝硬化腹水，是先生新中国成立初最早开始钻研的课题。起初先生主用攻法，以巴漆丸为主，辅以各种汤药扶正或调理。以后，随着西医利尿药物的更新，中医治疗本病的侧重点转向从根本治疗疾病，改善体质，而不在于短期消除腹水，先生摸索了以滋肝和营，健脾利水，软坚消积的基本治法，疗效进一步提高。70 年代以后，先生钻研活血化瘀治则，对肝病的治疗原则有根本的改变。他认为肝血瘀滞是肝炎肝硬化的最主要的病机，其余均由此而产生。对于肝硬化腹水，瘀血郁肝是病原，气虚脾弱是病体，病实体虚，虚实互间，治疗时须病体兼顾，揆度邪正，化瘀扶正利水，肝脾肾同治，诚如沈金鳌所说："惟有补益攻伐相间而进，方为正治。"

病案 4

邵某，女，34 岁。

慢性肝病已三年，今以腹部胀满，两腿有凹陷性浮肿，肝区刺痛为苦，小便不利，口渴不欲饮，身目俱黄，舌苔黄厚腻，脉弦细，此属臌胀黄疸，水湿泛滥，拟以茵陈五苓散加味。

茵陈 30 克，白术 9 克，茯苓 9 克，猪苓 9 克，泽泻 15 克，桂枝 6 克，大腹皮 15 克，大腹子 9 克。7 剂。

连进 7 剂后，小便通利，浮肿及黄疸渐退，连进 20 余剂，膨胀浮肿已消，改以下瘀血汤及健脾益气方，续服 20 余剂，终获痊愈。

【按】本例为早期肝硬化腹水，急则治其标，故先用茵陈五苓散退黄疸并消腹水。待腹水浮肿消退后，攻补兼施，用下瘀血汤活血化瘀治其本，复佐以益气健脾药扶正。临床用此法治疗多例肝硬化腹水取得显著疗效。

病案 5

王某，女，49 岁。1975 年 11 月 27 日初诊。

患肝病 14 年。1961 年发现肝肿大，白、球蛋白倒置，但谷丙转氨酶正常，肝穿刺诊断为迁延性肝炎，1972~1975 年谷丙转氨酶 5 次升高，均在 400U 以上，蛋白电泳 γ 球蛋白 27.5%。10 月 27 日腹胀，11 月 24 日发现腹水，神疲乏力，面色晦黑，巩膜黄染，体瘦，腹水中等，微肿，唇红苔黄，胃纳差。一周来予以 50% 葡萄糖、肝泰乐、腹水及食欲未见改善。11 月 25 日查肝功能：SGPT 324U，ZnTT 35.5U，蛋白倒置，蛋白电泳 γ 球蛋白 35%，AK13.5，RGT15.7，甲胎（－），超声波：肝剑下 2.5cm，肋下 1.5cm；扫描：纹密低小结节波，脾（－），腹水 1cm 平段。治以化瘀软坚，益气利水：

制大黄 9 克，桃仁 9 克，䗪虫 3 克，蟋蟀 10 只，对座草 30 克，田基黄 30 克，炮山甲 6 克，鳖甲 15 克，黄芪 15 克，黑大豆 60 克。7 剂。

12 月 4 日二诊：腹水见退，脚肿消，胃纳差，下肢少力，有黄疸。加强利水退疸为治：上方加茵陈、郁金各 30 克，元胡 9 克。方 14 剂。

12 月 18 日三诊：腹水消失，胃纳精神均好，肝仍痛，鼻衄，前几天发热 3 天。以活血化瘀软坚，利水益气滋阴为治。

制大黄 9 克，桃仁 9 克，䗪虫 3 克，生山栀 9 克，茵陈 30 克，田基黄 30 克，对座草 30 克，茅根 30 克，黄芪 9 克，炮山甲 6 克，黑大豆 60 克。11 剂。

1976 年 8 月 1 日四诊：晚间剑突下痛，肝痛不剧，大便稀 2~3 次 / 日。1 月 6 日查肝功能：SGPT 65U，ZnTT 36U，A/G=3.3/4.9。为加强镇痛作用，上方加元胡 9 克，方 14 剂。

1 月 22 日五诊，天冷关节痛，肝痛心慌，多恶梦。1 月 21 日 SGPT 40U 以下，ZnTT 26U，遂加强镇痛安神作用，上方加川芎 6 克，茯神 9 克，14 剂。

以上方加减治疗 8 个月，腹水消失，面色晦黑消退，巩膜黄染全退。SGPT 从 324U 下降至正常，ZnTT 从 36U 下降至 11U，蛋白电泳 γ 从 35% 下降到 21%。

【按】本案为黑疸，现代医学诊断为肝硬化腹水。在本案治疗过程中，活血化瘀利水与扶正益气养阴药同用，攻补兼施。用下瘀血汤及茵陈蒿汤加减。下瘀血汤（制大黄、桃仁、䗪虫），为治疗肝硬化腹水的基本方，临床疗效较好。炮山甲、黑大豆有增加白蛋白的作用，能调整白、球蛋白的比例，其中炮山甲有降低蛋白电泳 γ 的作用。茵陈蒿汤全方有利胆作用，又茵陈配伍蟋蟀、对座草、茅根、黑大豆等加强利水作用，消除腹水及黄疸，大黄与田基黄等配伍有使谷丙转氨酶下降作用。参、芪益气，玄参、鳖甲养阴，可提高机体免疫功能。诸药合用，使疸退水消，病人得以康复。

病案 6

邹某，男，51 岁。

患肝病十多年，诊为早期肝硬化腹水，腹围达 105 厘米，小便量少，大便秘结已三日未解，巩膜黄染，皮肤黄染不明显，蜘蛛痣未见。腹部有转移性浊音，下肢有凹陷性水肿，肝大，肋下 2 指许，胃纳不佳，面黄唇黄，脉弱，苔白腻。辨证为瘀热互结，水湿壅阻，正气虚惫。治宜益气健脾，清热泄水，活血化瘀并重。

黄芪 15 克，党参 15 克，白术 60 克，生军 9 克（后下），防己 9 克，椒目 9 克，葶苈 15 克，茯苓皮 15 克，桃仁 9 克，䗪虫 9 克，车前子 30 克（包）。14 剂。

服上方 30 剂后，尿量逐步增加，腹围减至 85 厘米，腹部转移性浊音已不明显。苔白腻减为薄白，脉细弦，后又加入黑大豆、鳖甲以增加白蛋白，调整白、球蛋白的比例，续服 20 余剂，患者已恢复健康，肝功能及蛋白电泳及慢性指标下降稳定，出院后一年未复发。

【按】本例肝硬化腹水，虚实互见。肝硬化腹水重证多气虚脾弱，黄芪、党参、白术需用大剂量，益气健脾以扶正；用己椒苈黄丸，以行气消胀，攻逐水饮，从二便分消；合下瘀血汤，活血软坚，卒获痊愈。此例之愈的用药思路，是以扶正与逐邪兼施，逐水与化瘀并进。若撇其一面，遗其一面，诚如邹润安说："于是虚因实而难复，实以虚而益猖，可治之候，变为不治。"

病案 7

曾某，男，46 岁。

有肝硬化病史 6 年，1 年前觉腹胀，西医诊断为肝硬化腹水，两次住院，先用利水药，继则放腹水。现腹大如箕，脐眼突出，青筋暴露，畏寒肢清，头、颈、胸臂等处有蜘蛛痣，低热口渴，饮后更胀，便秘尿少而赤（小便量每天 500

毫升左右），舌苔黄腻、质淡胖，脉弦沉。

肝功能检查：锌浊度 20 单位，麝浊度 20.6 单位，总蛋白 6.3 克 %，白蛋白 1.65 克 %，球蛋白 4.65 克 %，γ 球蛋白 2.5%，腹围 106 厘米。

此系脾阳虚衰，水湿困聚于中，隧络阻塞，瘀热与水湿互壅，欲攻其壅，恐元阳暴脱，峻补其虚，又难缓标急，惟温阳通泄一法，攻补兼施，标本同治为宜。拟以人参四逆汤合下瘀血汤加减：

一诊：红参 6 克（另煎代茶），炮附片 9 克，干姜 3 克，黄芪 60 克，白术 30 克，陈葫芦 30 克，生大黄 9 克，䗪虫 9 克，赤芍 12 克，大腹皮、子各 9 克，枳壳 9 克，虫笋 30 克，泽泻 15 克，茯苓皮 15 克，芦根 30 克。7 剂。

二诊：服药 7 剂，小便量从 500 毫升增至 1500 毫升，大便水泻 3 次，腹胀轻松，腹水渐退，知饥能食，守上方 7 剂。

三诊：又服 7 剂，大便每日 2 次，小便正常，腹围 80 厘米，改用补中益气活血调理。

患者出院时复查肝功能，血浆蛋白，蛋白电泳：锌浊度 8 单位，麝浊度 10 单位，总蛋白 6.3 克 %，白蛋白 4.0 克 %，球蛋白 2.3 克 %，γ 球蛋白 20%。出院后随访三年，情况良好。

【按】本例正虚邪实，况肝硬化腹水已属晚期，病情复杂。既有脾阳虚惫，中气内衰，正虚的一面；又有瘀热壅结，水湿互阻，邪实的一面。既有瘀血阻滞（肝硬化）的一面，又有腹水壅胀的一面。揆度邪正比势，严正选择，攻补兼施，采用温扶脾阳，化瘀泄水并进，标本兼顾，不但使体征改善，化险为夷，化验指标也显著好转。

据此认为人参、附子、干姜、黄芪、白术与大黄、䗪虫、虻䗪、芦根等相配伍，能保护肝肾功能，调整血浆蛋白比例，改善血液循环，降低门静脉高压，促进淋巴液回流，调节水盐代谢平衡，并增强肠蠕动、肠黏膜渗透力和排除腹水。

冠心病证治研究

数十年来，先生在研究治疗心血管疾病方面积累了丰富的经验。冠心病、心绞痛、心肌梗塞等病，系常见的多发病，属于中医胸痹范畴，亦有"心痛""真心痛"等称呼。在《内经》中即有丰富论述。《金匮要略》称之胸痹，已形成较全面的理法方药。先生吸取前人辨证论治的精华，引进现代医学理论，创制了疗效卓著的效方。

一、包络瘀阻是病理

现代医学认为冠心病之胸痛心悸，其原因是冠脉硬化狭窄或阻塞。中医学家治疗本病多以辨证论治，审证求因，但先生认为古人早就认识了冠脉的形态结构，并由此而形成病因病机等认识。《巢氏诸病源候论》说："久心痛者，是心之支别络为风邪冷热所乘痛也，故成疢不死，发作有时，经久不瘥"。先生认为此心之支别络指冠状血管，为邪所乘则疼痛发作。《灵枢·邪客篇》说："少阴心脉也，心者五脏六腑之大主也……故诸邪之在一心者，皆在于心之包络，包络者心主之脉也。"明·虞抟《医学正传·医学或问》说："心包络实乃裹心之脉，络于心外，故曰心包络。"先生认为此心主之脉，络于心外之脉，也明显是指心脏之冠状血管。外邪侵入，伤及包络即冠脉，乃发胸痹。《素问·痹论》说："夫脉者，血之府也……涩则心痛。"先生认为，从古人的论述可以看到，心主身之血脉，若外邪入侵，损伤心脉，或心阳不足，气不行血，心血瘀滞，则心脏鼓动无力，脉管中血运受阻，遂成心脉痹阻之证。心脉痹阻反过来又影响心脉鼓动，郁遏心气心阳，加重心血瘀积，不通则痛，包络瘀阻乃胸痹之病理。

二、心肾阳虚是病体

胸痹的特征是心前区阵发性闷痛或绞痛。先生认为其辨证应从体质，夹杂症以及诱发因素等多方面予以诊查，其诱因有风、寒、湿、劳倦、内伤等。古人说风邪寒热乘于心之包络，即是此意。从夹杂证而言，有夹痰、夹饮、夹食（或有消化道症状）以及兼夹脏器其他疾病之不同。辨其体质，则心肾阳衰较为多见，先生指出，年老力衰或久病人，往往阳气虚弱，心君失于温养。心脉赖阳气以温煦鼓动，若心阳不足或心气郁结，则心血瘀滞。临床可见到面色㿠白、胸闷气短，心中空虚，惕惕而动，形寒肢冷等现象。先生还指出，心阳之虚，其本在肾。肾主一身阴阳，为水火之脏，生命之根。肾中真阳不足，则不能振奋鼓舞心阳。临床可见胸闷、心悸、气短、纳差、畏寒、肢冷、腰膝酸软、头晕耳鸣等症。故对体质属心肾阳衰，气虚郁滞者，当以温药纠正之。

三、辨证选药重辨病

基于上述分析，先生常以温阳益气化瘀通脉治疗本病。他以辨证论治为主，但十分重视药理作用的探索。综观前人的治疗法则，不外温阳、温中、温通、温散、活血、益气、开窍、祛痰、蠲饮等诸法。所用药物有些药理已证实是可以扩张冠状血管或加强心力，改善血液循环的，如附子、人参、丹参、瓜蒌、麝香等，先生常常选用。有些药物可以施治于多种疾病，如温阳之附子、肉桂，可以用于周围循环衰竭，也可用于急性病的休克，或慢性病的衰弱，或许多慢性炎症。温散药麻黄、桂枝等，既能解表祛寒，又可用于心血管病变。温中药吴萸、川椒、干姜、厚朴、半夏等一般治胃病，但对心血管病也有作用，先生也在辨别其不同作用的基础上，运用异病同治的原理加以选用。

胸痹的治疗，先生常用一个基本方，并随症加减。即一般情况胸闷或偶有心痛者，可用瓜蒌薤白汤加减：瓜蒌24~30克，薤白9克，枳壳9克，丹参15克，郁金15克，或加川椒3克，吴萸3克，细辛3克。

其随症加减：经常胸痛者加制乳香9克，炒五灵脂9克；剧痛加川乌9克，蒲黄15克，檀香3克，降香9克；舌有瘀紫加赤芍9克，桃仁9克，当归9克，川芎9克，红花3克；有气虚表现者加别直参3克，黄芪15克；阳虚，唇紫舌暗，肢冷恶寒者加附子9克，肉桂1.5克（或川乌9克，桂枝9克）；若面白汗出肢冷者应急用参附汤；阴虚者加生地9克，麦冬9克，元参9克，五味子9克；有痰湿加半夏9克，茯苓9克。

先生的体会是，凡痛久入络，阴邪闭结，常可温阳益气活血同用，如附子、川乌、肉桂、吴萸、川椒、党参或人参、丹参、赤芍、川芎、桃仁、红花等。但是若见舌红口干，不便用附桂，可改用瓜蒌、丹参为主，再佐以生地、麦冬、元参之类。先生平时用附子、川乌、桂枝都为 9 克，亦可从 3 克开始增量。细辛不可重用，否则麻痹心脏。

四、病案选录

病案 1

史某，女，44 岁。

冠心病心绞痛发作频繁，胸痛彻背，痛自肩臂内侧循至指端，右胸有蚁走感，常感胸闷、心悸、痰多、气短、纳差、形寒、肢冷、畏寒重、苔白、舌胖湿润、脉弦滑，以附片加枳实薤白桂枝汤与苓桂术甘汤加减：附片 9 克，桂枝 6 克，枳实、厚朴各 9 克，全瓜蒌 15 克，薤白、茯苓各 9 克，白术 6 克，丹参、桑枝各 30 克，甘草 6 克。7 剂。

药后胸闷，心痛及痰饮均减少，但仍畏寒。上方加干姜 5 克，党参、黄芪各 12 克。续服 2 个月，心绞痛未发作，复查心电图未见异常。

【按】冠心病心绞痛，古称真心痛，证属胸痹。本案辨证为心肾阳衰，寒痰停滞，胸阳痹阻，经脉不通而致。本案中先生用附、桂、参、芪温阳益气，合枳实、瓜蒌、薤白通胸阳，合苓桂术甘汤温化痰饮，则离照当空阴霾自散。丹参一两，入瘀通心脉，桑枝通痹活络，附子与干姜甘草相配，为四逆汤，温阳救逆。

病案 2

王某，男，62 岁。

患冠心病已 5 年。经某医院心电图检查：诊断"冠心病心绞痛，左前支部分瘀阻，后壁供血不良。"现症胸闷，心悸，心痛，痰多气短，纳呆食少，形寒肢冷，酸痛，畏寒重，虽近火盖被亦无减轻，苔薄白，舌胖，脉弦滑。辨证属心肾阳衰，寒痰停滞，心脉瘀阻，痹阻经络。治拟温肾强阳，蠲除寒痰，宣畅心脉，通痹活络。以附片枳实薤白桂枝汤与二陈汤加减：

附片9克，桂枝6克，厚朴9克，枳实9克，瓜蒌实15克，薤白9克，半夏9克，陈皮6克，茯苓9克，丹参30克，桑枝30克，甘草6克。14剂。

药后，胸闷、心悸、心痛及痰饮均减轻，肢冷畏寒略减。

守上方加干姜5克，党参、黄芪各12克，续服2个月。复查心电图未见异常，已正式上班。

【按】《证治汇补·惊悸怔忡》说："有停饮水气乘心者，则胸中辘辘有声，虚气流动；水既上乘，心火恶之，故筑筑跳动，使人有快快之状，其脉偏弦。"本例用附、桂温肾强阳以治心肾阳衰，合二陈汤及枳实薤白桂枝汤，温化痰饮，宣畅心脉，则离照当空，阴霾自散，加桑枝通痹活络。后加干姜，与附子、甘草相配为四逆汤，回阳救逆，再与益气药同用，温阳益气，终获良效。

病案3

金某，男，62岁。

患冠心病已7年，近半年来心绞痛发作频繁，胸痛彻背，痛自肩臂内侧循至指端，常感胸闷，心悸，痰多白沫，气短，纳差，下肢浮肿，畏寒重，舌胖润苔白腻，脉滑。证属心肾阳衰，胸阳痹阻。宜温阳化霾，通痹活络，方用苓桂术汤合枳实薤白桂枝汤加减：

附子 9 克（先煎），桂枝 9 克，茯苓 15 克，枳实 9 克，白术 12 克，全瓜蒌 15 克，薤白 9 克，厚朴 9 克，丹参 30 克，桑枝 30 克，甘草 6 克。7 剂。

药后，胸闷，心痛，痰饮，浮肿均减轻，但仍畏寒。原方加干姜 4.5 克，党参 12 克，续服 2 个月，心绞痛消失，随访一年未发。

【按】心绞痛，古称真心痛。本例为心肾阳衰，寒饮停滞，胸阳痹阻，经脉不通而致，用温阳益气法以化痰饮兼畅血行。本例用附子、桂枝、党参、黄芪温阳益气，合苓桂术甘汤以化痰饮，合枳实薤白桂枝汤以温通胸阳，合丹参以畅血行。加桑枝通痹活络，后加干姜相配为四逆汤，回阳救逆。

病案 4

贾某，男，53 岁。

心绞痛发作频繁，痛向背部放射，感寒痛甚，胸闷，喘息，短气，舌苔白腻，脉沉迟。证属寒邪壅盛，胸阳不振，治拟瓜蒌薤白白酒汤及四逆汤加减。心电图检查：心血供应不足。

附片 9 克，干姜 6 克，全瓜蒌 24 克，薤白 9 克，炙甘草 6 克，川椒 1.5 克，丹参 24 克，当归 9 克，细辛 3 克，乳香 9 克，黄芪 15 克，党参 15 克。7 剂。

心痛，胸闷大减，续方 7 剂。

【按】本案心绞痛由寒邪壅甚，阳气不运，心血供应不足所致。又胸阳不布，肺气升降受阻，故见喘息，短气。苔白腻，脉沉迟均属寒象，以四逆汤辛温通阳，加瓜蒌薤白白酒汤通阳散结，加参、芪及丹参、当归，温阳益气，舒心通脉，药后症状大减，续方调理 2 个月，心绞痛未发作，心电图正常。按十八反说附片和全瓜蒌二相反药物不能同用，但据我们临床经验：附片和全瓜蒌同用无不良反应。

病案 5

胡某，女，48 岁。

冠状动脉硬化性心脏病，面浮苍白，气急不能登楼，月经已停一个月，舌淡，苔白，脉弱。以枳实薤白桂枝汤合二仙汤加味。

全瓜蒌 9 克，薤白 9 克，制附片 6 克，桂枝 6 克，丹参 9 克，檀香 6 克，乳香 9 克，党参 9 克，仙茅 9 克，仙灵脾 9 克，当归 6 克，知母 9 克，黄柏 9 克。14 剂。

药后能登 4 楼，不气急，脉有力。

【按】本例冠心病，又兼经绝期综合征。故以瓜蒌薤白桂枝汤，加附片、丹参、党参，温通心阳，益气散结，配檀香、乳香治心绞痛，又二仙汤能调理经绝期综合征的内分泌失调，果药后疗效满意。

病案 6

黄某，男，47 岁。

近一个月来心悸，偶有早搏，夜间胸闷，透气困难，失眠多梦，又时有嗳气。唇干红，舌尖红，苔薄白，脉两寸弱，拟以瓜蒌薤白汤加味及天王补心丹同用。

全瓜蒌 15 克，薤白 9 克，丹参 9 克，郁金 9 克，降香 3 克，五味子 9 克，茯神 9 克，砂仁 1.5 克，旋覆花 9 克（包）。15 剂。

又天王补心丹 45 克，每晚服 9 克。

【按】本案为胸阳闭塞，心血亏损，故用瓜蒌薤白汤通阳散结；配丹参、降香及郁金，畅通血行；配茯神、五味子及天王补心丹治心血亏损之虚烦不眠，心悸多梦等。

病案 7

卡某，男，78 岁。

有冠心病史十余年，后又发现脑血管硬化，常发心绞痛及早搏。心电图提示：Ⅲ度房室传导阻滞，自搏性交界性心律。主诉心悸、心痛、胸闷、头痛，手抖指红，大便有时秘结，有时日行 2 次，胃纳差，唇紫舌绛，苔白腻，舌边有瘀点，脉弦结（脉率 42 次 / 分，有不规则间歇）。证属心血瘀滞，寒凝营热互阻，脉行不畅，拟活血化瘀，舒心络而通心脉。

丹参 15 克，全瓜蒌 15 克，薤白 9 克，檀香 6 克，川椒 1.5 克，赤芍 9 克，红花 6 克，川芎 6 克，当归 9 克，桃仁 9 克，生地 15 克。14 剂。

【按】凡冠心病、风湿性心脏病、病态窦房结综合征等，症见心痛、心悸、舌紫、脉迟涩或结代，不论寒热虚实，必有血脉运行障碍或瘀血搏结脉络的病因。此时血瘀为主要矛循，治法首推活血化瘀、舒心通脉，再参以寒热虚实辨证配伍，常能使心血畅通，心脉得宁，心律恢复正常。本案取瓜蒌薤白白酒汤、血府逐瘀汤合丹参饮加减。连服 14 剂后，心悸已平，心痛、胸闷缓解，头痛手抖消失，脉弦有力（脉率 68 次 / 分，无间歇）。心电图复查：Ⅰ度房室传导阻滞，窦性心律，提示明显好转。后用活血化瘀加入益气药调理数月，心绞痛未复发，心律基本正常。

病案 8

江某，男，60 岁。

初诊：患者因患冠心病，心力衰竭入院，血压偏低，体温 36℃，心律 48 次 / 分左右，住院已一个月，心悸、胸闷、气短反复发作，虽盛夏仍畏寒，汗出而怕冷更甚，眩晕乏力，睡眠不佳，舌苔灰黑，脉迟缓无力，有时腰酸。小溲频数清长，显系心肾阳虚，神失内守之证。治拟温补心肾之阳，以收摄外脱之神。

附块9克，黄芪15克，仙灵脾9克，牡蛎9克，熟地黄15克，枳壳9克，菟丝子9克，枣仁15克，五味子9克，夜交藤30克，丹参15克。7剂。

二诊：畏寒汗出好转，心悸轻微，体温回升至36.5℃，苔仍黑，感乏力。

原方加当归9克，党参9克，续方14剂。

三诊：诸恙消失，血压、心律均正常，苔转薄腻，脉细缓，脉率66次/分，准备出院，拟方带回。

附块9克，仙灵脾9克，菟丝子9克，黄芪15克，丹参15克，党参9克，酸枣仁12克，五味子9克，夜交藤30克，龙骨9克，牡蛎9克，熟地15克。

此方长服，病情长期稳定。

【按】本例冠心病兼心力衰竭，中医辨证属于心肾阳虚。何以见阳虚？从脉分析，据《景岳全书》说："虚脉正气虚也，无力也，无神也……迟而无力为阳虚"，"大部脉来迟慢，总由元气不充，不可妄施攻击。"从证分析，本病例畏寒甚，体渐偏低。我们认为：心阳之虚，其本在肾。肾主一身阴阳，为水火之脏，生命之根；肾中真阳不足，则不能鼓舞心阳，致使心神散越，心脉失常。本方以附子温阳补火为治心肾阳虚主药，现代药理研究证明附子有振奋全身及脏腑生理的功能，增强代谢。附子强心作用显著，可加强心脏的搏动，增加心输出量，并可扩张冠状动脉，使冠心病患者的心肌缺血得到改善。附子配仙灵脾、熟地、党参、黄芪等药温壮肾元以振奋心阳，加龙骨、牡蛎、枣仁、五味子等，宁神定惊。长服此方，果病情好转而稳定。

风心病咯血治法小议

　　与上症有关的另一类心血管疾病为风心二尖瓣狭窄。处于代偿期者，症状多不明显，有时胸闷气急心悸，可按胸痹治。但出现心衰时，往往肺循环郁血而见咯血，体循环郁血而见水肿。中医则按咯血与水肿辨证施治。中医对于咯血吐血有多种理论，多种治法。因为咯血、吐血原因不同，诸如肺火、心火、肝火、劳瘵、跌仆负重、劳力内伤等，故治法不一。一般治疗以平剂收敛止血为普遍，用药如侧柏、棕榈、蒲黄、藕节、白及、生地、白芍、蛤粉、三七之类。因为这类药不分寒热、虚实，均可投与，可谓平稳之甚。其次则为苦寒降戢之剂如大黄、黄连、黄柏、山栀、黄芩、丹皮之类。最少用者为附子、官桂、干姜之类。一般人喜将诸药炒炭，这大概是根据五行生克之说，血色红属火，因为生药成炭，其作用往往减弱，因此先生一般避免用炭药。

　　面对纷繁的治法，先生主张先辨病，后辨证。因为风心一病，其主要的病理是心力衰弱，肺部郁血。从中医看，肺部郁血，在中医含义为瘀血，治法应予活血化瘀。心力衰弱，在中医含义为胸阳衰微，治疗应予温振胸阳，在辨病确定治法以后，则须仔细辨证论治。

一、大量咯血，苦降顿挫

　　凡是风心，遇咯血量大，此为急病，应采取果断措施，选取峻猛的方药予以顿挫病势，防止病情迅速恶化。对于体实证实，面赤颧红，唇朱便秘，脉象洪大者，先生用生大黄、黄柏、黄连，苦寒直折，血立止，脉亦和。

大量出血，中医素有血热妄行之说。戴思恭《证治要诀》说："热壅于肺能嗽血，炎嗽损肺亦能嗽血。"孙一奎《医旨绪余》说："咳血多是火郁肺中。"因此，用苦寒药物清热泻火以凉血止血亦非罕见。然先生选用大黄为君药，则别有深意。

大黄号称将军，被形容为势不可挡的勇夫，因此一般医家畏而远之，尤其在失血情况下，人体正气受到损害，为什么要用大黄呢？先生引《医暇卮言》说："吾乡有善医者，每治失血蓄妄，必先以快药下之。或问失血复下，虚何以当。则曰：血既妄行，迷失故道，不去蓄利瘀，则以妄为常，曷以御之，且去者自去，生者自生，何虚之有？撄宁生氏常用桃仁，大黄泄血溢之症，多有良效。先生认为，风心咯血，为肺部郁血，就是血迷故道，因瘀出血。先生用大黄止血确有实效，多用于出血症无一偾事。因为大黄《本草》说它"下瘀血"，有活血化瘀之功，又苦寒攻下，通过清热，苦降，化瘀而达到止血的目的。近年来实验研究报道，大黄本身有止血作用。同时大黄又有诱导作用，可促进肠蠕动，引起下部充血，上部血量减少，从而减轻肺郁血，间接起到止血作用。一般人以为大黄仅有攻坚破积之功。先生引邹润安说：大黄"实斡旋虚实，通和气血之良剂，不但以攻坚破积责之。"因此，即便虚证，用之亦无妨。何况此处用于大量失血，为控制出血而暂用，且辨明体实脉洪，用之自有效无害。

典型病案：某，青年女性。主诉吐血约一日许。面赤，颧红，唇朱，未见血虚现象，脉洪大，大便秘结。体实证实。用生大黄、黄柏、黄连，苦寒直折，大便通，血立止，脉亦和。

二、小量咯血，温阳益气

风心咯血量少，病势较缓，治疗当针对病者阳虚气弱的病体，从根本着眼。因为肺部郁血造成咯血，而肺郁血的原因乃心衰，纠正心衰才根本解决问题。对于神疲乏力，面色㿠白，胸闷气急，水肿尿少，腰膝酸软，脉涩细者，先生常以附子、桂枝振奋阳气，人参或党参、黄芪、白术、茯苓益气摄血，常可起到血止肿消的作用。

有人认为：咯血而用桂枝、附子违反了古人教训，因为仲景说过："衄家，亡血家忌用桂枝。"惟恐热药有动血之虞。先生认为这正是辨证须与辨病结合的道理。亡血家忌温热药固然不错，但风心之咯血源于心衰，此系胸阳衰微，气机郁滞。心居胸中而主血，肺在膈上而主气，犹如囊钥，鼓之而行，今囊钥者损，则气不能鼓，血行有亏，郁结而溢，治之之法其惟温阳益气。清初江含暾《医津一筏》说："阳虚阴必走，水无气以鼓之，不能周流循环是以走也，故有阳虚失血者。""今阳虚之血往往见于吐衄者何也？要知命门火衰之人，真阳脱出，浮游于上，阴血扰乱，不扰亦从而脱出也。"海藏云："激而为吐血衄血者有之，心肺受邪也，其言可想。"根据现代医学观点，附桂能强心，改善肺循环，肺循环改善则郁血改善，郁血改善则咯血可止，此为不止之自止，正合古人"见血而勿止血"的教训，符合辨证论治精神。而且，在应用时，也应注意患者有无上述阳虚气衰的脉证。

先生在临床上常遇到风心咯血浮肿的患者，服用不少西医利尿药，而尿不利。但服用了温阳益气中药，利尿药不多，却能增加尿量。先生认为，单从药来说，西药利尿药的作用远胜于中药。但从治病来说，则中医之辨证论治能使原不胜人之药而能胜之。中医认为肿胀的原因由于脾肾虚，脾虚不能运转水湿，肾虚阴霾充斥，火不暖土，今温阳则消除阴霾而助脾运，加以健脾，则水湿消除自速。此为治本，利尿之药不过治其标也。

三、病案选录

病案 1

某，女，60 岁。

风心病史 30 年，二尖瓣狭窄，经胸科医院手术，从此不复吐血，亦恢复工作。近因劳累，旧疾复作，因全身浮肿来诊。刻诊头面、胸腹、足背俱肿，按之没指，胸闷气急，胃部作胀，不能进食，肤色苍白，按之而冷，唇紫舌淡，苔薄白，脉沉细，重按若无。此乃脾肾阳虚，气滞水停，拟健脾温肾。处方：附子 9 克，桂枝 9 克，党参 9 克，黄芪 9 克，白术 9 克，茯苓 15 克，陈皮 9 克，大腹子、皮（各）9 克。7 剂。

二诊：药后小便量增，渐次全身消肿，目能张，手能握。胃胀能消，亦可进食，仍用方续数帖而安。

半年后又诊：咯血鲜红，血量不大，皮肤浮肿，面色无华，唇色暗淡，舌胖苔白，脉弱，语言少力，呼吸起伏，气虚为甚。处方：别直参 3 克，黄芪 15 克，五味子 9 克，附片 9 克，桂枝 9 克。

三诊：药后血止，精神较好，采用益气养血之药以善其后。

【按】本例患者初次水肿，服过不少西医利尿药但肿不消尿不增。服中药后尿量增加，而中药利尿之药并不多用，其原因即在于温阳益气，乃治本之举。在温肾健脾的基础上，先生又加入白术、茯苓健脾利水，陈皮、大腹子以利气行滞，脾旺则水能运，气行则滞能通，此以治本为主，虽亦治标，毕竟次要。药后胃胀亦除，因这里的胃胀不是胃病，是因郁血肝肿，压迫于胃，食毕即胀。今循环改善，肝肿亦消，压迫解除，故胃能下食。至于胸闷气急，乃由水停胸中之故，亦随肿消而愈。说明温阳益气，乃关键之着，先生辨病在先，十分必要。

后者咯血，所以不用党参者，因其力薄，用别直参与黄芪配，以益气为主。据实验报道，黄芪有利尿作用，五味子收敛肺气，附、桂温阳，通过温阳益气，气血流通，血归常道，则瘀血得化，失血得止。以后以益气养血，以补其虚损，恢复病体，防止再发。先生用辨病论治方法羽翼辨证论治之法，粗看似有矛盾，细究则二者相通，运用得当，确能大大提高疗效。

病案 2

杨某，女，27 岁。

风心病患者，连日来胸闷气微急，口唇略带紫绀，吐血盈口，略有咳嗽，诊脉细弱，舌色红绛。此系胸阳衰微，气机郁滞。心居胸中而主血，肺在膈上而主气。气血犹如橐籥，鼓之而行，今橐籥有损，则气不能鼓，血行有亏，郁结而溢，治之之法其惟温阳益气乎！

附子 9 克，桂枝 9 克，黄芪 9 克，白芍 9 克。5 剂。

病者持方去，旁一医友见后惊问："咯血而用桂、附，违反了古人的教训。仲景说过：'桂枝下咽，阳盛则亡'，'衄家、亡血家忌用桂枝'，奈何桂、附并用？又患者舌红如此，其非阴寒可知，附、桂并用，奈八纲辨证何？"答曰："您只知其一，不知其二，舌红绛一般属热，但必是干红燥绛，若湿润多津即不属热，且不能凭一症辨，必须联系其他见症共同辨别。此证在你必用鲜生地、北沙参、麦冬、玄参之类。这里所以断然用温阳益气药者，据现代医学观点，附、桂能强心，改善肺循环，肺循环改善则郁血改善，郁血改善，则血可止。此不止之止，正是古人'毋见血而止血'的明训，是符合祖国医学辨证论治的精神的。实践是检验真理的标准，请看药后如何？"数天后，病者复诊，入门时面带笑容。我说："大概你咯血停止了吧？"患者笑问："您怎么知道的？"我说："你自入门，面有笑容，肯定是血已止住了，如若不止，一定面带愁容。"于是按前方加减，嘱再服数剂。患者又问："将来是否复发？"我说："根治困难，复发或有可能。"

病案 3

张某，女，49 岁。

俯首工作稍久则面足俱肿。脉软，舌淡，色不鲜。其医院诊断为风湿性心脏病合并心衰。证属心肾阳虚，方用苓桂术甘汤加减：

淡附子 6 克，桂枝 9 克，茯苓 9 克，白术 9 克。连进 5 剂，心衰改善，肿退症缓。

【按】本例为心肾阳虚，致阴水泛滥。故用附子加苓桂术甘汤去甘草治之。据现代药理研究，附子、桂枝同用具有强心及促进血液循环功效。

治咳重在紧扣环节

先生临诊治疗咳嗽，注重紧扣治咳各个环节，倡用截断方药，对于久嗽正虚患者，酌加益气养阴之品，每获良效。

一、扣住环节，迎刃而解

咳嗽是呼吸系统的症状，中医认为病在于肺，但也可因其他脏腑病而引起。中医治疗以辨证为主，以证分类，如外感有风、寒、温、暑（热或火）、湿、燥等，内伤有劳瘵（相当肺结核）、虚损、脾虚、肝旺、肾亏、心火上炎等，治疗则每一证有一定治法、一定方药，各有一定的治疗规律，如劳瘵的治疗在补肺、健脾、益肾，重在杀虫（抗痨）；如痰饮（老年慢性支气管炎）的治疗在温肺、健脾、壮火，重在温寒；肺痈（相当于肺脓疡）的治疗在清热解毒，活血消瘀，排脓散结，重在解毒。先生认为，中医对于不同病种采取不同治疗方法，正如前人所云"毋见咳而止咳"，说明了专以止咳为事的方法不一定解决咳嗽，惟有扣住某一环节时，则止咳固然好，不止咳也会好。如有表症的以解表为主，痰多的祛痰，痰稠的化痰，无痰的使之有痰，咯出不爽的使之爽，气逆的使之下降，剧烈的使之缓和。

1.表者解之：凡一切外感咳嗽而有表症者，以解表为主。病因虽有六气之分，症状则分寒热二型：

（1）表寒性症状，选用下列药物：紫苏、麻黄、前胡、荆芥、防风、细辛、豆豉、生姜、葱白。成方：华盖散、三拗汤、参苏饮（去人参）。

（2）表热性症状（或兼肺热），选用下列药物：白前、薄荷、银花、连翘、蝉衣、马勃、知母、山栀、枇杷叶。成方：银翘散、桑菊饮加减。

如寒热症状区别不明显，上二类药可参合用之。不问寒热型皆可加入解毒药，如大青叶、板蓝根、蒲公英、开金锁、鸭跖草等。祛痰止咳可加半夏、大贝、款冬花、百部等药，前人认为半夏用于寒性咳嗽，大贝用于热性咳嗽，其实可不必拘泥。

2. 寒者温之：凡慢性咳嗽表现里寒性症状，咯痰清稀量多，用温热药，如半夏、陈皮、麻黄、干姜、细辛、款冬花、钟乳石等，若肢冷畏寒腿肿面浮，加附子、桂枝。成方：小青龙汤加减。

3. 热者寒之：凡急慢性咳嗽而表现里热性症状，痰黄而稠者，用寒凉药，如生石膏、知母、桑皮、黄芩、瓜蒌仁、竹茹、天花粉、马兜铃、海浮石等。成方：泻白散加减。

临床上症见寒热有时与痰不一致，如症见热性表现，痰则清稀而多；症见寒性表现，痰则黄稠，当须分别用药，其症状属寒性者用温药，属痰热者，则用寒药，温凉并用，如大青龙汤治表寒里热，其中麻黄、桂枝治表寒，石膏则清里热。

4. 燥者润之、清之、化之：不管急慢性咳嗽，凡痰黄稠成块，或咽喉干痒，或痰黏成丝，咳嗽费力，或干呛无痰，都用清凉性滋润药，如瓜蒌仁、元参、麦冬、天冬、北沙参、天竺黄、天花粉、知母、生地、牡蛎、白芍、木蝴蝶、甘草、竹沥等。

5. 湿者燥之、温之、祛之：凡咳嗽痰涎清稀而量特多，咯吐不完，有下列几种情况：

（1）因表邪而致痰壅肺实，以祛除为主，用三子养亲汤加味，如半夏、南星、苏子、陈皮、白芥子、桔梗、远志、莱菔子等。

（2）慢性咳嗽责之在脾，脾虚则中气不足，津液不化而成痰（表现气虚）用健脾燥湿药，香砂六君汤加味，如党参、白术、茯苓、姜半夏、陈皮、砂仁、干姜、木香、钟乳石、甘草等。

（3）慢性咳嗽由于肾阳虚，脾阳虚弱，津停化痰，兼见肢冷畏寒便溏（表现阳虚），同上方加温阳药，如附子、肉桂、益智仁、潼蒺藜等。

6.逆者降之：

（1）肺气上逆，壅滞胸中，致胸闷气急（表现气窒）根据不同类型酌加下药：旋覆花、枳壳或枳实、川朴、苏梗、瓜蒌皮。

（2）肝火上冲，表现肝胆火旺，气常上冲，咳引胸胁痛，兼有目赤、性躁、咽干、痰少（表现肝火），用清火降逆药：桑叶、青黛、钩藤、丹皮、山栀、白芍、蛤粉、郁金、枳壳、黄芩、木蝴蝶、百部。

（3）心阴耗损，致心火上亢，咳嗽痰少，兼见心烦、心悸、不寐、易醒、舌红口干，或见口疮，调养心血，清降心热（表现心虚），用归脾汤加减：党参、当归、五味子、茯神、柏子仁、枣仁、龙眼肉、川连、连翘、山栀、百部。

（4）肾阴不足，相火上炎，致肺阴受烁，肺叶热燥，咽干无痰或痰黏成丝，咳嗽连连，兼有腰酸膝痛，"咳在于肺而本在于肾"（表现阴虚肺燥），用益阴滋水法，七味都气丸加减：生地、熟地、山萸肉、山药、五味子、丹皮、茯苓、

114

款冬花、天冬、麦冬、百部、阿胶、玉竹、胡桃肉。

7. 剧者止之：凡急慢性咳嗽剧烈，或持续性，或阵发性，无痰或少量痰，可用止咳药：百部、天浆壳、南天竺、马勃、木蝴蝶、甘草，可酌加元参、麦冬、沙参、蒌仁。上方集自民间单方，不管新老，不论季节，任何咳嗽，皆可应用。急性亦可加入开金锁、千日红、知母、枇杷叶、西青果等。成方止嗽散用桔梗、荆芥、紫菀、百部、白前、甘草、陈皮，治诸般咳嗽。

上述七法是先生在 60 年代初总结自己在临床处理咳嗽几个环节的体会，曾先后多次在上海、北京等地举办的各类研究班上作专题讲座，从中可突出其一贯重视辨病与辨证相结合，治病求本，为病寻药的学术观点，也反映出先生 70 年代初创立"截断扭转"学术思想的原始雏型。

二、截断扭转，遣药精专

先生治病，颇重截断。截断的需求是：辨证准确，立法熨贴，遣药精专，能迅速有效地控制病情和症状，选用经得起重复的有效方药及早截断病患，解除病者疾苦。咳嗽，临床常见之病，也是肺系疾病的主要证候。咳嗽虽为常见小恙，但有的患者久咳不愈，辗转治疗无效，常常会使医生心中茫然，无所适从。而且久咳则易伤肺，肺伤则有成痨之虞，由轻到重，转成他症，因此在某种意义来说久咳亦属难治病范畴。因此，先生认为，对于咳嗽不可轻视、拖延，宜采取治咳截断方药，一则从速平患，二则慎防他变。

用截断方药止咳的观点，在程钟龄的《医学心悟》中已有所反映。先生对程氏的"止嗽散"评价很高，认为在临床应用对止咳确有一定疗效。"止嗽散"有桔梗、荆芥、紫菀、百部、白前、甘草、陈皮七味药，程钟龄有谓："予制此药普送，只前七味，服者多效。或问：药极轻微，而取效甚广，何也？予曰：药不贵险峻，惟其中病而已。此方系予苦心揣摩而得也。"先生指出，既然"服者多效"，说明有重复疗效；因为"药不贵险峻"所以临床常用；程氏将"苦心揣摩而得"的效方，名为"止嗽散"，这个"止"字，也就是截断制止的意思。截断就是要有效地控制疾病，而且能有一定重复性的疗效。程钟龄推崇"止嗽散"："本方温润和平，不寒不热，既无攻击过当之虞，大有启门驱贼之势。是以客邪易散，肺气安宁。宜其投之有效欤"。先生认为这也是实事求是之词。不过此方侧重止咳化痰，疏表宣肺，还是以祛邪止咳为主，若有兼证，必须化裁，所以程氏用"止嗽散"有加减法近20条，这就是辨病专方与辨证用药的灵活结合。对于"止嗽散"中的桔梗，先生认为是一味刺激性祛痰药，有升提宣散的作用，咳嗽初起宜用，但对于久咳的患者用刺激性化痰药桔梗，反因其性升提而促使肺气上逆，加重咳嗽，故不宜应用。而方中的百部，先生认为是"止嗽散"的截咳主药，因为百部可治百种咳嗽，与"止嗽散"可止诸般咳嗽的截断功效相吻合。先生在临诊中治咳方药独特，遣药精专，寥寥数味而应手多效，并不拘于"止嗽散"全方，而方中百部，每方必用，并常向学生传授自拟的治咳截断经验方。药用：百部9克，天浆壳3只，南天竹子6克，马勃3克。四味药组成一个基本方，水煎服，每日1剂，8岁以下儿童减半。如有其他兼证，可将四味药加减用于复方之中。

考百部性味苦甘微温，功能温肺润肺，下气止咳，因百部温润而不燥，又有开泄降气作用，故能治新久诸般咳嗽，尤为久咳良药，也是截咳方中主药；天浆壳性味甘温，功能化痰止咳平喘，与百部配合，民间用治百日咳有良效；南天竹子性味甘涩、微甘、平、有小毒，功专止咳，有较好的镇咳作用；马勃性味辛平，功能清肺利咽，可泄肺热而止咳。经现代药理研究，百部与马勃对呼吸道及肺部的多种病菌感染有抑菌作用，并能保护支气管黏膜，降低呼吸中枢的兴奋性，有助于抑制咳嗽反射。从中医的传统理论看，四味药相辅相成，既能温肺润肺，又能清肺肃肺，邪去肺宁，其咳则遽然而止。

先生治疗咳嗽，在辨病的基础上，还着重中医的辨证；既用专病专方，也有随证取舍；辨病与辨证结合，验方与变通结合；一切从疗效的角度衡量，这就是辨病辨证截断法。

例如：汪某，女，37岁。

因发热、寒战、咳嗽、胸闷，经西医诊断为右下肺炎，曾用多种抗生素治疗10天，发热不退，咳嗽更剧，胸片复查：右下肺炎未见好转。患者自己提出停用西药，请先生会诊治疗，诊时咳嗽甚剧，咽痛喉痒痰黄，气急胸部闷痛，发热不退（38.4℃），鼻旁生热疮，胃纳一般，口干，大便不畅，苔黄，脉浮滑数。证属初起风温上受，旋则痰热蕴肺，无形邪热，已成有形，搏击气道，清肃失令，治当直清肺热，化痰截咳。处方：鸭跖草15克，开金锁15克，鱼腥草15克，黄芩9克，百部9克，南天竹子6克，天浆壳3只，马勃3克，酸浆9克，旋覆花9克（包），全瓜蒌15克，生甘草6克。7剂。

服药7剂后热退，咳嗽止，咽痛除，胸闷舒，气急平。肺部X线摄片：右下肺炎已吸收。续予清肺养肺之剂调理7天病愈。

【按】温邪壅遏，痰热交阻于肺，常是肺炎的主要病机。根据先生经验，外感温病初起在卫当汗散截邪，若失去表散机会，无形温邪蕴肺而已成有形实质性病邪时，虽脉浮则不能再表，以免徒伤其津，而宜直化痰热，快速截邪于肺，防止进一步逆变。方中鸭跖草、开金锁、鱼腥草、酸浆四味药有清热解毒，消痈散结之功，有良好的抑菌作用，是控制肺部炎症的辨病药；黄芩擅清肺热，直折温邪；旋覆花、全瓜蒌肃肺化痰。该患者剧咳已有 10 天，截咳宁肺也是要务，百部、马勃、南天竹子、天浆壳四味药为先生自拟的"截咳方"，疗效确实。故 7 剂热退咳止，诸恙即平。由此可见，根据中医辨病与辨证结合的原则掌握某种治疗急性感染性疾病的快速截断方药，疗效并不逊于西医的抗生素。

三、久咳正虚，益气养阴

《素问·宣明五气论》说："五气所病……肺为咳。"《景岳全书·咳嗽篇》说："咳证虽多，无非肺病。"总的来说，古人认为不论导致咳嗽的原因如何，都因病起于肺或由他疾累及肺系才能发生。因此以病证结合的观点看，诊断治疗也大多以肺为重点环节。先生认为，咳嗽病变部位主要在肺，但与肝、脾、肾等脏亦密切相关。肝火灼肺，脾虚生痰，肾不纳气等型咳嗽在临诊并不少见，尤其久咳、顽咳，最易伤正，造成肺肾气阴两虚，肺肾虚则有成痨之虞，不仅咳嗽难平，还易酿成它患。因此先生对于久咳正虚的患者，常于截咳方中去马勃加五味子。因久咳伤肺，不宜再用清肺泄热之品，而五味子能敛肺补肾，益气生津止咳，对久咳肺损者尤为合拍。现代药理研究认为五味子有良好的抗应激作用，能增强机体对非特异性刺激的防御能力，增强肾上腺皮质功能，所以是一味强壮药，同时又有较好的祛痰止咳作用。因此，对于年老久咳患者，扶正止咳一举两得，是一味比较合适的药物。五味子的用量一般为6～10克，剂量过大，易引起运动兴奋、失眠和呼吸困难等症状。对于久咳兼气虚者先生常在截咳方中加入党参、黄芪、黄精等品；阴虚干咳者另加北沙参、麦冬、天冬等药，痰黄难咯者属阴虚夹有痰热，也可酌加南沙参、竹沥以润肺化痰。

例如：向某，女，67岁，门诊号：6289。就诊日期：1981年3月31日。

咳嗽自1980年春节开始，持续已历一年余，叠经中西药物治疗，未获显效。痰黏如丝透明，夜咳尤甚，神疲乏力，动辄气急。近伴头晕消瘦，口干少津，面色无华，舌红苔少，脉细。此系虚咳，高年气血两虚，久咳更伤肺阴，肺脏受损，肃降无权，法当益气养阴，扶正截咳。

处方：党参9克，黄芪9克，黄精9克，北沙参9克，百部9克，南天竹子6克，天浆壳3只，竹茹9克，麦冬9克，五味子9克。水煎服，7剂。

复诊（4月7日）：服上方后咳嗽大减，夜已不咳，余症悉见好转。惟头晕尚有，面色少华，气血两虚未复，再宗原方另加当归9克，服7剂后，经随访病已愈。

【按】该患者已逾花甲之年，气血本虚，加之久咳而屡治无效，肺阴亦损，宗气耗乏，故见头晕消瘦，口干少津，咳而少气。因咳致虚，因虚更咳，互为因果。此例辨证要点在于痰黏如丝，似痰非痰；其色透明，非寒非热。此系气虚不能润津之故，先生认为常见于久咳虚咳之人，应与一般的热痰、寒痰严加区别。先生采用截咳方为基础，去清泄耗气之马勃，加入益气养肺润肺、清肃收敛之品，辨病与辨证相参，治病与治体兼顾，经年宿咳，一诊已减大半，二诊时因血虚未复再加当归，遂收全功。先生治疗久咳、虚咳的观点是治咳截断与辨证结合，注重益气养阴，重在疗效，验之案例，尤可见一斑。

四、经验方

截咳方

组成：百部 12 克，南天竹子 6 克，天浆壳 3 只，马勃 3 克，8 岁以下儿童减半。

功能：温肺肃肺，截治咳嗽。

主治：凡急慢性或持续性或阵发性咳嗽剧烈，无痰或痰少难咯者。

方解：百部性味苦甘微温，功能温且润肺下气止咳，因百部温润而不燥，又有开泄降气作用，故不论外感、内伤、寒热虚实、新久诸般咳嗽均可以应用，尤以治久咳、顿咳和肺痨咳嗽为宜。《医学心悟》中止嗽散用百部治各种咳嗽。现代药理研究证实百部碱能降低呼吸中枢兴奋性，抑制咳嗽反射而奏止咳之效，为方中主药；南天竹子，性味苦涩微甘、平，有小毒，功专止咳，有较好的镇咳作用，该药含有南天竹子碱，有强烈的麻痹呼吸中枢的作用，故过量易中毒，成人用量一般不超过二钱；天浆壳性味甘辛温，具有宣肺化痰，止咳平喘之效，先生认为该药稍具强壮作用，与百部配合，民间治疗百日咳有良效，可以推广使用于诸般咳嗽，尤其阵发性咳嗽疗效较好；马勃性味辛平，功能清肺利咽，可泄肺热而止咳，经现代药理研究，百部与马勃对呼吸道及肺部多种病菌感染有抑菌作用，并能保护支气管黏膜，降低呼吸中枢兴奋性，有助于抑制咳嗽反射。从中医传统理论看，四味药相辅相成，既能温肺润肺，又能肃肺清肺，邪去肺宁，其病则遽然而止。

辨证加减：新感外邪而暴咳者，去南天竹子、天浆壳加前胡9克；兼风寒者加麻黄6克；风热者加开金锁15克，牛蒡子9克；伴发热者再加鱼腥草、鸭跖草各15克；如有咽痛喉痒者，加蝉衣或僵蚕9克，木蝴蝶3克；外感兼湿偏盛痰多而咳者，去南天竹子、天浆壳加半夏9克，陈皮6克，胆南星3克，桔梗3克；久咳而正虚者，去马勃加五味子6克，久咳气虚者加党参、黄芪、黄精各9克；阴虚干咳者另加沙参、麦冬、天冬各9克；痰黄难咯者属阴虚夹有痰热，可酌加南沙参、竹沥以润肺化痰。

一陈姓男患者，42岁，华侨，住上海市某人民医院。因咳嗽二年余持续不止，住院检查治疗均未有明显效果，后邀先生会诊。患者无其他症状，惟咳嗽时轻时剧，晨起为甚，喉痒上气则咳，咳则连声频作，良久复止，气憋面赤，颈部静脉怒张，咳时少痰，咳甚则呕吐涎沫，略有胸闷，苔脉如常。先生诊断为气滞痰郁，肺失清肃，治以顺气化痰，肃肺截咳。方用：旋覆花9克（包），全瓜蒌15克，百部9克，马勃3克，南天竹子6克，天浆壳3只，制半夏9克，杏仁9克，竹茹6克。7剂，水煎服。药尽咳止，未复发。

五、病案选录

病案1

李某，男，36岁。

咳嗽12年，哮喘3年，喉间有水鸡声，痰多。舌淡苔白，脉弦滑。证属肺气上逆，痰热壅肺，治宜止咳祛痰。

麻黄9克，百部9克，射干9克，甘草3克。3剂。

另砒矾丸，每次服 5 丸，每日 2 次。共 30 粒。

【按】本案亦以甘草麻黄汤加味治疗咳喘。百部为止咳之良药，温润不燥，有开泄降气作用，以新鲜百部止咳效果最好。据药理研究百部有抑制流行性感冒病毒及肺部多种病菌感染，又能抑制咳嗽反射。麻黄配射干宣肺豁痰，射干治喉中作水鸡声。

病案 2

李某，男，51 岁。

咳嗽 10 余年，近 3 年出现气急，日前咳喘不能平卧，纳呆便溏，动辄自汗，怕冷，腰酸，舌淡，苔白，脉弱，亟宜扶正固本，以防虚脱。

附片 4.5 克，干姜 2.4 克，肉桂 1.5 克，补骨脂 9 克，熟地 9 克，萸肉 6 克，茯苓 9 克，五味子 6 克，山药 15 克，姜半夏 6 克，甘草 3 克。7 剂。

另移山参 9 克，蛤蚧 1.5 克，坎炁 1.5 克，研粉服，每次 3 克。

【按】肾为气之根，肾阳衰弱，则气无所主，势有暴脱之变，故以四逆汤加减，佐以温肾壮阳之品，并加参蛤散扶正固本。按：十八反附片与半夏相反，但仲景附子粳米汤，则附片与半夏明明配伍，我们的临床体会附子与半夏配伍，并无不良反应。

病案 3

王某，女，62 岁。

青年时患过肺结核，老咳数十年，感寒即发，现干咳无痰，胸痛，舌光而红，脉细数，证属阴虚燥咳，用麦门冬汤及生脉散加味。

麦门冬 30 克，半夏 6 克，北沙参 15 克，党参 9 克，五味子 6 克，全瓜蒌 12 克，甘草 6 克。5 剂。服 5 剂而安。

【按】本例久咳伤肺，气阴两虚，伴见舌光而红，脉细数，显系肺胃阴亏，火气上逆。故用麦门冬汤及生脉散滋养肺胃，以降逆止咳。

病案 4

黄某，男，48 岁。

咳嗽痰多，色黄稠，有时胸痛，舌质红，苔黄腻，脉滑数。证属肺气上逆，痰热互结，治以小陷胸汤加减。

全瓜蒌 30 克，黄芩 9 克，半夏 9 克，前胡 9 克，百部 9 克。5 剂。药后痰热清，咳平。

【按】本例辨证为支气管痰热互结兼有咳嗽，治拟宣肺止咳清热化痰。以前胡配百部宣肺止咳。加用小陷胸汤清热、宽胸散结，易黄连为黄芩者，因黄芩独清肺热。

病案 5

陶某，女，30 岁。

患肺结核 8 年，去岁又患胸膜炎，近吐血，面色苍白，气短乏力，咳吐稠黏液，手心热，面潮红，舌红少苔，脉弱。证属阴虚肺痿，用麦门冬汤及增液汤加减。

麦门冬 15 克，玄参 9 克，生地 9 克，党参 9 克，黄芪 9 克，半夏 6 克，白及 9 克，甘草 3 克。5 剂。

连服 5 剂后，症状有显著好转，续方 5 剂。

【按】本例肺痿阴虚，咳吐稠痰，舌红脉弱，用麦门冬汤及增液汤以养阴清火生津；加参、芪以益肺气而扶正；白及润肺止血；半夏降逆止咳。

病案 6

唐某，男，42 岁。

有气塞于胸中，上冲，即咳嗽气急有声，已三四年，近受风寒侵袭，喘咳大作，有汗，脉浮缓，舌质淡，苔白。

桂枝9克，白芍9克，川朴9克，杏仁6克，枳实9克，生姜3片，甘草3克，大枣4枚。7剂。

病人主诉，服药后咳喘气急大为减轻，精神亦好。

桂枝9克，白芍9克，枳实9克，川朴9克，杏仁9克，茯苓9克，生姜3片，大枣4枚。

药服5剂，病愈。

【按】本案宿有喘咳，近受新感诱发，辨证为太阳中风兼有喘咳，故投以桂枝加厚朴杏子汤加减。厚朴与杏子及枳实相须为用，药后患者症状大为减轻，二诊去甘草防其中满，加茯苓则更利于祛痰湿。

病案7

宋某，女，6岁。

感寒后咳嗽6日，痰黄不多，恶寒发热，苔薄白黄，脉浮紧数。风寒外束，肺有痰热，治宜解表清肺。

麻黄9克，桂枝9克，黄芩6克，大贝3克，甘草3克。4剂。

【按】本案辨证属于风寒外束，肺有痰热，属寒包火，治宜解表清肺。是方系麻黄汤易杏仁为大贝，杏、贝同用有祛邪化痰止咳之功，但杏仁苦温，大贝苦寒，此证肺有痰热，故用大贝。加用黄芩者独清肺热。我们应用麻黄汤、三拗汤加减治疗咳喘，灵活加减，收效明显，此处可见一斑。

【研究】麻黄汤主要用于发汗解表，宣肺平喘。据实验研究，麻黄汤具有解热、促腺体分泌作用。麻黄汤对正常小鼠皮肤温度影响迅速，降低兔肛温作用较缓慢，麻黄汤对小鼠唾液腺分泌及对支气管腺分泌酚红作用强，而桂枝汤对照作用弱，说明了麻黄汤用于无汗表实证，而桂枝汤用于有汗表虚证的明显差异。

再者麻黄汤用于喘而胸满，本实验亦显示麻黄汤具有镇咳、促支气管腺体分泌、抑制黏膜上皮纤毛运动及扩张支气管等作用，与麻黄汤临床治喘咳应用基本相符。

麻黄汤具有镇咳平喘作用，其解释为麻黄碱属于拟肾上腺素药，具有 α 和 β 受体作用，同时亦能促肾上腺素对神经末梢释放递质，间接发挥了拟肾上腺素作用，因此可松弛支气管平滑肌发挥平喘作用。杏仁在体内分解产生氢氰酸，抑制呼吸中枢和咳嗽中枢而起镇咳作用。

此外，病检中发现麻黄汤可致静脉淤血和出血，并可致眼窝内出血等。此与"淋家不可发汗，汗出必便血""衄家，不可发汗，汗出必额上陷脉急紧，直视不能眴……"相合。这就是说，麻黄汤用之不当，可导致出血或脉络的病变（《中医杂志》1984，（8）：63）。

病案 8

江某，男，12 岁。

高热（39.5℃），鼻翼煽动，呼吸气粗，汗出而热不解，咳喘，痰色黄稠，舌红，苔黄，脉洪大。西医诊断为小儿支气管肺炎，治拟宣肺化痰，清热解毒。

麻黄 9 克，生石膏 30 克，杏仁 9 克，甘草 6 克，黄芩 15 克，银花 15 克，鲜鸭跖草 30 克。5 剂。

【按】本案为小儿支气管肺炎，辨证为痰热壅肺，投以麻杏石甘汤加味，尤恐清热解毒不够，又辅以银、黄清解肺热并逐邪，鲜鸭跖草能退高热，果药后痊愈。

【研究】复方实验研究表明，麻杏石甘汤对链球菌、溶血性链球菌、肺炎双球菌、金黄色葡萄球菌等多种常见致病菌，均无抗菌效能，仅麻黄有抗病毒效能。因此使用本方于呼吸道感染疾病，如能加入清热解毒药，或与抗生素配合使用，则可提高疗效（《上海中医药杂志》1957，（3）：15）。

动物实验表明：麻杏石甘汤浸膏剂对盐酸组织胺所引起的支气管和肠道平滑肌收缩都有抑制作用，对乙酰胆碱引起的支气管平滑肌痉挛有轻度的抑制作用。麻杏石甘汤对支气管病变所致的咳嗽有效，对正常的支气管无作用。

由于麻杏石甘汤的显著疗效，最近天津第三中药厂以"麻杏石甘汤"。经科学方法提取有效成分，加工制成"止咳定喘片"，用以治疗肺炎、支气管炎、支气管哮喘等疾病。

病案 9

管某，男，56 岁。

咳嗽十余年，每年发作一二次，此次发作始于去年小雪，伴有喘鸣气急胸闷，痰多泡沫清稀，咳时心跳，畏寒肢冷，舌淡苔白，脉沉弱，证属寒饮伏肺，肾不纳气，治宜温肺纳肾。

麻黄 9 克，桂枝 6 克，蒌仁 9 克，姜半夏 6 克，五味子 6 克，干姜 3 克，甘草 6 克，枳实 9 克。7 剂。

另吞服黑锡丹、坎炁各 1.5 克，每日 2 次。

药后喘平，诸证减退。续方 7 剂，以资巩固。

【按】《景岳全书》谓："肺为气之主，肾为气之本。"今病者久咳、畏寒、肢冷且喘鸣气急，为肾不纳气之象，故以黑锡丹、坎炁，附片温肾纳气。又见痰多泡沫清稀，肺寒伏饮明显，故用小青龙汤加减以温肺化饮。

哮喘证治撷要

先生对于哮喘病的中医药治疗进行了长时期的研究，理法方药均有其独特的见解和丰富的经验，撷其精华如下。

一、哮由痰阻，喘为肾虚

《内经》中没有"哮喘"的名称，但其中述及"喘，喘鸣，上气"等，即包括本病在内。《素问·逆调论》之"不得卧而息有鼻音"甚似本病。先生认为，古代文献中所称之"喘"，乃指气息急促而言，其中可能包含了西医急性肺炎、渗出性胸膜炎、心源性和肺源性心脏病、肺气肿、肺结核、胸水、腹水等病证，后世所说的哮喘，其症相当于西医"支气管哮喘"。李梴在《医学入门》中对哮喘二字各下定义，说："呼吸气促者谓之喘，喉中有响声者谓之哮"。喘是气道奔迫，主要在于气急；哮是气为痰阻，主要在于喉中有哮鸣水鸡声，喘不必兼哮，而哮常兼有喘，故将哮喘连称，作为一个名词。

《素问·至真要大论》说："诸气膹郁，皆属于肺。"指出哮喘一证，应责之于肺脏，胀则肺管不利，不利则气道涩，故气上喘逆，鸣息不通。《景岳全书》亦云："哮有宿根，遇寒即发，或遇劳即发者，亦名哮喘。"先生认为前一段病源说得很好，"肺管不利"指气管平滑肌的痉挛，"气道涩"因气管收缩而致不利，因而发生喘鸣，在近千年前巢氏竟有此卓见，实属不易，后二段张氏所说宿根殆即过敏原，是指过敏体质，颇能直指病因。讨论支气管哮喘病理，当就哮症而论，但哮既兼喘又当从喘症中找出与哮有关的病理。明·李士材说："哮症，由痰火郁于内，风寒束于外，或因坐卧寒湿，或因酸碱过度，或因积火熏蒸。"《证治心得》云："哮症之因，内有壅热之气，外有非时之感，膈有胶固之痰，三者相合，闭拒气道，搏击有声，发为哮喘。"归纳起来，外则为非时之感，内则为痰火壅结。古人说"肺为气之主，肾为气之根"，历来医家都认为本病与肺和肾的关系颇为密切，肺为金母，肾水为子，母病可以及子，故凡患哮喘病之久者，其肾必虚，而肾为气根，肾虚则不能纳气，影响了肺主气的作用，因而哮喘就容易发作。

二、治喘须分寒热虚实

哮喘病的治疗，无非虚实两端，正如古人所云："实喘者有邪，邪气实也；虚喘者无邪，元气虚也。""在肺为实，在肾为虚。"但先生认为，哮喘是见于多种疾病过程中的一种病证，证有寒热虚实不同，治之先后方法各异，虚实中挟寒热，寒热中有虚实，治喘须先分寒热虚实，辨证论治，治病求本，抓住主要矛盾，才能顿挫其势。一般来说，寒喘宜温，热喘宜清，虚喘宜补，实喘宜截，邪实而证不甚虚者，急治其邪，邪去则喘亦止；正虚而邪不甚实者，攻邪不宜过峻，以免伤正。

一般治疗常规：

1.寒证：寒证有三种情况，一是外感风寒证；二是内寒，亦即体质之寒，以及停痰宿饮之寒；三是内外皆寒。

（1）外感风寒：表现面色苍白，咳痰清稀，恶寒，鼻流清涕，或头痛骨楚，苔薄白舌不红，脉紧数。

三拗汤：麻黄9克，杏仁6克，甘草9克，用于一般咳喘者。麻黄汤，上方加桂枝9克，用于表证较重者。

宁嗽汤：桔梗9克，半夏9克，枳壳9克，陈皮9克，前胡9克，葛根9克，桑皮9克，茯苓6克，紫苏叶、子各9克，杏仁9克，甘草6克，加葱姜。用于表证较重者。

二陈加麻黄汤：麻黄汤加半夏9克，陈皮6克。用于痰多清稀者。

参苏饮：药味略。用于兼有气虚痰多，咳出无力者。

（2）内寒：表现形寒肢冷，痰多清稀，舌淡苔白，喜热饮。

小青龙汤：用于素有停痰宿饮，兼有慢性支气管炎。

麻黄附子细辛汤：用于内寒为主，兼有表证者。

四逆汤加味：附子9克，干姜6克，茯苓9克，麻黄9克，桂枝9克，白术9克，人参9克。用于恶寒肢冷，面目虚浮，脉微弱，唇青紫者，痰多加钟乳石。

（3）内外皆寒：既有表寒证，复有内寒证，而兼气虚者。参苏温肺汤加减：红参3克，紫苏9克，木香6克，茯苓9克，肉桂3克，五味子9克，陈皮6克，附片6克，半夏9克，白术9克，甘草6克，生姜或干姜3克。

除上述三种寒证外，还有一种外感寒邪，内兼微火，或称寒包火者。主要见有肺胃有热的症状，而又外感风寒，兼见风寒症状。肺热，如鼻干痰黄而稠，胃热如苔黄便结，前人用温散表寒，清化里热，常用的如大青龙汤、桔梗汤、越婢加半夏汤、麻黄定喘汤等，以上诸方寒温并用，麻黄、前胡、桂枝解表寒，石膏、黄芩、知母、桑皮清其里热。

自制砒矾丸（古称紫金丹）：砒石2.5克，明矾9克，豆豉15克，共研糊丸，绿豆大，每服5丸，连服一周，无效即停，有效可间断服至一月，有肝肾病、出血或热喘者忌用。

2. 热证：也有三种类型：一是外感温热；二是肺胃热痰；三是体质之热，性躁动火。

（1）外感温热：常见咽红而干、舌红、口干、唇干、面色潮红、鼻干、涕脓痰黄、尿黄或少，便干、脉浮数。

银翘散加减：银花9克，连翘9克，桑叶9克，山栀9克，开金锁15克，马勃3克，大青叶30克，射干6克，全瓜蒌15克，蒲公英30克。用于外感兼见热症。

（2）肺胃痰热：常见痰黄稠，便干结，鼻息热，口干，苔黄黑，脉数实。

清金降火汤加减：瓜蒌仁9克，黄芩9克，生石膏30克，枳壳9克，大贝6克，知母9克，马兜铃9克，天竺黄9克，芦根30克，蛤粉15克，大青叶30克。

（3）体热火旺：病人平常不怕冷，体质表现热性，舌红口干，面颊俱红，有时目赤，用下三方：知柏八味丸：药味从略。玉涎丹（自拟方）：蜻蚰20条，大贝15克，捣糊为丸，每服3克，日3次。牛黄解毒片：成药。

3. 虚证：也有三种类型，一是肺气虚；二是肾虚（肾阳虚、肾阴虚、阴阳两虚）；三是肺肾两虚。

（1）肺气虚：面色苍白，气短气促，咳痰无力，经常作喘而不甚剧，脉细弱，舌淡胖。

补中益气汤：药从略。人参五味子散：人参3克，五味子5克，研末分两次服，或平常单服人参一味。

（2）肾虚：

①肾阳虚：畏寒肢冷，胫肿面浮，夜尿较频，腰酸膝软。金匮肾气丸：药物从略。

右归丸：药物从略，本方扶阳配阴，宜平时常服。

②肾阴虚：自觉内热，面颊升火，舌净少津，口干尿黄。六味地黄丸：药物略。

左归丸：药物略。

知柏八味丸：药物略。

③肾阴阳两虚：左右归丸各 9 克和匀，日分 3 次服，平时常服，持之以恒。

（3）肺肾两虚及肾不纳气：动则气急，气短神疲，两目无神（重症肺气肿）。

七味都气丸：六味地黄汤加五味子 9 克。

参蛤散：人参 3 克，蛤蚧 1.5 克，五味子 6 克，研细末，分 3 次服。

参附汤：药物略。

局方黑锡丹：成药，每次 3~6 克，日两次，不可常服。

4. 实证：凡无以上脏腑虚证，不论表寒表热，肺胃实热，无虚证表现者均属实证范畴。

在临床上凡有寒热证可辨者疗效好，其无证可辨者疗效欠佳，古方"定喘汤"即可用于无证可辨者。另有一新方，用合欢皮 30 克，老鹳草 30 克，碧桃干 15 克，地龙 9 克，半枝莲 15 克，效果尚可，另有一单方效果亦好，用新鲜香橼一只煮烂，加麦芽糖一斤收膏，每服一匙，每日 3 次。

三、未病先防，重在补肾

前人对于哮喘的治疗，不专主于发作时治疗，而在于平时的预防，故有"平时治本，发时治标"，"其标在肺，其本在肾"，"发时治肺，平时治肾"，"平时补气益肾，发时止哮平喘"等法则。先生积多年临床治疗哮喘病之经验，亦十分重视未病先防，既病防变，先期而治的治疗原则，主张对支气管哮喘缓解阶段根据患者年龄、性别、体质、特征采用辨证扶正固本的方药，预防哮喘复发，先治于未发之时，防患于未然，取得较好疗效。如对于肺气肿患者，即多年老病，动辄气急，肾不纳气者，配以参蛤散常服，可减轻症状，缓解病情。但参蛤散价贵，亦可用黄芪、五味子两味药研末服之，对轻、中度患者有改善症状的作用。妇女月经期常发哮喘者，可于行经前数日先服四物汤，或于治喘药品加入当归、生地，疗效颇显。防止哮喘发作，根据患者体质，偏阳虚的可常服金匮肾气丸，偏阴虚的服六味地黄丸，兼气虚者服七味都气丸，以上丸药每日一两次，每次9克，虚弱儿童可服河车粉，每日3~6克。哮喘发作期症状控制后，宜益气补肾，扶正固本。先生经验，青年女性着重肾阴，宜服六味地黄丸一个月；老年男性着重肾阳，宜服附桂八味丸一个月；幼儿少年着重培补元气，宜服补中益气汤加紫河车、熟地，也服一个月；中青年男子、中老年妇女宜左归丸、右归丸交替服用一个月，此为巩固疗效期的扶正固本法。此外参照上述治法；每年八九月哮喘好发季节前再服药一个月，可以减少和制止发作，此为哮喘预防期的扶正固本法。

先生常说：治喘既要分清标本缓急，更要注意益肾固本。盖缘肾为先天之本，为气之根，肾得培补则坚而气固，喘可少发。肾虚不藏，气失摄纳，咳喘日久，正气必虚，扶正固本，就是以补气益肾为先，同时治喘亦须随机持重，病未发治以扶正为主，病已发治宜祛邪为主。病未发时治本，病已发时治标。标急于本者治标，本重于标者治本，标本并重者标本同治。先生临证治喘善抓主要矛盾，如喘本是主要矛盾，但一有表证，则表证转为主要，痰多壅塞则痰多为主要；痰胶黏难咯，则胶痰为主要；咳嗽剧烈，则咳为主要。

解其一端则一端自平，但遣方用药，始终不忘益肾固本这一基本治疗大法，每每加入巴戟、仙灵脾、五味子、苁蓉等补肾纳气之品，有肾虚见证者可用，无肾虚见证者亦可用。随证论治，得心应手，效如桴鼓。

四、截治哮喘，治有专方

先生在70年代首先提出在辨病辨证基础上应掌握"截断扭转"方药的学术观点，并以支气管哮喘的截治方法进行了深入研究，结合临床实际疗效筛选了大量的单方、验方，制订了一套能迅速缓解支气管哮喘发作之症状以及控制复发有显著疗效的治疗方案。先生临证，主张辨病与辨证相参，治病与治体兼顾，处方遣药在辨证用药的基础上与辨病用药，专方专药相结合。先生常说："一病必定有一主方，一方必有一主药，临床治疗必须从众多方药中取其精华，选用经得起重复的有效方药，尽早顿挫病患，扭转病机，慎防他变。有是证即用是药，故一证有一证之专方。"

"截喘汤"是先生自拟的截治支气管哮喘的经验方，选药精当，组方严谨，主治咳嗽痰多，气逆喘促的慢支、肺气肿、支气管哮喘病证，适用于各种类型的发作期哮喘病人。上海医科大学中山医院中医科以此方为基础诊治数千例哮喘患者，并制成"截喘液"应用于临床，取得满意疗效。

五、辨证选药，独具匠心

先生临诊，既强调辨证与辨病相结合，又重视专病专方和为病寻药，指出：前人对药物性能功用的认识是经过了无数次实践的，付出了一定的代价，乃心血之结晶，必须很好地继承这份宝贵遗产。他身体力行，善于挖掘民间单方验方和草药，不断在实践中探研中药的特殊功效，重在老路新用，每有创新。辨证选药独具匠心。现将先生常用的治喘药物、使用方法、禁忌，简述如下。

麻黄：用量宜9克左右，少则无效。先煮去上沫，否则令人头晕。高血压病人如必须用，可酌加降压药，中药如广地龙、佛耳草之类有降压、平喘之效。有汗不忌，哮喘病人常自汗出，喘平汗亦止，符合中医"有故无殒，亦无殒"的理论。出血或鼻衄中带血，可与止血药同用。

桂枝：仲景方有桂枝加杏朴汤，其实桂枝无平喘作用，是协助麻黄解表，或有增强麻黄平喘作用。

佛耳草：性味甘平，用于咳嗽痰多，气喘等症，不论寒嗽、热咳皆可应用。

广地龙：有平喘作用，略炒去腥气，用量9克左右，若研粉可用糯米管装服，每次3克，日3次。先生常将广地龙、僵蚕、白果三味药合用，加入"截喘方"中，以增强截喘效应。

五味子：有平喘作用，新老虚实皆宜，尤适于肺肾气虚之喘咳，表证痰多一概无忌。

白果：含有氢氰酸，古方入煎剂用21粒，经高热毒性即减，平喘有效。

蛤蚧、人参：相配为参蛤散，对肾不纳气之肺气肿虚喘有效，参蛤散价贵，可用黄芪15克，五味子10克代之，对轻、中度哮喘有改善症状作用。

砒石：大毒、大热，一切有出血倾向者易服。服后有温热感，红细胞增加，久服大量可致肝肿大。

鹅管石：《本草》说性温，能平喘燥痰，以研粉服为宜，煎服效果不大，宜用于寒痰。

僵蚕：抗菌镇痉，可用于热性哮喘。

石膏：传统用于清热解渴。谭次仲先生认为有抑心力作用，余无言先生主张用大量，对热性哮喘可用至30克。

皂角子：为强烈性祛痰药，可用于痰涎壅盛型哮喘。

紫河车：烘干研细粉，本品宜于长服，有培补先天，增强抵抗力作用，适用于先天禀赋不足，肾虚型哮喘。

白参：每服2.5克，日二三次，长期服用可预防哮喘复发，心衰用老山参，阴虚用皮尾参。

黄柏、知母、元参、生地：为养阴降火清热药，可减少激素用量，并减低副作用。

半夏、款冬：为镇咳祛痰有效药，可加入平喘药中。

大贝、桔梗、苏子、远志、白芥子：为一般性祛痰药可对症加入平喘药中。

枳壳、枳实、全瓜蒌、旋覆花：能下气，用于哮喘胸闷气窒者有效。

大青叶、板蓝根、开金锁、马勃：有抗菌消炎作用，哮喘兼外感者可以加入。

左归丸、右归丸、七味都气丸、人参五味子散：为滋补强壮药，哮喘恢复期可以常服，可以减少发作。

支气管哮喘证治之我见

一、新的认识

我治疗支气管哮喘，开始总在用三拗汤、麻黄汤、小青龙汤等，总的来说离不开麻黄。因为现代医学认为麻黄素有弛缓支气管痉挛的作用，而且是传统有效的药，可是在临床上并不理想，不能投匕辄效，于是广泛地查阅文献，一般正规医书处方总脱不了麻黄，于是再翻检单方杂治书，施之于临床实践，可是满意的不多。再以专治的药结合辨证论治来用，比较过去为好，但仍不能令人满意。

在长期的临床实践中摸索到一些规律，老年性的阳虚多（尤其男性）；少小的阴虚多（尤其女性）。宋代文献用砒石为主的很多，许叔微《本事方》载有紫金丹，说是治寒喘有奇效，方子的组成以砒石1、明矾3、豆豉10为比例，研粉糊丸，绿豆大小。但对热性哮喘无效，而且用后发作更重。后来只限于用以治寒喘病员，有三五年不发的，不再复发的，不过药量要掌握好，少则无效，多则中毒，服用时间不宜过长。对于治疗寒喘有了些办法，可是对热喘的呢，我采用单方蛞蝓以大贝粉作赋形药，做成绿豆大丸子，每服10丸，日3次，辅以牛黄解毒片，疗效一般还可以，但不及紫金丹。

哮喘在发作时可以用上述方法治疗，若要预防发作，儿童可常服胎盘粉1.5克，日2次；或服河车大造丸，每次6克，日2次。中老年可常服左、右归丸。如果国庆前发作的可于8月间开始服用，如果发无定时，则随时服用，有益无损。对正在发作的病员我自组一方，采用古今民间及日本、朝鲜的单方，将其中治喘有效的药合在一起，名截喘方，药物是旋覆花9克，鼠鞠草15克，全瓜蒌15克，防风9克，合欢皮15克，老鹳草15克，碧桃干15克，五味子9克，野荞麦根15克。随症加减：气虚加黄芪30克，党参15克；阴虚加生熟地各15克；痰多加半夏9克，贝母9克；干咳加元参9克，麦冬9克；热证加竹沥30克，石膏30克；寒证加附子9克，肉桂3克。这仅仅是举例，可以触类旁通。中医过去有一个清规戒律，即发时治标（肺），平时治本（肾）。我过去也照这个规律办事，后来在临床上发现发作剧烈，服治标药无效的，不管新久可以标本同治，止喘药与培补药可以同时并用，收到了较好的效果，看来有些规律是可以突破的。

（摘自《长江医话》）

二、经验方

1. 截喘汤

组方：佛耳草15克，碧桃干15克，老鹳草15克，旋覆花10克，全瓜蒌10克，姜半夏10克，防风10克，五味子6克。

功能：降逆纳气，化痰截喘。

主治：咳嗽痰多，气逆喘促（慢支、肺气肿、支气管哮喘）。

方解：本方系先生对支气管哮喘的截治方法进行长期的研究，结合临床实际疗效筛选民间单验方优化而成。方中佛耳草出自《本草拾遗》，功专化痰、止咳、平喘；老鹳草出《本草纲目拾遗》，功能祛风活血，清热解毒，民间有老鹳草平喘的单方，能祛痰扩张支气管，老鹳草煎剂在试管内对金黄色葡萄菌、肺炎球菌、链球菌以及流感病毒均有抑制作用，能控制支气管哮喘发作期的呼吸道感染；碧桃干酸苦收敛，《饮片新参》有"除劳嗽"的记载，民间有治顽喘的经验，上三味除痰镇咳而平喘逆，且能调节植物神经功能为主药。辅以旋覆花开结化痰，降逆止咳；瓜蒌清上焦之积热，化浊痰之胶结，善开胸中痹阻；姜半夏清痰下气去胸中痰满犹能治咳。佐以五味子补肾纳气，镇咳敛肺，防风《药法类象》谓"治风通用，泻肺实"，是一味抗过敏的有效药，能抑制支气管哮喘发作期的变态反应，清除过敏原的刺激。上方共具清肺化痰，降逆纳气截喘之效。

辨证加减：气虚者加白参 3 克，黄芪 30 克；肾虚者加苁蓉 15 克，巴戟天 15 克，补骨脂 15 克，亦可加蛤蚧粉 3~5 克；阴虚有热者加黄柏、知母、元参、生地各 9 克；咳甚引起喘促无痰或痰不多者可加南天竹子 6 克，马勃 6 克，天浆壳 3 只；热喘加石膏 15 克，知母、黄芪各 10 克；寒喘加炮附片 9 克，肉桂 3 克，鹅管石 9 克研粉服或加服紫金丹）（须特制砒石 5 克，明矾 10 克，豆豉 100 克糊丸绿豆大小，每服七八丸，日服 2 次，有肝肾病勿服，有效与否一星期为止，切勿多服常服）；痰多咯不爽者，加苏子、白芥子、莱菔子各 10 克；胃家实便秘者加服调胃承气汤一剂；喘止后常服河车大造丸、左归丸或右归丸 3 克，日 2 次口服。

病案 1

陈某，男，46 岁，干部。

患者支气管哮喘 30 多年，每届秋冬必大发，曾用氨茶碱、皮质激素类药物治疗，但仅能当时缓解，药停又喘。近日因天冷受寒，哮喘大发已有四天，每晚看急诊，于 1980 年 12 月 25 日请先生会诊。症见哮喘咳嗽，喉间痰多气塞，痰色白，恶寒，周身酸楚，胸闷，夜不平卧，苔薄腻，脉浮紧。西医诊断：支气管哮喘，肺部感染。中医诊断：哮证（风寒挟痰）。处方：炙麻黄 9 克，防风 9 克，佛耳草 15 克，老鹳草 15 克，碧桃干 15 克，旋覆花 9 克，半夏 9 克，开金锁 15 克，合欢皮 9 克，细辛 1.5 克，皂荚 3 克。此方服 3 剂后支气管哮喘即有明显缓解，服至 7 剂，哮喘平止，胸部

X 片示"肺部感染消失",其余症状也明显改善。又续服 7 剂巩固疗效,以后服用右归丸及人参蛤蚧散扶正固本,随访 3 年未曾复发。

2. 新加玉涎丹

组方:蛞蝓二十条,浙贝母 15 克。

功能:清热化痰定喘。

主治:胸闷喘促,咳嗽痰多,体质表现为热性,如兼见舌红口干,面颊俱红,时有目赤等(支气管哮喘)。

方解:玉涎丹是一张民间单方,江南部分地区居民常用以治疗支气管性气喘。在历代医家方书里,并没有详细的记载,仅黎阳王氏秘方记载:"治哮喘方:蛞蝓十条(即蜒蚰十条),象贝 9 克,共捣为丸,每服 1.5 克,早夜各一次。"方中蛞蝓味咸、气寒、无毒,功擅清热祛风,消肿解毒。《本草汇言》云:"善治一切风热火燥为眚,一切风热火痰为病。"适用于热性喘息痰多之症;浙贝母味苦性寒,然含有辛散之气,故能除热、泄降、散结、疗痰嗽,止咳喘。二药合用,对支气管哮喘确有良效。

制作及服用方法:将蛞蝓洗净,再将浙贝研为粉末,适量拌匀,捣糊为丸,制成绿豆大。每服五分至一钱,日服两次,连服 1~3 个月。

临床病例观察:上海第一医学院附属第一医院(现华山医院)中医科曾于 1957 年 1 月至 12 月以"玉涎丹"治疗 64 例支气管气喘病人,取得较好疗效。

(1)病例来源:64 例均为门诊病例,经西医内科检查,确诊为支气管性气喘,并连续服用玉涎丹一个月以上者。

(2)玉涎丹成分、配制及用量:将蛞蝓洗净,再将象贝母研为粉末,以适量象贝母拌研蛞蝓,制成绿豆大丸子,其用量每天二次，每次吞服五分至一钱，连续 1~3 个月或更长时间，一度市场贝母缺货，以百合代替贝母。

（3）疗效标准：观察治疗前后哮喘发作频度和严重程度决定疗效，两者均分为三级。①显著进步：治疗后发作频度降低一级以上而严重程度降低二级以上、或发作频度降低二级以上而严重程度降低一级以上者；②进步：发作频度与严重程度都降低一级者；③好转：发作频度或严重程度有一项降低一级者；④无效：发作频度与严重程度均无变化者；⑤恶化：发作频度或严重程度升高一级以上者。

（4）治疗效果：经治疗后，显著进步者 21 例，进步者 24 例，好转者 7 例，总有效率为 81.2%，无变化者 12 例，未见恶化病例。64 例中 47 例治疗后发作频度有不同程度减少，降低二级以上者 20 例，降低一级者 27 例，有效率为 73.4%，无变化者 17 例，在无变化病例中，5 例的发作严重程度仍有减轻。治疗前后发作严重程度比较，有 49 例经治疗后发作有不同程度减轻，其中降低二级以上者 9 例，降低一级者 40 例，有效率为 76.6%，无变化病例中，3 例的发作频度仍有减少，未见有发作频度与严重程度增加的病例。

（5）病程与疗效关系：5 年以上者 51 例，有效 41 例，占 80.4%；3~5 年者 5 例，有效 3 例，占 60%，3 年以下者 8 例，全部有效，有效率为 100%，可见病程短疗效较高。

（6）辅助疗法：在应用玉涎丹治疗支气管性气喘病过程中，曾合并其他汤丸药作辅助治疗。当哮喘急性发作时，主要并用定喘丸、定喘汤，因玉涎丹对支气管性气喘的即刻疗效并不显著，经用定喘汤治疗后，再用玉涎丹控制发作，符合张景岳所谓"既发时，以攻邪为主"之意。在非发作期或发作时间较久而严重程度较轻时，主要并用河车大造丸、金匮肾气丸、二冬膏等药，上述成药均为强壮剂和润肺补肺药，都没有治喘药物在内，使用这些药物辅助玉涎丹治疗本病，更可提高玉涎丹的疗效。

三、病案选录

病案 1

张某，男，60 岁，门诊号：21952，就诊日期：1991 年 7 月 6 日。

患支气管哮喘二年余，有肺结核病史，喘息抬肩，时有胸闷腰酸乏力，痰不多，舌胖苔白腻，脉滑数。

处方：旋覆花 9 克，全瓜蒌 15 克，碧桃干 15 克，老鹳草 15 克，五味子 6 克，生甘草 3 克，黄芪 15 克，仙灵脾 15 克，巴戟天 15 克，苁蓉 15 克。7 剂。

另：海马 1 克研粉，日 2 次服。

二诊（7 月 13 日）：服上方 7 剂，喘息胸闷减轻，痰多色白，难咯，舌淡胖苔薄。

处方：上方加姜半夏 9 克，陈皮 6 克。14 剂。

三诊（7 月 27 日）：喘促基本控制，改用下方长服。

处方：红参一两，蛤蚧一对去头足，五味子 15 克。上药共研细末，每服 1 克，日服 2 次。

另：左归丸、右归丸各 6 克，日 2 次口服。

【按】本例支气管哮喘病人，年逾六旬，肾气虚衰，除喘息外有腰酸乏力，故用碧桃干、全瓜蒌、老鹳草宣肺平喘，陈皮、半夏、旋覆花化痰降逆，黄芪、五味子益气定喘，仙灵脾、巴戟天、苁蓉补肾纳气，标本兼顾，疗效立显，当哮喘缓解后，用红参、蛤蚧、五味子、左右归丸等药补肾益气，扶正固本，以善其后。

病案 2

王某，男，68 岁，住院号：41341，就诊日期：1982 年 10 月 9 日。

哮喘反复发作，春夏轻，秋冬剧，已达 15 年。近来哮喘持续发作，心悸气急，张口抬肩，呼吸困难，端坐不能平卧，晚嗽痰多而不爽，畏寒发热，头额汗出，胁下胀满，四肢不温，下肢浮肿，按之没指，尿少色清，唇舌青紫，舌淡，苔白腻，脉沉细而数。体检：体温 37.4℃，面浮紫绀，桶状胸，心率：135 次 / 分；心音低，呼吸 40 次 / 分，两肺满布哮鸣音，并可闻及湿啰音。X 线胸部平片示：两肺透光度明显增强，膈低，运动弱，双肺纹理增重，呈网络状，间隙模糊不清。诊断为"喘息性支气管炎继发感染，慢性阻塞性肺气肿"。证属脾肾阳虚，气不摄纳，肺失肃降。治拟温阳益气健脾助运，肃肺化痰。

处方：熟附子 15 克，桂枝 9 克，仙茅 9 克，仙灵脾 9 克，黄芪 15 克，五味子 9 克，白术 9 克，茯苓 15 克，大腹皮、子各 9 克，百部 9 克，老鹳草 9 克，防风 6 克。7 剂，水煎服。

二诊（10 月 16 日）：服上方后，热退肢温，尿量增多，肿胀大减，自汗胁胀已少，咳嗽气急，喘促心悸均见减轻，已能高枕入睡。苔薄腻，脉细滑，两肺哮鸣音及湿啰音明显减少，再予前法调治。

处方：上方去五味子、白术、大腹皮子，熟附子减为 9 克。7 剂，水煎服。

另服：蛤蚧 30 克，白参 15 克，五味子 30 克，共研细末，每服 3 克，日服 2 次。

三诊（10 月 23 日）：肿退咳止，喘促已少，舌淡红，苔薄，脉细滑。改用益肾纳气，固本培元之法。

处方：生熟地黄各 9 克，当归 9 克，五味子 9 克，仙茅 9 克，仙灵脾 9 克，黄芪 9 克，党参 9 克，蛤蚧 6 克，碧桃干 15 克，茯苓 9 克。每日 1 剂。

另服：左、右归丸各 6 克，日服 2 次，长期服用。于 1982 年 10 月 30 日出院。

【按】本例系喘息性支气管炎继发感染，慢性阻塞性肺气肿，病在肺、脾、肾三脏。故用附子、桂枝峻补命火，温肾通阳，以强心利尿，改善微循环，使气血畅通；仙茅、仙灵脾温肾助阳，培本清源；黄芪、五味子益肺补脾，益气定喘以利尿；白术配附子健脾益气，温阳利水，消除阴翳而助脾运，以图治本。配用茯苓、大腹皮子健脾利水，行气消胀；百部、老鹳草、防风肃肺平喘，镇咳祛痰，以治其标。二诊时，肿胀、咳喘、心悸、气急均见减轻，处方减轻附子用量，减去白术、大腹皮子，加用参蛤五味子散以补肺益肾，定喘止咳。三诊时，肿退咳止，惟喘促尚有，故用生、熟地黄、当归、五味子补肾益阴，仙茅、仙灵脾温肾益精；参、芪、蛤蚧、五味子益气定喘；更以左、右归丸滋养真阴，温补真阳，补养气血，纳气归元，以资调理。

病案 3

杨某，女，38 岁，教师。

患有支气管哮喘 25 年，幼时发过湿疹，13 岁时受凉感冒后引发哮喘，以后凡受寒，吃虾蟹，情绪不愉快或嗅到煤气、汽油、柏油等气味时均可使哮喘发作，每次发作可持续 5~7 天。1980 年 9 月 18 日哮喘发作请先生诊治。症见哮喘面赤，咳剧痰黄咯之不爽，咽喉红痛，口干大便不畅，苔薄黄，脉浮滑数。西医诊断：支气管哮喘、支气管炎、咽炎。中医诊断：喘症（风热挟痰）。处方：佛耳草 15 克，老鹳草

15克，碧桃干15克，旋覆花9克（包），全瓜蒌9克，防风9克，马勃6克，开金锁15克，百部9克，南天竹子6克，板蓝根15克，合欢皮15克，天竺黄9克，象贝粉3克（冲）。上方服5剂后，咳嗽哮喘均得平止，咽喉红痛亦退，续服7剂巩固疗效，以后用知柏地黄丸常服扶正固本，截治哮喘复发，经随访已两年余未发作。

【按】此例为风热挟痰型哮喘，因咳剧，故用"截喘汤"合"截咳方"，并加入清热化痰之品，直捣病原，药证合拍，丝丝入扣，故应手辄效。用知柏地黄丸善后，防止复发，符合中医对哮喘发则治实，不发治虚的治疗原则。

病案4

尤某，女，6岁。

4年前发哮喘，以后每年四五月及十月必发作一次。发时气急喉中哮鸣，兼有咳嗽，不发时如正常幼儿。予截喘法，处方：佛耳草9克，老鹳草9克，碧桃干9克，防风4.5克，合欢皮9克，开金锁9克，地龙9克，僵蚕9克，服4剂后即哮喘停止，后用紫河车粉每天3克冲服，连服一个月，第二年又用紫河车粉于9月份续服一个月，支气管哮喘从此断根，随访5年未曾发作。患儿家长将此方介绍给其他患支气管哮喘的幼儿服用，也有显著疗效，并可控制复发。

【按】广地龙、僵蚕二味药均有较好的平喘作用，对哮喘重度发作者，先生常将此二味药加入截喘方中，以增强截喘效应。紫河车补元气，益精血，药理实验证实有增强机体免疫功能兼有抗过敏性疾患的作用。本例为过敏性哮喘，予截喘与固本法相结合，标本兼顾，疗效卓著。

先生认为，哮喘的反复发作是体质内在因素和外感时邪相合的病理反应。诚如《时方妙用》说："哮喘之病，寒邪伏于肺俞，痰窠结于肺膜，内外相应，一遇风寒暑湿燥火六气之伤，即发……"这与现代医学认为支气管哮喘属于变态反应性疾病而有外源性及内因性过敏抗原的观点颇相吻合。内因性包括遗传过敏体质，体力衰退，机体免疫功能失调，精神刺激及病人呼吸系统内的病灶或细菌产物；外源性包括气候变化，接触外界过敏原（如食用鱼虾、吸入花粉、尘螨等），非特异性刺激因素过敏（如煤烟、油漆、香料等）。哮喘长期反复的发作往往由于内因过敏体质与外源过敏原的交叉激发，呈现"混合型"的特点。先生指出，从中西医结合的角度分析，支气管哮喘以"痰"为病理的重要环节，表现为支气管、细支气管黏液的肥大、增生、腺体分泌亢进。然痰伏于肺，平时可不发病，如外有非时之感，即为过敏原诱因触发，则痰随气升，气因痰阻，互相搏击，闭拒气道，发生变态反应。由于气道阻塞，肺管因而狭窄，肺气升降不利，以致呼吸困难，气息喘促；同时气体的出入，又复激动停积之痰搏击有声，故产生哮鸣。"截喘汤"就是根据中西医结合，病证互参的原则，选药不落窠臼，撷取草药之长，吸收民间单方验方经验，抓住化痰和抗过敏的环节，使支气管痉挛得以松弛，黏膜分泌得以清除。所谓截喘的"截"，反映了先生治病重视截断的学术思想，诚如赵学敏在《串雅》中说："截，绝也，使其病截然而止。"截断就是快速有效，直中病原，控制病情，并能经得起临床的重复使用。

病案 5

郭某，男，22 岁。

哮喘已 9 年，目前咳喘气急，胸闷，痰黄稠。唇、咽、舌俱红，舌有刺，脉数滑。

麻黄 9 克，生石膏 30 克，杏仁 9 克，甘草 6 克，开金锁 15 克，五味子 6 克，全瓜蒌 24 克。5 剂。

另佐以牛黄解毒片。

药后胸闷已舒，咳喘、气急已明显减轻。照上方去全瓜蒌，续方 5 剂。

【按】本案为热喘，痰热壅肺，故用麻杏石甘汤宣肺清热平喘；开金锁为野荞麦根，清热解毒，活血散瘀专治肺热咳嗽；全瓜蒌清泄痰热并治胸闷；五味子为常用镇咳平喘药，无论内伤外感咳嗽都可以用。据现代药理研究，五味子有良好的抗应激作用，能增强机体对非特异性刺激防御的能力，增强肾上腺皮质功能，能影响糖代谢，加快肝糖元分解，提高血糖及乳酸水平，所以是味强壮药，同时又有较好的镇咳祛痰作用，因此对于多年喘咳的患者，扶正止咳，一举两得。

病案 6

沈某，男，41 岁。

自 5 岁即发哮喘，现龟背鸡胸，有紫绀，呼吸气急，颈静脉及腹壁静脉曲张，下肢凹陷性浮肿，腹部有转移性振荡浊音，示有腹水，舌红润，脉弱。西医检查：两肺有哮喘音及水泡音，肺动脉瓣区第一心音减轻，第二心音亢进，示肺动脉高压。X 光透视：右心扩大致右心衰竭，诊断为肺源性心脏病，拟温阳利水，用真武汤加减：

茯苓 15 克，芍药 9 克，白术 9 克，干姜 3 克，附片 6 克，党参 15 克，黄芪 15 克，五味子 9 克。7 剂。

【按】本例为肺源性心脏病，有腹水浮肿，为心力衰竭之症，故用附片强心，促进循环改善；配干姜、苓、术，健脾利水；佐白芍养阴利水；加参、芪益气扶正；五味子是强壮止咳药，本例用于扶正止咳，一举两得。服药14剂后，腹水及浮肿全退。

病案7

胡某，女，46岁。

胸闷窒塞，呼吸不利，不能平卧，喉间作水鸡声，稍有咳，无痰，苔白，脉软。

麻黄6克，桂枝6克，川朴9克，枳实9克，杏仁9克，甘草6克。2剂。

药后，咳喘减轻。

麻黄9克，桂枝9克，枳实9克，杏仁6克，陈皮3克，甘草3克。3剂。

【按】病者所患寒喘，胸闷窒塞，呼吸不利，不能平卧，喉间作水鸡声，主要有痰饮在肺，不易咳出，故用麻黄汤宣肺平喘，以厚朴助麻黄平喘，厚朴、枳实下气去满。二诊去厚朴加陈皮，以健脾和胃。

病案8

周某，男，34岁。

哮喘发作，呼吸气促，胸膈烦闷，见胸高气粗，痰浊黄稠，不易咳出，目赤唇绛，口渴喜饮，舌红苔黄，脉滑数。此为热喘，痰火旺盛之象，治宜清热宣肺，化痰平喘，以白虎汤加减。

生石膏30克，知母9克，黄芩9克，厚朴9克，枳实9克，五味子6克，麻黄9克，款冬9克。5剂。

另炒广地龙30克，研细，每次服3克，一日2次。

【按】本例为痰热搏结于肺，加感外邪，致使痰热化火，火气上壅，则胸高气粗，如目赤唇绛，口渴喜饮，舌红苔黄，脉滑数均为痰火旺盛之象。以白虎汤配麻黄清热宣肺，因有胸闷，痰不易咳出，故加厚朴、枳实助麻黄平喘下气。本方广地龙性寒，佐麻黄可治热喘，药后肺火清而喘咳平。

病案9

罗某，男，64岁。

患哮喘病史9年，反复发作，近日发病，哮喘呈持续状态，曾用氨茶碱等多种平喘药及抗生素等药，未能缓解。患者咯痰稠黏色黄，脘腹胀满，大便秘结不通，舌质红，苔黄厚带黑，脉象滑数。西医诊断为哮喘性支气管炎合并继发感染、阻塞性肺气肿。证属热结肠腑，肺失宣肃，治宜清热除滞，通腑降逆。

生大黄9克，玄明粉6克，川朴9克，枳实6克，开金锁15克，麻黄9克，百部9克，碧桃干15克，鱼腥草30克。

一剂，浓煎两汁，顿服。药后半小时，大便畅行，当晚喘平。

【按】本例哮喘辨证为"阳明腑实，浊气上逆"。本"肺与大肠互为表里"，治疗用大黄清热通腑，宣气降逆之法取效。遂改用益肾固本，培元纳气，调整善后。

病案10

强某，男，43岁。

喘息发作已有三年。冬重夏轻，发作时胸闷气急不能平卧，痰色黄稠，唇舌俱红，脉滑数。经某医院诊断为慢性支气管炎急性发作，为热喘，用麻杏石甘汤合小陷胸汤加减。

麻黄6克，全瓜蒌30克，黄芩9克，半夏6克，石膏24克，黄连3克，甘草6克。5剂。

【按】本例证属热喘，治宜清肺平喘，宽胸豁痰，用麻杏石甘汤合小陷胸汤加减，药后喘平痰减。

病案 11

顾某，男，60 岁。

形寒肢冷，哮喘十余年，夏季稍差，发作时咳喘痰多，白色泡沫状，舌淡而胖，两尺脉弱。辨证为肾阳不足的哮喘，以金匮肾气丸，自 9 月份即服，发作时给予砒矾丸。

金匮肾气丸 500 克，每次服 9 克，每日 2 次，连续服一个月。发作时服砒矾丸，每次服 6 克，6~7 颗，连续服 10 日即须停药。

据患者云，今年寒喘发作较轻，服砒矾丸一周后即好。

【按】《景岳全书》说："肾为气之根。"本例辨证为肾阳虚的哮喘，服金匮肾气丸，温补肾阳，自 9 月份即服，以预防并减轻其发作，因属寒喘用砒矾丸有效。

病案 12

刘某，女，43 岁。

初诊：哮喘持续发作，多汗，胸闷塞，脉右寸弱，苔黑。

熟地 9 克，山药 15 克，瓜蒌皮 9 克，五味子 6 克，麻黄 6 克，枳实 9 克。3 剂。

另移山参 1.5 克，蛤蚧 1.5 克，分 2 次吞。

复诊：胸闷略减，痰亦易咯出，胃纳稍增，怕冷，苔黑减，口不干。

熟地 9 克，山药 16 克，山萸肉 6 克，泽泻 6 克，茯苓 6 克，丹皮 6 克，附片 6 克，桂枝 6 克，麻黄 6 克，枳实 6 克，瓜蒌皮 9 克。7 剂。药后喘平。

【按】过去中医治疗哮喘有一个清规戒律，即发时治标（肺），平时治本（肾）。我过去也照这个规律办事，发现标证发作剧烈，服治标药无效的，止喘药与培补药同用，标本同治，收到较好效果，本案即是一例。以参蛤散或金匮肾气丸加减，固本培元；配伍麻黄、枳实、瓜蒌皮，宣肺、平喘、宽胸，药后取得显著疗效。

中医"十八反"谓"附片反蒌皮"，但根据我们临床观察，无不良反应。

病案 13

薛某，男，53岁。

形寒畏冷，哮喘已二十多年，现热天亦发，咳嗽，痰不多，舌淡、苔粉白带蓝，脉沉。

麻黄9克，附片6克，细辛2.4克，桂枝9克，款冬9克，紫菀9克。5剂。

【按】本案哮喘二十多年，为沉痼之病，缠绵反复，正气溃散，精气内伤，症状错综出现，但毕竟寒痰阴凝于内，用附子偕麻黄、细辛，俾离照当空，阴霾自化，能使喘平痰减。本案辅以桂枝解表，佐以款冬及紫菀治久咳气逆。

病案 14

陈某，女，51岁。

患咳喘已20余年，晨间为甚，胃痛亦已多年，主诉胸脘痞闷，常有呕恶清水，舌色紫暗，苔微黄，脉沉细。以旋覆代赭汤加减：

旋覆花9克（包），代赭石24克，太子参9克，姜半夏9克，款冬花12克，麻黄6克，大贝6克，百部6克。7剂。

药后喘咳大定。胃痛、痞闷及呕恶大减，续方5剂图治。

【按】本例辨证为肺胃气逆，宗旋覆代赭汤加减。旋覆代赭汤有降逆下气，和胃消痰作用，所以临床亦治疗痰饮咳喘，本案即是明证。盖旋覆花、代赭石与麻黄、款冬花相须为用，亦可治肺气上逆。

病案 15

王某，男，48 岁。

咳喘已 3 年，秋冬发作较剧，近日正发作，咳喘胸闷，呼吸有水鸡声，痰多咳不出，几难平卧，影响食眠，苔白腻，脉滑数。治宜宣肺豁痰定喘，拟葶苈大枣泻肺汤及射干麻黄汤加减：

葶苈子 9 克，射干 9 克，麻黄 9 克，款冬 9 克，五味子 6 克，枳实 6 克，川朴 9 克，大枣 12 克。7 剂。

药后喘息平，痰液减，能平卧，续方 5 剂治愈。

【按】本例痰饮喘鸣、胸闷，属葶苈大枣泻肺实证。又肺气不通为痰饮阻塞，故呼吸有水鸡声，以射干麻黄治咳喘有水鸡声；枳、朴相辅解胸闷，方证相符，故病痊愈。

《金匮要略》说："肺痈，喘不得卧，葶苈大枣泻肺汤主之。"喻昌注说："此肺痈吃紧之方也。肺中生痈，不泻其肺，更欲何待？然日久痈脓已成，泻之无益，日久肺气已索，泻之转伤，惟血结而脓未成，当急以泻肺之法去夺之，未必其人表证尽入于里，因势利导，乃可为功。"可见本方适用于肺痈脓未成的实证，配伍清热解毒排脓之剂，如千金苇茎汤以增强疗效。若已成脓，则非所宜。

病案 16

顾某，女，62 岁。

哮喘 15 年，冬重夏轻，发作时不能平卧，现喉间紧束，有哮喘音，脉细，舌净。证属风寒束肺，治宜宣肺平喘。

麻黄 9 克，枳实 9 克，玄参 9 克，甘草 6 克。3 剂。

另砒矾丸，每次服 5 丸，日 2 次。共 30 粒。

【按】本案以甘草麻黄汤加味治疗咳喘。麻黄宣肺平喘，枳实宽胸，玄参利咽，另砒矾丸治疗寒喘有奇效。砒矾丸即为许叔微《本事方》所载的紫金丹，方子的组成以砒石 1、明矾 3、豆豉 10 为比例，研粉糊丸，绿豆大小，每服 5~7 丸，对寒性哮喘，效果很好，但对热性哮喘无效，而且用后发得更重。不过药量要适中，少则无效，多则中毒。连服 2 周无效即停，有效可间断服，不能连续用至 1 月。有肝肾病者、出血者忌用。

病案 17

屠某，男，44 岁。

1967 年开始患咳喘，逢冬必发，至翌年春末，才见好转。近年来发作愈加频繁，时间也延长。病程每年约 7 个月。面色晦暗，形寒怕冷，气急，痰清稀，色白，咳时胸胁痛。舌胖、湿润、苔薄白、脉弦滑。一直吃氨茶碱等治疗未见效。辨证为肺寒伏饮，拟小青龙汤以温肺化饮。

麻黄 6 克，桂枝 6 克，白芍 9 克，细辛 2.4 克，五味子 6 克，干姜 6 克，半夏 9 克，炙甘草 6 克。5 剂。

服药 3 剂后，即感痰减、喘平。拟以左、右归丸各 120 克，每次各服 6 克，日服 2 次，以防其发作。

【按】本案为寒喘兼里有水饮，小青龙汤证悉具。投以小青龙汤 3 剂后，患者即显著好转，此可谓急则治其标。另外，"哮喘发作时治肺，平时治肾。"本案所以用左、右归丸者，用以温肾固本，以防哮喘发作。若无左、右归丸，常服七味都气丸亦可。

【按】大、小青龙汤同是表里双解的方剂，何以本案用小青龙而不用大青龙汤？因本案表里俱寒兼有痰饮，故用麻、桂解其表寒，配以干姜、细辛、半夏温化寒饮，五味子敛肺治喘咳，伍以芍药、甘草以缓解其气管平滑肌的痉挛。又前一病例陈某为表寒里热之证，故投以大青龙汤，也用麻、桂解其表寒，但重用石膏清里热而解烦躁。从大、小青龙汤立方用药，比较发表药相同，均用麻黄、桂枝，而治里药各异，对照分析，可以省悟仲景立方用药的妙处。然而《金匮要略》中又有小青龙加石膏汤和越婢加半夏汤治疗肺胀、咳而上气，其用意何在？盖小青龙加石膏，治喘而烦躁，重在加石膏去烦热以治寒饮挟热的哮喘。越婢加半夏汤以越婢汤辛凉宣肺泄热，重在用半夏辛温豁痰，降逆平喘。一用石膏，一用半夏，二者启发用药的思路。盖诊病要独立思考，灵活辨证，在不变中有变，变中有不变，学者可举一反三，触类旁通。

据临床报道，用小青龙汤合剂，每毫升相当原方生药2克，成人每次服5~8毫升，每日4次，温开水冲服。通过8000余人次的临床观察，证明本方对解除发热恶寒、咳嗽喘息、咯痰等呼吸症状，疗效显著（《江西中医药》1955年第5期）。

病案18

俞某，女，19岁。

哮喘3年，感寒易发，咳剧痰多，胸闷气窒，形神疲乏，易寐，舌淡有齿印，苔白，脉弦滑。

麻黄9克，附片6克，枳实9克，川朴9克，前胡9克，款冬9克，甘草6克。4剂。

【按】本案辨证为少阴寒喘，故用麻黄附子甘草汤加味，麻黄配前胡宣肺豁痰，辅枳、朴下气，佐款冬止咳，果服药后诸证减，续方3剂，终获缓解。

病案 19

陈某，女，37 岁。

哮喘 5 年，遇冷即发，咳喘，痰稀作白沫状，夜间喉中作水鸡声，舌淡、苔白、脉滑。证属肺有寒饮，拟以射干麻黄汤加减。

射干 9 克，麻黄 9 克，前胡 9 克，紫菀 9 克，干姜 3 克，细辛 3 克，五味子 6 克，半夏 9 克。5 剂。

【按】本案为肺有伏饮，哮喘遇冷即发。方中射干利咽降气，治喉中作水鸡声为主药。麻黄平喘，配伍前胡、紫菀宣肺降逆。辅以细辛、干姜、半夏同用有温散水饮的作用。方中五味子是味强壮药，又有较好的镇咳祛痰作用，对哮喘多年的患者，扶正止咳一举两得。

慢性腹泻证治举要

一、宜燥湿不宜利湿

泻多由于湿。《内经》云："湿胜则濡泄"。《杂病源流犀烛》曰："湿盛则飧泄，乃独由湿耳。"因此利水渗湿，分清别浊历来是治疗泄泻的主要法则之一。如丹溪曾云："泻多由于湿，惟分利为上策。"景岳说："治泻不利小便，非其治也。"李中梓则以淡渗利水为治泻九法之首位。然而先生认为急性腹泻或慢性腹泻均宜燥湿而不宜利湿。盖因津液具有载气、化血、濡润全身之功能，是维持人体生命活动的重要物质。临床上常可见气随津脱，津竭气亡之现象，故仲景对汗、吐、下法的应用十分慎重，后世医家亦有"存得一分津液，便有一缕生机"之说。小便乃由津液所化，慢性腹泻丧失津液已多，再利小便势必导致其津液愈枯而使病情更趋严重复杂。慢性泄泻之湿，乃是脾虚失运所致，唯有健脾燥湿才是治病之根源，利小便实有犯"虚虚"之误。《杂病源流犀烛》曰："脾强无湿，故先生主张运用川朴、苍术、白术、砂仁或黄连等健脾燥湿药，从根本上杜绝其生湿之源。从现代药理研究可知，此类药物均有控制肠道病菌的作用，故适用于慢性腹泻的治疗常取得较好的疗效。如一患者泄泻三个月，多则日行七八次，少则二三次，便溏有异味，口苦苔黄而腻，显系中焦湿热，先生运用黄芩、黄连苦寒燥湿，枳实、木香消导积滞，甘草、芍药甘酸化阴以缓急，药仅六味，连服用3剂，泄泻即瘥，后用六君子之类调理而愈。

二、温清酸涩寒热并用

久治不愈的慢性腹泻，先生常温清酸涩并用，正气、邪气、病因、症状综合调节治理，以截断扭转病势，使病情向良好的方向发展。

温，即用温阳益气药以扶正固本。先生认为，慢性腹泻久久不愈，并不是邪热之盛，而是正气不足所致。《内经》曰："正气存内，邪不可干。"正气充沛旺盛，即使感受病邪亦往往一药而愈而少有后患，正气不足，无力驱邪，则病邪留滞，迁延缠绵，遂成慢性之疾。因此温阳、益气，增强机体抗病能力，是驱逐病邪的先决条件。先生在临床上温阳多用附子、肉桂、干姜、补骨脂等，益气主用黄芪、党参、白术、淮山药。其中黄芪、附子二味先生尤为推崇。黄芪补中益气，具有提高机体免疫功能的作用，《别录》谓其主"藏风邪气……主腹痛泄痢"。故在临床上常重用黄芪以扶正驱邪，一般常用量为 30 克。附子能振奋机能之衰减，振奋全身细胞之活力。虞抟云："能引补气药行十二经，以追散失之元阳，引补血药入血分，以滋养不足之真阴，引温热药达下焦，以驱除在里之寒湿。"运用临床常有力起沉疴之功。

清，即清热解毒以消除滞留肠道的湿热邪毒病邪。湿热邪毒常为慢性腹泻的致病原之一，湿性黏滞缠绵，与热相结，壅滞肠道，致肠道气机堵塞，传导失司，或伤及血络而致气血失调。因此消除湿热之邪是为治病求本之道，先生常用地锦草、蚂蚁草、鸡骨草、铁苋菜、秦皮等清热解毒药，临证取用，以清除湿热邪毒，达到清肠和络之功效。现代药理分析表明，此类药物具有良好的抗大肠杆菌的作用，部分药物如白头翁、铁苋菜等还有抗痢疾杆菌的作用。故为治疗慢性腹泻不可缺少的一环。

酸敛收涩，历来医家往往视作畏途，因而用之颇慎，如丹溪所曰："世俗利用涩药治泻……为祸不少。"李用粹则认为："兜涩不可太早，恐留滞余邪。先生认为，酸敛收涩有截断病势发展之功，关键在于如何选药。慢性腹泻为正虚邪恋之证，正虚为邪恋之基础，正气愈虚，邪气愈恋，遂成恶性循环，久而久之，正气衰竭则危象生焉。因此，在扶正祛邪，治病求本的同时，适当加以酸敛收涩之药，不仅能收敛耗散之正气，亦能截断邪势之发展，更有利于扭转病情恶性循环之局面。先生常喜用乌梅、石榴皮、五味子等药，因这些药物具有收敛正气及驱除邪毒双重作用，如乌梅据现代药理分析对痢疾杆菌及肠致病菌都有抑制抗菌作用，诃子对4～5 种痢疾杆菌均有较强的抑制抗菌作用，但并不是所有收涩作用的药物均可选用，有些酸涩药如罂粟壳之类，先生认为不宜使用或多用。由于正确地把握住正气、邪毒、虚实之关系，施以温清酸涩等多头并进，各施其职，标本兼顾，因而取得较好的效果。如治一男性患者，23岁，由菌痢引起慢性溃疡性结肠炎，五年迁延未愈，面色㿠白，形体羸瘦，畏寒肢冷，腹痛下利，一日数行，舌淡苔白润，脉来沉细无力，曾用消炎药未见效。先生用附子、肉蔻，振奋阳气，铁苋菜、鸡骨草、胡黄连清热解毒，诃子酸敛收涩，五剂药后，霍然而愈。

三、用药点滴经验

先生在临床上见到慢性泄泻，以脾肾阳虚，肝横犯脾，脾胃虚弱为常见；亦有湿热滞留者，大便中带有脓血样分泌物。前人说："暴泻属实，久泻属虚。"此语不切，因暴泻必有虚证，久泻也有夹实。应该说"暴泻多实，久泻多虚"。对脾胃虚弱者，常用益气健脾药如党参、黄芪、山药、白术、茯苓、陈皮、砂仁、肉豆蔻等，对脾肾阳虚和肾阳虚者，都用壮火温脾药如益智仁、补骨脂、诃子、附子、肉桂、干姜、良姜、砂仁、肉豆蔻、木香之类。罂粟壳，并不常用，因为用久了会成瘾。对于肝气横逆犯脾胃者，常用平肝和脾药，如白芍、金铃子、木瓜、山药、党参、茯苓、枳壳、柴胡等；有湿热的加入清热燥湿药。

无论急性、慢性泄泻都不用利湿药，常用燥湿药。前人说湿多成五泻，所以后人一般沿用利湿，以为得湿可使小肠分清理浊，大便得以干燥。先生认为泄泻丧失津液已多，不宜再用利尿，尤其是小儿。

对慢性热性泄泻，先生也不主张纯用清热解毒药，而常用扶正药加入清热解毒药。因为慢性热性泄泻久久不愈是人体本身的正虚，不是病邪的势盛。扶正药可以增强病人的抗病能力。

对于因食物、冷热及水土不服等所致的慢性泄泻，常用芍药甘草汤，方中芍药可用 24～30 克，该方有调和营卫、纠正过敏、缓解泄泻、止痛之功。

对大便带血的慢性泄泻，常用羊蹄草、黄柏，有较好的止血作用。

古人认为酸涩药不宜早用，否则邪滞不去。但医者应注意，如病人泻下次数太多或太久，必要时当然可以用。如诃子、石榴皮、乌梅、金樱子之类，可酌情在各种类型的方药中加入。此外，部分酸涩药还有清热解毒作用，如地锦草、蚂蚁草之类。

四、经验方

益气止泻汤

组成：黄芪 15 克，党参 15 克，制附子 9 克，乌梅 10 克，诃子 10 克，木香 10 克，川连 3 克，地锦草 15 克，马齿苋 15 克。

功能：益气温肾，扶正固涩。

主治：久泻腹痛，便形不实或挟黏胨（慢性痢疾、溃疡性结肠炎）。

方解：本方治疗脾肾阳虚、湿热羁留的久泻。方用党参、黄芪补中益气，《本草正义》说党参"力能补脾养胃……健运中气，本与人参不甚相远"。《医学启源》说黄芪"善治脾胃虚弱"，《别录》说治"腹痛泄痢"，更有扶正祛邪的作用。《本草汇言》谓"驱风运毒"，对机体免疫功能低下所致的下利尤为相宜。叶天士说"久泻无有不伤肾"，《本草备要》

谓附子"补肾命火",虞抟谓"能引补气药行十二经,以追散失之元阳;引补血药入血分,以滋养不足之真阴;引温热药达下焦,以驱散在里之寒湿"。先生认为能振奋机能之衰减,振奋全身细胞之活力,以推动脾胃局部的运化功能。刘完素说"黄连辛能发散,开通郁结,苦能燥湿,寒能胜热",为"治痢之最"。《生草药性备要》云马齿苋:"治红痢症,清热毒",孟诜谓"治疳痢"。《本草汇言》谓地锦草"凉血散血,解毒止痢之药也"。《本草新编》云乌梅"止痢断疟,每有速效",《本草求真》言:"酸涩而温……入肠则涩。"现代药理分析认为对霍乱弧菌等肠内致病菌有效。《日华子本草》言诃子"治肠风泻血",《长沙药解》说"行结滞而收滑脱"。药理分析证明诃子对4～5种痢疾杆菌都有效,两味既涩肠收敛止泻利,同时又具有抗菌消炎作用,一举两得。木香行气止痛。综合诸药温补脾肾以扶正,清热解毒而祛邪,收敛固摄能止泻,邪正兼顾、标本同治,故对正虚邪恋之久泻久痢具有良好的效果。

辨证加减:阳虚不甚去附子用高良姜,本品为温脾胃之药。肾虚见症明显加补骨脂、益智仁。肾虚兼有湿热先生常用菟丝子,该药既可补肾固精,又能清利湿热,《药鉴》谓"利水治湿热"。腹痛加石菖蒲、乌药。药理分析能促进消化液的分泌,及制止肠胃道发酵,并有缓解肠胃道平滑肌痉挛的作用。兼有瘀血则加乳香,《要药分剂》言:"赤白痢腹痛不止者,乳香无不效。"胸脘胀满加苏梗、砂仁和胃化湿。寒湿腹胀加苍术、川朴苦温燥湿运脾。气滞腹胀加青皮、枳壳、大腹皮利气宽中。滑脱不禁加赤石脂、禹余粮,固摄收敛。中气下陷加升麻、柴胡升清举陷。兼有便秘交替或加望江南清热润肠,或加当归、苁蓉养血润肠。湿热重黄柏、黄芩、白头翁、秦皮、铁苋菜、鸡骨草酌选二味以苦化湿热。兼有出血加羊蹄根凉血止血。

五、病案选录

病案 1

贾某,男,47 岁。

泄泻二年余,日约二次,或多到七八次不等。肠鸣辘辘,时有腹痛,形寒饮冷为甚。胃纳不香,口中苦,面色无华,神疲乏力。舌淡红,苔薄腻,脉软无力。其病始于呕吐下利,良由湿热留恋,脾运失司,病久入肾,遂致脾肾阳气渐衰,《内经》所谓"始传热中、末传寒中",拟予益气补肾,清热化湿。方用黄芪 15 克,党参 15 克,附子 9 克,木香 9 克,黄连 3 克,砂仁 3 克,苏梗 9 克,乌梅 9 克,诃子 9 克,地锦草 10 克。7 剂后,腹痛已瘥,大便日行 2 次,精神稍振。再守原方调理而愈。

病案 2

李某,男,13 岁。

痢症初起,腹痛拒按,伴有恶寒发热之表证,解毒荡涤兼顾,用桂枝加大黄汤加减。

桂枝 9 克,芍药 18 克,大黄 9 克(后下),槟榔 9 克,枳实 9 克,生姜 3 片,大枣 4 枚,炙甘草 6 克。3 剂。

药未尽剂,痢已痊愈。

【按】痢疾用泻法,此"通因通用"之意。方中大黄、槟榔、枳实荡涤肠道积滞,清除大肠湿热。伴以桂枝汤解表,俾邪从皮毛出。表里双解,病焉不愈。

病案 3

杨某,男,24 岁。

最近 3 天来水泻，一日数次，腹痛，肛门有灼热感，小便色深。患者一周前患感冒未愈，午后有低温，动辄自汗，恶风，苔薄黄，脉数。辨证为太阳中风而兼热利，投以阳旦汤。

桂枝 9 克，白芍 18 克，甘草 4.5 克，生姜 3 片，大枣 5 枚，黄芩 15 克。5 剂。

【按】本案为太阳中风而兼热利。解表宜用桂枝汤，加重芍药剂量，以治腹痛下利。加用黄芩以清大肠湿热，果药后表证除，下利止。

病案 4

方某，女，39 岁。

昨日发热 39℃，头痛，恶风，四肢酸痛，伴有腹痛，急性腹泻，一日 5 次，今日腹泻里急后重，见黏冻样大便有血，经检查为细菌性痢疾。舌质红，苔黄腻，脉弦数。

葛根 24 克，黄芩 9 克，黄连 4.5 克，木香 6 克，铁苋菜 30 克，芍药 15 克，甘草 5 克。3 剂。

【按】本例辨证为太阳、阳明合病，痢疾初起见有表证兼有腹痛下痢，里急后重，投以葛根芩连汤，表里双解。加铁苋菜止血清肠，一举两得，服本方 2 剂后即热退痢解。

病案 5

吴某，男，79 岁。

下痢白色而黏，有后重感，下腹痛颇剧，汗多，肤冷，畏寒，舌苔白腻，脉弦紧，辨证为寒湿滞下，以大黄附子汤加减：

制大黄 9 克，制附片 9 克，党参 9 克，干姜 6 克，细辛 3 克，马齿苋 30 克，芍药 24 克，甘草 6 克。5 剂。

药后，果告痊愈。

【按】痢疾古称滞下，亦有寒热虚实之不同。本案高龄病痢，辨证为正虚邪实，寒实滞下，以"通因通用"法温下为治。大黄逐滞清肠，配附子、干姜及细辛温中祛寒，共收温下之功；附片配党参扶阳固气以防脱；芍药缓急止痛又有抗痢疾杆菌及消炎作用。溯从金元时代，张元素就用芍药甘草汤治痢，加大芍药剂量治腹痛效果更好，与马齿苋相配伍，清肠止痢。若不辨痢之寒热虚实，贸投苦寒清热之剂，则病未却而正愈伤。

根据中医经验，使用大黄泻下，只用于实证，而不宜于虚证。实验证明，用大黄煎剂口服给药，可使动物的胃排空速度增加。但当用氧化亚铁、硝酸银及酒精等灌胃，引起胃功能抑制、中毒，或多次放血、冷应激，或使之"疲劳"，造成动物"虚证"时，再给予大黄煎剂，则不仅不能促进胃的排空，反而增加胃功能障碍，使胃内容物长期停滞（《日本东洋医学杂志》1971年第2期第1页）。

故大黄用于虚中挟实之证，必须与附子、干姜等配合，既能泻下，又能兴奋全身机能，促进新陈代谢，而为强壮泻火之剂，有寓泻于补之妙。

病案6

刘某，女，63岁。

慢性泄泻已3年，常心下痞闷，肠鸣辘辘，大便溏薄，挟有白色黏液，日2~3次。若进食稍多或略进油腻发作尤剧，并有失眠、眩晕。苔白而微腻，脉细弱。西医诊为溃疡性结肠炎。证属胃虚痞结，予甘草泻心汤加味。

炙甘草12克，党参12克，黄连3克，黄芩9克，半夏9克，干姜9克，白术9克，茯苓9克，厚朴9克，大枣4枚。5剂。

服药后大便即成形，纳增，睡眠转佳，尚有眩晕。续进
5剂，以归脾丸善后，随访3年，腹泻未发。

【按】本例慢性泄泻多年，辨证为胃虚痞结。以甘草泻
心汤及四君子汤同用，重在治本，故补中消痞兼施，扶正逐
邪并用，宜乎取效也。

病案7

李某，女，42岁。

腹痛当脐，已十数日，初起下利无度，有黏液，里急后
重，现势稍止，日尚有五六次，舌淡苔黄，脉弱。用白头翁
汤苦寒以坚之，复加黄芪、归、芍以和之。

白头翁9克，秦皮9克，黄柏9克，黄连3克，黄芪
15克，当归9克，白芍12克，木香3克。4剂。

【按】本例因已下痢十数日，久下必伤正。故用黄芪益
气，归、芍养肝血以扶正，此即张洁古治滞下赤白的芍药汤
意，扶正逐邪并进，用白头翁汤及芍药汤化裁为治。药后病
除，后改为健脾和中善后调理。

本方为临床治疗急性细菌性痢疾及阿米巴痢疾常用方
剂。单味白头翁煎剂，能抑制阿米巴原虫的生长，对金黄色
葡萄球菌、福氏痢疾杆菌、伤寒杆菌、甲型链球菌等，有较
强的抑制作用。黄连、黄柏更是广谱的抗菌药物。四药配伍
应用，对菌痢、阿米巴痢疾等有显著疗效。

复方实验证明，本方无论在体外或体内，对志贺氏、宋
内氏及费氏痢疾杆菌，均有抑制作用，并可增强机体抗病能
力（上海市中药专题组《复方白头翁汤的综合研究》）。临
床观察亦证明，不论用白头翁汤全方或分别单用其各药，对
菌痢疗效治愈率为90%~100%（黄柏治疗组有16%复发）。
不但症状消失很快，且大便细菌培养转阴时间亦与磺胺组、

链霉素及痢疾噬菌体组相仿（《浙江中医杂志》1957年第6期）。

病案8

吴某，女，24岁。

下痢红白，腹部挛急而痛，里急后重已两天。身热，舌红苔黄，脉弦数。证属大肠湿热下注，治拟清热燥湿，方用黄芩芍药汤加味。

黄芩9克，赤、白芍各12克，甘草5克，广木香6克，大腹子、皮各9克，白头翁9克。3剂。

【按】本例辨证为热痢腹痛后重，取黄芩芍药汤加味。方中以黄芩为主药，佐白头翁及赤芍，清热解毒、凉血消炎。加大芍药剂量与甘草配伍治腹痛。广木香与大腹子、皮同用有理气消滞作用，本"气调则后重自止"的原则，连服3剂则下痢止，腹痛除。

病案9

陈某，男，38岁。

里急后重，滞下赤痢，半夜至就诊已十余次，略腹痛。

白头翁18克，黄柏6克，黄连3克，鲜马齿苋60克，秦皮9克，广木香3克。3剂。

【按】赤痢为邪毒扰于血分，乃偏重于热。本例热痢下重，白头翁汤主之。里急后重，加木香理气，本"气调后重自止"的原则。药后病者可痊愈，因病者未再复诊。

病案10

常某，男，15岁。

7月中，恣食生冷之品，晚间纳凉受寒，致使腹中雷鸣，泄泻昼液二十余行，目眶下陷，手指厥凉，苔白脉沉。证为寒性洞泻，亟宜温中回阳，以附子理中汤加减。

炮附片 6 克，干姜 6 克，党参 15 克，焦术 9 克，神曲 9 克，山楂 9 克，乌梅 6 克，诃子 6 克。

【按】本例属《内经》所称"长夏善病洞泄寒中"之证，用附子理中汤温中回阳，佐以神曲、山楂行滞，乌梅、诃子固肠止泻。其病甚急，凡急性肠炎或中毒性腹泻，须防其休克，治疗除用汤剂外，必要时尚须补液，纠正电解质紊乱。

病案 11

袁某，男，23 岁。

因患菌痢而引起慢性溃疡性结肠炎已 5 年。面色青白，瘦削，畏寒。腹泻一日数次，脉沉细无力。曾服多种中、西药无效。此属久泻久痢，完谷不化，肠之吸收功能障碍已久，拟以温阳固涩与清热解毒并进。

附片 6 克，煨肉果 3 克，诃子 6 克，铁苋菜 30 克，胡黄连 6 克，鸡眼草 15 克。5 剂。

【按】药后，该病人 5 年的慢性腹泻，竟霍然而愈。生动地说明了附子能调整全身阳气，同时也调整了肠的吸收功能，配合固涩药，达到温脾止泻的目的。

病案 12

卢某，女，41 岁。

腹泻已一个半月，每日 5 次以上，大便溏薄，食谷不化，近两日来，未进饮食，神志昏迷，形神疲乏，呼吸气短，两眶凹陷，面色红，两手躁动不安，手足虽热，但未去衣被，腹部凉。唇不焦，舌淡红，伸出时颤动，脉微细，重按几无。证为真寒假热，阴盛格阳危证，急投白通汤与参附汤加减：

附子 9 克，干姜 6 克，移山参 6 克，葱白 4 茎。

服上方 2 剂后，神志清楚，不再躁动，腹泻止，脉来有神，有饥饿感，乃喂食稀粥，改以香砂六君子汤健脾益气善其后，终获痊愈。

【按】本例下利清谷，脉微欲绝，乃少阴真寒之证。至于面红，手足发热，神昏烦躁，乃为阴盛格阳，孤阳外越之危证，急投白通汤与参附汤回阳救逆，温脾止泻，扶阳益气扶正，卒脱险境，转危为安。

病案 13

史某，女，29岁。

患慢性溃疡性结肠炎已两年，常腹痛，大便溏薄日3~4次，有时见红，形体瘦削，面色苍白，四肢不温，脉沉细，证属脾虚久痢，仿乌梅丸义立方。

乌梅9克，诃子6克，干姜5克，炮附块9克，黄连3克，黄柏9克，党参15克，当归9克，铁苋菜15克。5剂。

药仅3剂，痢止，诸恙皆除。

【按】本例久泻久痢，故以乌梅、诃子固涩止泻；附子配干姜温脾助阳；加参、归补益气血，与诸药共同调整脾胃之吸收功能；以连、柏清热解毒；铁苋菜有止血和止痢作用。药仅3剂，久痢竟霍然而愈。

痹证研究初探

先生临证治疗痹证，注重以肾为本，善用大剂量生地黄于温散蠲痹、祛风通络药之中，以凉血清营、养血补肾、滋阴润络，尤其治疗反复发作之顽痹，每获良效，现介绍如下。

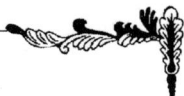

一、风寒湿痹正虚为本

关于痹证早在《黄帝内经》中就有详细记载和论述。《素问·痹论》篇云："风寒湿三气杂至，合而为痹也。其风气胜者为行痹，寒气胜者为痛痹，湿气胜者为着痹也。""其热者阳气多，阴气少，病气胜，阳遭阴，故为痹热。"明确指出了风寒湿热痹的病机特点。《金匮要略·中风历节病脉证并治》则进一步指出："寸口脉沉而弱，沉即主骨，弱即主筋，沉为肾，弱为肝，汗出入水中，如水伤心，历节黄汗出，故曰历节。"阐述了本病内因方面是由于肝肾两虚，气血不足，正虚则外邪侵入，与正气相搏，故成"历节"。根据痹证的病因病机，新久虚实之异及偏风、偏寒、偏湿、偏热的不同，后世医家多将痹证分为实痹、虚痹两大类。实痹包括行痹、痛痹、着痹、热痹、顽痹；虚痹包括气血虚痹、阴虚痹、阳虚痹。两者之别，正如《医宗金鉴》所云："痹虚者，谓气血虚之人病诸痹也；痹实者，为气血实之人病诸痹也。"

先生认为，痹者闭也。痹证初起多为风寒湿之邪乘虚入侵人体，气血为病邪闭阻，以邪实为主；如反复发作或渐进发展，络脉瘀阻，痰瘀互结，多为正虚邪实；病久入深，气血亏耗，肝肾虚损，筋骨失养，遂为正虚邪恋之证，以正虚为主。若患者先天不足，禀赋虚弱，素体亏虚，阴精暗耗，则发病即为虚证，且缠绵日久，不易治愈，染病的机遇也会大大增加。如《灵枢·百病始生》篇有"风雨寒热不得虚，邪不能独伤人"的记载，《素问》有"邪之所凑，其气必虚"的论述。先生指出，痹分虚实两端，但邪实为标，正虚是本。故治痹当以扶正为先。正虚又有肝肾不足，气血虚弱，

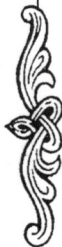

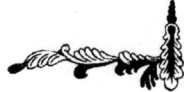

营卫不固。阴虚、阳虚之别，何以为本？从历代医家论述分析，其本应在肝肾，盖肾为先天之本，主藏精，亦主骨，肝主藏血，亦主筋，痹证之病变部位在筋骨关节，筋骨有赖于肝肾中精血之充养，又赖肾中阳气之温煦，肾虚则先天之本不固，百病滋生。肾中元阳乃人身诸阳之本，风寒湿痹多表现为疼痛、酸楚、重着，得阳气之振奋始能化解。肾中元阴为人身诸阴之本，风湿热痹多化热伤阴，得阴精滋润，濡养始能缓解。古代治疗名方独活寄生汤就是以熟地、杜仲、牛膝、寄生补益肝肾，强筋壮骨为主药，益以当归、白芍、川芎和营养血，党参、茯苓、甘草扶脾益气，配以肉桂温通血脉，独活、细辛、秦艽、防风蠲痹祛风，共成补益肝肾，扶正祛邪之剂。因此在治疗反复发作的顽痹时，对症加入补肝肾之品，收效甚捷，往往会收到事半功倍之效。

二、生地川乌相辅相成

根据痹证的病因病机与临床表现，大体包括西医的风湿热、风湿性关节炎、类风湿性关节炎、痛风、坐骨神经痛、骨质增生性疾病等。先生积几十年治疗痹证的经验，在辨证论治的基础上，主张扶正固本，强调以肾为本，运用补肾法为主治疗各种类型痹证，并结合中西医结合科研实验研究，将大量具有祛风除湿，散寒止痛，补益肝肾，强筋健骨功效的中药广泛地运用于临床，勤于实践，勇于探索，地乌蠲痹汤就是先生自拟的一个治疗风寒湿热痹的有效方。方中，以大剂量生地黄为君药，生地黄具有滋阴润络，凉血清营，补益肝肾之功，《本草经》有其"逐血痹""除寒热积聚""除痹"的记载。先生用生地黄治疗顽痹一般用量在 60~90 克之间，最多可用至 150 克。其用意有三：第一，生地甘寒，入肝肾经，可滋养阴血，补肝益肾，得酸平之淮牛膝，辛温之五加皮协助，共同发挥补益肝肾，扶助正气的作用。第二，风寒湿三痹中寒痹和湿痹均需辛温或燥烈之品方可消除，然辛温燥烈之品无不有伤阴耗血之弊。方中的川乌、蚕砂、威灵仙、独活便是此类药物，得大剂量之生地，可缓和它们的燥烈之性，双向调节，取利祛弊。第三，根据《本经》记载，地黄有除痹作用，生者尤良，风寒湿三痹中行痹需以散风为主，佐以祛寒理湿，但古有"治风先治血，血行风自灭"的理论，更须参以补血之剂，血不足者痹着不行，生地黄补血养血，补养充足，自然流通洋溢而痹行矣。药理实验证实：生地黄有延长抗体存在时间的作用，是促进免疫功能的药物，且又可调节抑制性 T 细胞的功能，从而阻抑自身抗体的形成，具有保护肾上腺皮质功能的双向调节作用。方中，制川乌性味辛温有毒，《外台秘要》曰川乌有六大作用：除寒一也；去心下坚痞二也；温养脏腑三也；治诸风四也；破聚滞气五也；止感寒腹痛六也。在这六大作用中，尤以温经散寒祛痹止痛之功为最著，所以张寿颐言其"善入经络，确是妙药"。与生地相配，各具其功，相得益彰，共为方中主药。威灵仙窜走十二经络，祛风除湿，通络止痛，益以独活、乌梢蛇祛风湿止痛之力尤强；牛膝酸平；五加皮辛温，二药均有强筋骨、补虚损之效，可助生地黄补益肝肾，扶助正气之力；豨莶草强筋骨，祛风湿；蚕砂和胃化浊；秦艽祛风湿而不燥，为风药中润剂，诸药合用，既补不足之肝肾，又祛风寒湿邪之痹阻。该方组方严谨，配伍精当，用于临床确有良效。

病案

杨某，男，46 岁。

3年多来腰痛如折，右腿冷痛，肿胀麻木，屈伸不利，艰于行走，得温则减，遇寒则甚，气候交变尤易发作。化验：抗"O"750单位，血沉15毫米／小时，诊断为风湿性关节炎。平素恶寒怯冷，口淡不渴，舌苔白而厚腻，脉象按之沉细。证属寒湿入络，凝滞经脉，闭阻营卫。治拟温经散寒，活血镇痛。药用制附子9克，桂枝9克，生地黄50克，威灵仙15克，晚蚕砂30克，秦艽9克，蕲蛇9克，当归9克，赤芍9克。7剂药后，关节疼痛、麻木、发冷好转。守上方加黄芪30克，乳香、没药各6克，再进14剂，病人下肢活动自如，后用上法调治月余而愈，随访一年未发。

【按】本案为"痛痹"，系由寒湿之邪外袭，凝滞经脉，不通则痛。治以辛温镇痛为主，附子配桂枝振奋机体阳气，以祛寒邪，佐以乳香、没药、赤芍活血止痛；生地、当归养血活血，秦艽、蕲蛇、蚕砂、威灵仙祛风除湿，通络止痛，共奏温经散寒止痛之效。综观本方配伍，妙在重用生地一味，生地味苦甘性寒，滋阴养血而补益肝肾，临床多用于热痹之热灼营阴，或阴虚内热，耗血伤津之症。今先生通权达变，用以治疗寒湿痹证，是取其滋阴补肾，鼓舞正气之用也。正气乃固卫御邪之动力，但必以阴精为之粮资，地黄滋补肾阴，则一身活力由之振奋，祛邪乃能得力，此其一也。且地黄能通利血脉，《名医别录》云"生地为散血之专药"。盖通脉之品都具有破瘀攻伐之性，而生地散血通脉，既无燥烈伤正之害，又有滋柔润脉之用，并具通中寓通补之功效，乃寓通以于养血之中，尽其祛邪之能，正如《本经逢原》所曰："统领他药，共襄破宿生新之功。"此其二也。又据现代药理研究，大剂量应用地黄有激素样作用而无激素的副作用。方中，威灵仙与当归、桂心配伍为《证治准绳》神应丸，与蕲蛇相须为用治疗风湿腰痛尤佳。

三、经验方

地乌蠲痹汤

组成：生地 60 克，制川乌 9 克，威灵仙 9 克，蚕砂 15 克，秦艽 15 克，乌梢蛇 6 克，怀牛膝 9 克，豨莶草 15 克，五加皮 15 克，独活 9 克。

方中制川乌先煎 15 分钟，每日 1 剂，水煎服，重者一日两剂，分 4 次服。

功能：滋阴活血，温经散寒，通络止痛。

主治：行痹、痛痹、着痹以及化热伤阴的热痹所致的肌肉、筋骨、关节疼痛、麻木、重着、肿胀（坐骨神经痛、风湿性关节炎、颈椎病、类风湿性关节炎等）。

方解：方中生地黄甘寒，有滋阴润络、凉血清营、补益肝肾之功；制川乌辛热，温经散寒祛痹止痛之功显著。风寒湿三痹均需辛温或燥烈之品方可消除，然辛温燥烈之品无不有伤阴耗血之弊，川乌与生地相配，防其过于温燥而伤阴耗血，双向调节，相得益彰，共为主药。威灵仙窜走十二经络，祛风除湿，通络止痛。益以独活、乌梢蛇，祛风湿止疼痛之力尤强；牛膝酸平、五加皮辛温，二药均有强筋骨，补虚损之效，可助生地黄补益肝肾，扶助正气之力。豨莶草强筋骨，祛风湿，蚕砂和胃化浊，秦艽祛风湿而不燥，为风药中之润剂，诸药合用，既补不足之肝肾，又祛风寒湿邪之痹阻。据现代药理研究证实，五加皮、秦艽、独活等均有很好的消炎镇痛作用。

辨证加减：行痹加防风 10 克，桂枝 10 克；痛痹加细辛 5 克，乳香、没药各 6 克；着痹加苡仁 15 克，茯苓 15 克，苍术9克；热痹加知母、黄柏各9克，白芍15克；若痰湿留滞经络则生地减量，酌加白芥子9克，海桐皮15克；瘀血阻滞经络可加丹参15克，川芎9克，桃仁9克；肝肾阴虚可加女贞子12克，旱莲草12克；肾阳不足可加杜仲9克，狗脊9克，菟丝子15克，川断9克。病在上者酌加羌活、桑枝、桂枝；病在下者酌加防己、木通、黄柏。

四、医案选录

病案1

汪某，男，56岁。

1978年10月4日就诊：疼痛从臀部大腿后面放射至小腿背侧及足跟。经中西医治疗后一度好转，但每于变天时即发，发时疼痛剧烈，行走不便，日轻夜重，畏寒喜暖，舌苔白，脉弦紧。处方：生地60克，制川乌9克，威灵仙9克，蚕砂15克，秦艽15克，乌梢蛇6克，怀牛膝9克，五加皮15克，豨莶草15克，独活9克。3剂。

二诊：上方3剂服后，疼痛减轻，原方加细辛5克，桂枝6克，续服6剂，症状消失，随访5年未复发。

病案2

秦某，男，53岁。

右膝关节能伸不能曲，曲则疼痛非常，遇热稍好，冬日遇寒疼痛更甚，舌苔白，脉弦。

制川乌9克，白芍15克，木瓜9克，五加皮15克，伸筋草15克，秦艽15克，生地60克。7剂。

药后，关节略能屈伸，疼痛减，续方14剂，带回服用。

【按】《金匮要略》曾以乌头汤治疗历节疼痛，本例为寒湿关节疼痛，故以制川乌驱寒湿为主药，仿乌头汤法，配芍药同用治关节风湿疼痛。芍药与木瓜及伸筋草相配，又可平肝舒筋。《神农本草经》记载生地治"痹"，大剂量有可的松作用，而无激素的副作用。

病案 3

夏某，女，29 岁。

3 个月以来，全身关节游走性疼痛，伴指关节呈梭形肿大，屈伸不便。经西医诊断为"类风湿性关节炎"。抗"O"750 单位，血沉 30 毫米 / 小时，用桂枝芍药知母汤。

桂枝 12 克，芍药 9 克，甘草 6 克，麻黄 6 克，附子 15 克（先煎半小时），知母 9 克，白术 9 克，防风 9 克，生姜 3 片。14 剂。

服药 14 剂后自觉症状好转，照原方加生黄芪 15 克，续方 14 剂后，全身关节疼痛消失，手指关节梭形肿大消退，经化验检查抗"O"小于 320 单位，血沉 6 毫米 / 小时。

据报道：类风湿性关节炎患者在疾病发作期间血液流变学的各种指标较正常人高，服桂枝芍药知母汤后，全血黏度（比）、血浆黏度（比）、红细胞电泳时间有明显下降，三项指标趋于正常。治疗后，可见到抗"O"明显下降，病人自觉症状及阳性体征消失或好转，尤其是血液流变学指标趋于正常，说明桂枝芍药知母汤很可能是从改善血液流变性来达到治疗效果的。（《中医杂志》1981 第 1 期 38 页）

病案 4

项某，男，51 岁。

一年前受风寒雨淋，发为痹证，下肢关节疼痛，阴雨天疼痛尤剧，并见肿重，舌质淡、苔薄白，脉濡弦。西医诊断为风湿性关节炎。证属风湿阻遏经络，以麻黄加术汤和当归。

　　麻黄 9 克，桂枝 9 克，杏仁 6 克，甘草 3 克，苍术 12 克，当归 12 克。7 剂。

　　药后痛减，续方 14 剂后病愈。

　　【按】本案痹证，证属风湿阻遏经络，治宜解表祛湿，温经通络。用麻黄加术汤以驱在表之风湿。又麻、桂与当归同用可温经通络，本"血行风自灭"之意。

病案 5

　　梁某，男，45 岁。

　　面色苍白，形体虚肿，右大腿两侧疼痛，下肢关节疼痛重着，肢体麻木，活动不便，肌肤常有麻木感，口淡不渴，畏寒，舌苔白腻，脉濡细，西医诊为风湿性关节炎。辨证为湿邪留滞，阻闭气血，以防己黄芪及当归四逆汤加减：

　　黄芪 15 克，防己 9 克，苍术 9 克，当归 9 克，桂枝 9 克，黄附块 12 克，木通 6 克，细辛 3 克，薏苡仁 15 克，秦艽 9 克。14 剂。

　　【按】本案为湿痹，方用黄芪防己汤合当归四逆汤以祛湿通络。重用黄芪益气，加防己、苍术、薏苡仁祛湿，相使为用，益气利湿作用加强；当归与桂枝、木通、细辛相配，活血通络，养血荣筋；术、附同用可逐在里之湿邪。患者服上方 2 个月后，病情显著进步，肢体能活动，下肢疼痛重着感减轻，辅以体育锻炼，最后终获痊愈。

病案 6

　　陈某，女，41 岁。

　　13 年来经常骨节酸痛，心悸 7 年。去年 10 月起病气急，胸闷，无喘鸣，四肢浮肿，脉细，苔干白厚，用防己黄芪汤加减：黄芪 9 克，防己 9 克，桂枝 9 克，附片 6 克，川朴 9 克，枳实 9 克。3 剂。

药后显著好转，续方 3 剂。

【按】本案辨证为风湿浮肿，用黄芪配防己洁净府；附、桂同用温经通络，并有强心作用；因心脏衰弱时，血行缓慢，血管渗出液体于皮下结缔组织中形成四肢浮肿，所以标本兼治，收效显著。

病案 7

安某，男，51 岁。

患风湿性关节炎已 12 年，近时发作颇剧，两膝关节肿痛尤甚，形寒怕冷，腰亦酸痛，行走需扶杖，大便溏薄，纳差，易感冒，苔白润。脉沉弱。投以桂枝附子汤加味。

桂枝 12 克，附子 12 克，杜仲 15 克，桑寄生 30 克，黄芪 24 克，防己 9 克，防风 9 克，当归 9 克，生姜 3 片，炙甘草 6 克，大枣 4 枚。7 剂。

初服 7 剂后，腰腿疼痛大减，续方 14 剂后，可以去杖行走，辅以体育锻炼，终获痊愈，上班工作。

【按】本例痹证，辨证是属于阳虚的风湿证，故用桂枝附子汤加味。附子有温经止痛作用，与桂枝同用可散表中风湿。本例病程已久，气血不足，故用当归补血汤扶正，加防风、防己以祛风湿，加桑寄生、杜仲滋益肝肾。全方解表温里，祛寒止痛，活血通络，养血荣筋。达到逐邪而不伤正，扶正而不恋邪的目的。

病案 8

黄某，男，49 岁。

患风湿性关节炎已 7 年，下肢浮肿，关节疼痛较剧，遇寒更甚，得暖则减，关节屈伸不利，心背后常有冷感，舌淡苔白，脉弦紧。辨证为寒痹，以附子汤加减：

附子 9 克，党参 9 克，茯苓 12 克，白术 12 克，芍药 9

克，桂枝 9 克，黄芪 15 克。7 剂。

【按】本例辨证为寒痹，病程已久，故以附子汤加黄芪温阳益气以扶正；参、芪与苓、术同用，益气利尿，可消肿；附子、桂枝同用，温通血脉，有强心作用，增加心输出量可改善心背冷感。药后，痛势减轻，浮肿及心背冷感均有好转。

病案 9

陆某，男，49 岁。

患类风湿性关节炎，小关节变形，疼痛，手足均见凹陷性浮肿，舌淡、苔薄白，脉滑。以防己茯苓汤加活血药。

防己 9 克，黄芪 15 克，桂枝 9 克，丹参 15 克，当归 9 克，生地 90 克，蚕砂 15 克。7 剂。

【按】本例湿痹为主，若单用防己茯苓汤益气利水，浮肿改变不大；若辅以丹参、当归等活血药物，则浮肿显著减轻。蚕砂治疗痹证，无论风重、湿重均可用之。《本经》云生地"有除痹作用"，大剂量用至 90 克，有类似激素可的松样的作用，而无激素的副作用。

病案 10

赵某，男，29 岁。

周身骨痛，觉冷而麻，背肌牵紧如刺，乏力。起自去岁 8 月，经某医院治疗无效（服中药百剂和西药可的松等），苔白如堆粉，以乌附与葛根汤加减：

制川乌 6 克，制附片 9 克，桂枝 9 克，麻黄 9 克，葛根 15 克，生姜 3 片。5 剂。药后骨痛大减，诸证若失。

诊余漫话

《伤寒论》的前身

　　《汉书·艺文志》经方类中有《汤液经》三十二卷,《艺文志》的前身《七录》是刘歆父子撰的。当时有没有《汤液经》的记载? 然而《汉书》班氏的记载是肯定的,则前汉已有书。但班氏未署撰人,是否即后世所称商·伊尹? 相传伊尹作《汤液》,历史上有此传说,犹如《内经》之托名黄帝,《本草》之托名神农。然此书在汉晋是流行书,六朝梁·陶弘景《辅行诀》(此书久佚,今人从敦煌发现藏卷)说:“汉晋已还,诸名医辈张玑(机)、卫汜、华佗、吴普、皇甫玄宴、支法师、葛稚川、范将军等,皆当代名贤,咸师式此《汤液经》。”可见汉晋时代此书流传甚广,汉末张仲景则把《汤液经》原书补充为《伤寒论》。晋·皇甫谧《甲乙经·序》说:“伊尹以亚圣之才,撰用《神农百草》以为《汤液》，汉·张仲景论广伊尹《汤液论》为数十卷"。陶弘景也说："外感天行之病，经方之治有二旦、六神、大小等，昔南阳张机依此诸方撰为《伤寒论》。"这两家都是说仲景论广《汤液》方，自撰为《伤寒论》。晋与六朝都距汉不远，其言可信，则《伤寒论》非仲景一人书明甚，六经、经方、辨证论治可能原出《汤液论》。千年来，自唐·孙思邈录仲景书始，后之作注解阐述义理者，都颂扬仲景。然而也有个别持异议者，惟未为人所注意。如金·成无己《注解伤寒论·严器之序》说："仲景又广《汤液》，为《伤寒卒病论》十卷，其说可能来自《甲乙经》。"《活人书·辨序》吴澄说："张仲景著《伤寒论》，余尝叹东汉之文气无复能加西都，独医家此书渊奥典雅，焕然三代之文，心一怪之，及观仲景于序，卑弱殊甚，然后知《序》乃仲景所自序，而《伤寒论》即古《汤液论》。"吴氏从文字知《伤寒论》即《汤液经》，实千古只眼。

（摘自《长江医话》北京科学技术出版社 1989 年 10 月第 1 版）

《伤寒论》的作者

《伤寒论》后汉张仲景著。张氏在《后汉书》《三国志》中都没有传。在他的《自序》中说："余宗族素多，向余二百，建安纪年以来，犹未十稔，其死亡者三分有二。"则仲景当为建安中人。晋·皇甫谧《甲乙经·序》称："张仲景见侍中王仲宣，时年廿余，谓曰：'君有病，四十当眉落，眉落半年而死'。令服五石汤可免。仲宣嫌其言忤，受汤勿服。"《太平御览》引《何颙别传》说："同郡张仲景总角造颙，谓曰：'君用思精而韵不高，后将为良医。'卒如其言。"据这两段记载可知仲景年长于仲宣。《甲乙经·序》说：仲宣年二十余。《何颙别传》说：仲宣年十七，其时仲景已为医，且为仲宣作预后。从预后的正确性上说，可证仲景已有很好经验。能有这样的经验，年龄必在四五十岁后。从这里可以推定仲景年龄必长于仲宣一倍以上。何颙能知人亦必在四五十岁之间，仲景总角造颙，可证保颙必大于仲景好多，从此可以断仲景较仲宣为年长，较何颙为后辈。倘使从这二人的生卒年代上考核，即可求得仲景的大致年代。

仲景医学师承，据《自序》，好像系自学而来。《自序》说："感往昔之沦丧，伤横夭之莫救，乃勤求古训，博采众方。"据宋·孙奇等引《名医别传》说："南阳人，名机，仲景乃其字也，举孝廉，官至长沙太守，始受术于同郡张伯祖，时人言，识用精微过其师。"后世凡称述仲景的，都据《名医传》，但《名医传》的原始材料出处如何？值得研究。但《自序》亦可疑，如云"相对斯须""便处汤药"，按"斯须""便处"均系六朝人语词。

仲景有没有举孝廉做过长沙太守，也是一个疑窦，《后汉书》《三国志》在建安一段时期中没有仲景做太守的记载，仅有一位张羡，当然不是仲景，后人称仲景为长沙太守，它的来源还是出于《名医传》，至于《伤寒论·序》末署汉长沙守南阳张机，恐怕也是后人据《名医别传》的记载而加上的，仲景没有自署官衔的必要。

关于仲景历史材料仅此，比较可信的是皇甫谧的序文，因为晋去汉不远，是较为可信的，至于《名医传》的材料出处不明，很难信据。总之仲景做官与否不必追究，我们在医言医，即如何学好他的遗文。

（摘自《伤寒论识义》上海科学技术出版社 1985 年 10 月第 1 版）

《伤寒论》书名及卷数

《伤寒论·自序》首题《伤寒卒病论》，但《序》中作"为伤寒杂病论合十六卷"，杂病乃对伤寒而说（杂病即今《金匮要略》，《隋书·经籍志》有《张仲景方》十五卷，而无《伤寒论》名目，《旧唐书·经籍志》也因《隋志》没有《伤寒论》书目，至《新唐书·艺文志》有《王叔和张仲景方》十五卷，《伤寒卒病论》十卷，从这里看出杂字讹为卒字已是很久远了。后人将卒字释为仓猝之猝，说是仓卒得病，不省原是杂字之讹。

《隋书·经籍志》注载："《梁七录·张仲景辨伤寒》十卷，亡。"今《伤寒论》每篇首都有辨字，其实就是现在的《伤寒论》。它所以说亡，因为那时流行不广。

《七录》《艺文志》都说十卷，考仲景《自序》乃缺六卷。这因为《伤寒杂病》本来十六卷，后人把它分开了。所以《伤寒》只得十卷。现在所传的十卷，虽多重复，似乎强定十卷之数，但一一与《外台》对勘，大率相符。现代的《伤寒论》似乎是《七录》和《唐志》的本子。《外台》引仲景书有十七卷、十八卷中。据仲景《自序》伤寒杂病合共十六卷，《七录》载仅十卷，或王氏于弘文馆得见别本。

　　《伤寒论》自晋王叔和撰次，经六朝、隋、唐未见流通，唐·孙思邈说："江南诸师秘仲景方不传。"到宋治平中，政府命儒臣校定。据高保衡等序载："开宝中（宋开宝）节度使高继冲曾编录进上，其文理舛错，未尝考正。历代虽藏之书府亦阙于仇校。国家诏儒臣校正医书，先校定《张仲景伤寒论》十卷，总22篇，合397法，除复重有112方。现在所认为最好的本子，就是这个曾经校定的本子，可是宋代原刻已经少见，只有明·赵开美的覆刻本。市上所流行的本子，因后来经过翻刻，以及各家以意删改，版本颇不一致。

　　各家认为《伤寒论》经王叔和纂乱，各以己意整理编排，如方有执、喻嘉言、程郊倩等。方有执的桂枝、麻黄、青龙三方鼎立，实来于《千金翼方》、孙氏说方证同条，比类相附，须有检讨，仓卒易知。夫寻方大意，不过三种：一则桂枝、二则麻黄、三则青龙。

　　本篇条文系根据明赵开美复刻宋本、（重庆排印）重新编排；以方法为纲领，这样便利于说明问题，也容易领会它的精神。

　　《重庆堂·总评》杨照黎说，注伤寒者无虑数十百家，皆以为专论伤寒之书，故支离附会不适于用。公指出为统论外感之书，觉《伤寒论》之全体俱现。故说《伤寒论》为外感之书，即急性传染病之书。

　　（摘自《伤寒论识义》上海科学技术出版社　1985年10月第1版）

怎样学习《伤寒论》

《伤寒论》一书，后汉仲景著。《伤寒论·序》曰："为《伤寒杂病论》合十六卷。"隋·《经籍志》有《张仲景方》十五卷，而无《伤寒论》名目，至《新唐书·艺文志》有《王叔和张仲景方》十五卷，又《伤寒卒病论》十卷，从这里可看出杂字讹为卒字已是很久远了。后人将卒字释为仓猝之猝，说病是仓卒而得，不知原是杂字之讹。据仲景《自序》为《伤寒杂病论》合十六卷，《隋志》注十卷，考仲景自序乃缺六卷，这可能是后人把伤寒与杂病分开了，所以伤寒只得十卷，疑今本《伤寒论》似即《隋志》和《新唐志》所载本（拙著《张仲景著作略考》载《上海中医药杂志》1962 年 7 期）。

关于怎样学习《伤寒论》，想从以下几个问题谈起：

一、《伤寒论》的版本

《伤寒杂病论》，包括伤寒、杂病两部分，原本在西晋前已散失。经太医令王叔和将伤寒部分另行编次，乃成后世所流传的《伤寒论》，宋代林亿等作过校正。总十卷，共 22 篇，合 397 法，除重复有 112 方。可是宋代原刻本已经少见，只有明·赵开美的覆刻本，及成无已注本。另一为《伤寒论》的别本《金匮玉函经》。抗战前日本大塚敬节印有《古本康平伤寒论》，可能是唐代（有人认为宋代）传到日本去的抄本，1947 年由我国叶橘泉先生重新用铅字排印，印数不多，现已不易得到。

《古本康平伤寒论》是一本有价值的《伤寒论》本子，与我国内版本不同，如在《伤寒论·序》"博采众方"下用小字作 注 撰用《素问》《九卷》《八十一难》《阴阳大论》《胎胪药录》，并平脉辨证 经 为《伤寒卒病论》……"以上除小字注外，则经文为"博采众方为《伤寒卒病论》诸书名系后人所注，以下"夫天布五行……"另起，低于正文二格，则天布五行以下一大段亦后人所记。又如全论无日传一经之意，但经文中有几处，又言及日传一经，心窃疑之,《古本康平伤寒论》《辨太阳病》篇"太阳病，或已发热，或未发热，必恶寒体痛、呕逆，脉阴阳俱紧者，名曰伤寒"。以下另起低二格"伤寒一日，太阳受之……"又另起一行低二格"伤寒二三日，阳明少阳证不见者，为不传也"。又"发于阳者七日愈，发于阴者，六日愈，以阳数七，阴数六故也。""太阳病，头痛至七日以上自愈者，以行其经尽故也，若欲和再经者，针足阳明，使经不传则愈。"又"太阳病，欲解时，从巳至未上。"凡此之类原来不可理解，汉土大师随文敷衍，穿凿附会，观此本知为后人所附，当然我也不敢肯定康平本是仲景原文，因为它比较合理，所以认为是好版本。书中也有错字，如四逆汤误作回逆汤。天布五行一段我早年从文字上有怀疑，如"相对斯须，便处汤药""斯须""便处"非汉人语，与六朝刘宋时代同。

二、伤寒的名义

伤寒有两种含义。一是广义的，即《素问》所说："今夫热病者，皆伤寒之类也。"指外感病（急性传染病）。《难经》所说伤寒有五也是广义的："有中风、有伤寒、有湿温、有温病、有热病。"它把广义伤寒分成五种。

狭义伤寒，即《难经》中第二项的伤寒，就是指外受寒邪，感而即发的伤寒。

本论即以广义的"伤寒"命名，在太阳篇里又分别讨论了"中风""伤寒""温病""痉、湿、喝"等病证，因此可以知道它的意义既包括了广义的伤寒又分述了狭义的伤寒。有人提出《伤寒论》一书只谈伤寒并不及温病的治疗。其实不然，清代陆九芝说得好，凡能治阳明病的方剂就能治温病，如白虎汤、栀子豉汤等，后世治疗温病的方剂，不少是从白虎汤、栀子豉汤演变而来。

三、六经的意义

《伤寒论》中的六经，就是太阳、阳明、少阳三阳病和太阴、少阴、厥阴三阴病。但仲景伤寒六经分证与《素问·热论》中的六经各异。《热论》中的六经，只是作为分证的纲领，未具体论述其辨证论治，仅论述了六经的热证、实证，未论及六经的虚证、寒证；而伤寒六经则联系全身脏腑、经络、气血、营卫的变化进行辨证论治，归纳其证候特点，病变部位，寒热趋向，邪正盛衰，作为诊断治疗的依据。

伤寒六经又不同于经络六经。伤寒六经与经络有密切联系，但不等于经络六经。虽然一定的脏腑经络受病，势必反映出一定的临床证候，但是伤寒六经辨证，还加上人体抗病力强弱，病势进退缓急等各个方面的因素。况且同一疾病不是千篇一律地限于某一经络某一脏腑，而是往往涉及其他脏腑或其他经络，六经之间常有传变，如并病、合病是常见的事。所以把伤寒六经看成机械的经络六经证候，是不够全面的。

但伤寒六经到底与经络六经中的足六经有关呢，还是与手六经有关呢？注解伤寒论多家，见解很不一致。有人认为是足六经，即足太阳膀胱经、足阳明胃经、足少阳胆经、足太阴脾经、足少阴肾经、足厥阴肝经。如太阳病头痛项强邪传膀胱即见腑证的蓄水证和蓄血证；少阳病有耳聋目眩，胁痛苦满与足少阳胆经有关等，而很少症状与手经有关。也有人不同意以上的看法，认为足经受病，手经也会波及。如太阳病的鼻鸣，咳嗽，气喘，是与手太阴肺经有关；阳明腑证燥屎，与手阳明大肠经有关（仲景称胃中有燥屎）；《少阴篇》的脉微细，但欲寐，是肾阳虚衰，也是手少阴心经的心阳虚衰。

注家认为《伤寒论》六经各篇首都提出辨本经病的证候，即本经提纲。如太阳病的提纲为恶寒，发热，头痛，脉浮（项强）。按：项强有疑问，临床上极少见到外感太阳病有项强的症状（除痉病外）。阳明病的提纲为胃家实。少阳病的提纲为口苦咽干，目眩。太阴病的提纲为腹满而吐，食不下，自利益甚，时腹自痛。少阴病的提纲为脉微细，但欲寐。厥阴病的提纲为消渴，气上撞心，心中疼热，饥而不欲食，食则吐蛔，下之利不止。但这些提纲都不能全面代表每经症状内容，必须综合全书各经中的症状。六经病的每一经都有寒热虚实的变化，学习伤寒六经辨证，必须辨别其中八纲。如太阳病为表证，若不辨其表虚表实，就不能分辨用桂枝汤解肌抑或用麻黄汤发汗的治法。又如少阴病为表里虚证，但里虚证中又有里虚寒与里虚热之别，如《少阴篇》：少阴病，得之二三日以上，心中烦，不得卧，黄连阿胶汤主之。本条心中烦，不得卧，是"里热"，故用黄连阿胶汤清热养阴治疗。同篇：少阴病，得之一二日，口中和，其背恶寒者，当灸之，附子汤主之。本条口中和，背恶寒，是"里寒"，故用附子汤温阳治疗。

吕楳村《伤寒寻源·统论六经》篇说："能解仲景六经辨证之法，可以识伤寒，即推此六经辨证之法，可以识万病。"柯韵伯《伤寒论翼·全论大法》"凡条中不贯伤寒者，即与杂病同义"，六经之为病，不是六经之伤寒，乃六经分司诸病之提纲，非专为伤寒一证立法也，"或因伤寒，或非伤寒，纷纭杂沓之中，正可思伤寒杂病合论之旨矣。盖伤寒之外皆杂病，证不脱六经，故立六经而分司之，伤寒之中最多杂病，内外夹杂，虚实互呈，故将伤寒杂病而合参之。"由吕氏之说知六经辨证统概百病，由柯氏之说可知《伤寒论》中伤寒与杂病本自不分，柯韵伯譬六经犹如疆域分界（可能受方有执六经分部之影响）。在《六经正义》里说："不知仲景六经是经界之经，而非经络之经"，"若经络之经是六经道路，非六经地面矣"，"是分六区地面，所者广"，"请以地理喻，六经犹列国也"，柯氏否定了六经是经络之经，极有卓见，对于解释病证方面，似乎更为圆到。

四、学习《伤寒论》的基本功

以下就学习《伤寒论》打好基本功，谈几点看法：

1. 先学习白文：《伤寒论》文辞简古，意味深长，非熟读深思，不易明了。故学《伤寒论》条文，不急于先看各家注释，要把本条文的证及脉，仔细看数遍，自己加以理解，注意前后条文的联系。然后再看注解，看注解中哪些和自己的解释是相同的，哪些是不相同的。为什么不先看注解？因为注家有自己的见解，我们看了，就受他影响，束缚了自己

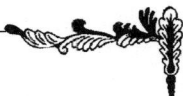

的思想。

2. 循证识方与由方求病：张仲景书有好些条文只述症状未列方剂，也有好些条文有方剂而述证不详。邹润安《本经疏证》滑石项下说："仲景之书，词简意深，故有反复推明病候不出者，则令人循证以识方，有但出方不推究病源者，则令人由方以求病。"他指出了读仲景书的方法，完全是对的。

3. 类方：我认为学习《伤寒论》应该自己动手，下些功夫，譬如以桂枝汤为例，把在《伤寒论》中凡提到用桂枝汤的条文集中在一起，这样相互补充，加以综合分析，就可以看出桂枝汤的全面症状，也就是桂枝汤证。再把有关禁忌用桂枝汤的条文集中在一起，加以综合归纳，这就是桂枝汤的禁忌症。这样通过正反两方面的对比小结，对张仲景用桂枝汤证就真正掌握了。有人说徐灵胎《伤寒论类方》已经早做过了，何必多此一举呢？我的意见《伤寒论类方》毕竟是徐灵胎的总结。自己动手做有很多的好处。通过搜集条文，印象深，也容易发现问题，自己分析综合归纳，那就是自己的第一手资料，对一个方药的认识就深刻多了。这样达到循证识方的作用，倒过来达到由方求证的作用。这是学习《伤寒论》的基本功，必须切实做好。

4. 类证：明代宋云公编《伤寒类证》，将《伤寒论》中证分五十门，如呕吐门、头痛门，以一证为主，下列旁证及主方，分别列表：可以看出如同一呕吐，有寒热虚实之不同，有各证之别，各方之别（见《伤寒全书》）。不过其中有些问题，后人有过评论。伤寒类方是综合法。伤寒类证是分析法，以此方法可以达到循证识方，倒过来也可以达到由方求证，二者合做则仲景方证自能了如指掌。

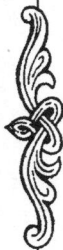

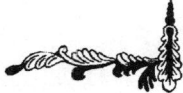

试以下一证为例，就有寒热虚实之不同，方随证异：

《少阴篇》：少阴病，下利便脓血者，桃花汤主之。

按：少阴病下利便脓血由于里寒，下焦不约，是虚寒滑脱，桃花汤起温涩作用，其中赤石脂固涩止泻，但必须得干姜温里散寒，调节肠的功能及机体的作用，方能治下利。如果单用固涩未必有效。

同篇：少阴病，下利，白通汤主之。

本条与前条不同，表示心力虚衰，此时须用附子以强心。用附子与干姜配合祛寒作用更强，可以振奋机体及肠胃功能；又葱白有兴奋机体作用，故白通汤为温阳祛寒而治少阴病下利之方。

《厥阴篇》：热利下重者，白头翁汤主之。

同篇：下利欲饮水者，以有热故也，白头翁汤主之。

两条属于热证的下利，故用白头翁清热解毒，凉血止利，辅以黄柏、黄连、秦皮以清热燥湿，故为治疗热痢的主要方剂。若误用桃花汤，则关门留寇，病势就更加严重了。

同篇：下利谵语者，有燥屎也。宜小承气汤。

本条下利当是热结旁流，谵语示有燥屎，属于里实热证，故用大黄、厚朴、枳实泻下，去其燥屎，是通因通用。

5.从药测证与从证测药：既了解某一方的全面作用，还须认识某一方中每一药的作用，这也必须用综合与分析的方法。如附子一药，集仲景用附子诸方条文在一起，即可看出仲景用附子主要方面和次要方面。如附子的主要方面为：①脉微或欲绝；②厥冷恶寒；③骨节疼痛；④漏汗不止。其次要方面为：①腹痛；②下利；③失精（包括乌头）。明了某一药的作用，即可理解条文中症状不具备的是哪些，以此识彼，以彼识此，从药以测证，从证以测药，这种综合分析的方法，即为类药。类药的工作，也必须自己动手做，下一番功夫，这样印象深，记得牢。日人吉益东洞著《药征》即用此法，可以参考。但也有很大缺点，即每一汤证，摘取自认为某药的主证而不录全文。应该录出全文，在认为主证旁边加圈，这样更能资信于人。

6. 从单味药的作用基础上理解配伍作用：单味药的主要作用既能明了，还须理解它的配伍作用。配伍不同，作用不同，主治也不同，因为一味药同另一味药配伍，就产生了另一作用。譬如麻黄，它与桂枝相配伍，与石膏，与附子，与白术，与连翘，与杏仁等配伍，各自起着不同的作用，理解和掌握某一药的配伍作用，既能理解后世方剂的配伍，也能自己配伍，灵活应用，师古人之法，而不为古人所拘。

7. 既要分开来看又要合拢来看：《伤寒寻源·诸家编次》说："其可定者，理也法也，欲读是书先要使六经辨证之法分得开。分得开，则一经有一经之定证，而不为旁议所扰，可以识病体之常，又要使六经辨证之法合得拢。合得拢，则此经有彼经之兼证而不为疑似所惑，可以穷病情之变。"

正因为《伤寒论》奠定了辨证论治的基础，所以我们必须认真地加以钻研，下面介绍几部学习参考书：

①《伤寒论今释》陆渊雷著；②《伤寒论辑义》丹波元简著；③《伤寒论述义》丹波元坚著；④《伤寒条辨》方有执著；⑤《伤寒论后条辨》程郊倩著；⑥《伤寒准绳》王肯堂著；⑦《注解伤寒论》成无己著；⑧《明理论》成无己著。

（摘自《中医杂志》1982 年第 1 期）

千古疑案话厥阴

一、厥阴篇条文杂乱之原因

《伤寒论·厥阴篇》文字，标题为厥阴者仅首四条，其他称伤寒，或无标目。历来医家有议论，以其内容杂乱、义理难明，咸谓叔和编次失当，又以兵燹之后，辗转传抄以致如此。明·王肯堂独有精辟之论，他在《证治准绳·伤寒凡例》中说："王叔和编次张仲景《伤寒论》，立三阳三阴篇，其立三阳篇之例，凡仲景曰太阳病者入《太阳篇》，曰阳明病者入《阳明篇》；曰少阳病者入《少阳篇》。其立三阴篇亦依三阳之例，各如太阴、少阴、厥阴之名入其篇也。其或仲景不称三阳三阴之名，但曰伤寒某病用某方主之，而难分其篇者，则病属阳证发热、结胸、痞气、蓄血、衄血之类，皆混入太阳篇，病属阴证厥逆、下利、呕吐之类，混入《厥阴篇》也。……厥阴为三阴之尾，凡太阴、少阴之病，皆至厥阴传极，故诸阴证不称名者皆入其篇。后人不悟是理，遂皆谓《太阳篇》诸证不称名者亦属太阳，而乱太阳病之真；《厥阴篇》诸证不称名者，亦属厥阴，而乱厥阴病之真，为大失仲景之法也。"王氏推论非常近于情理。正因为诸阴证杂入厥阴病，故使厥阴面目不清。我认为要理解厥阴证，一是从《厥阴篇》全部条文来看，看它有哪些特点；二是从后世注释来领会，看各方面对它的理解；三是以现代医学作参考，看它相当于现代何种病证；四是从临床实际来看，看是否合乎实际。

二、厥阴全篇症状分析

今先分析全篇之症状，然后分别讨论（原文顺序编号根据 1963 年中医学院试用教材重订本《伤寒论讲义》）。

1. 第 326 条："厥阴之为病，消渴，气上撞心，心中疼热，饥而不欲食，食则吐蛔，下之，利不止。"按日本《康平》本，消渴二字作小字，注在上撞之旁，吐蛔二字亦小字，注在则字旁。注家多认邪入厥阴，循经上逆，故见"阴阳错杂""上热下寒"之证。日本丹波元坚认为："上热下寒为之正证"，其说是从汉土注家之意，原文看不出下寒之证，下之利不止，临床上多见，尤其巴豆，但不一定里虚下寒，若谓利不止为下寒，乃由下而致，非其自生，不得强释为下寒。《玉函经》（为《伤寒论》别本）无"食则吐蛔"句。

2. 第 327 条："厥阴中风，脉微浮为欲愈，不浮为未愈。"第 328 条："厥阴病，欲解时，从丑至卯上。"第 329 条："厥阴病，渴欲饮水者，少少与之愈。"以上第 327、328、329 条标题厥阴，无意义可寻，《康平》本均低于前条二格，明非正文。

3. 厥　第 337 条："凡厥者，阴阳气不相顺接，便为厥。厥者，手足逆冷是也。"本条释厥证病理。

4. 四肢逆冷　第 330 条："诸四逆厥者，不可下之。"此为警戒词，其证当温，不得用下，《玉函经》自此以下作另一篇，题为"辨厥利呕哕病形证治第十"，亦可证以下诸证非厥阴证。

5. 先厥后热　第 331 条："伤寒先厥，后发热而利者，必自止，见厥复利。"临床上下利有发热，先厥者少见，中毒性下利（包括霍乱、菌痢）可能见到。但不会自止，止后也不会见厥复利，不符临床，可能为偶见病例。

6. 前热后厥　第 335 条："伤寒一二日至四五日，厥者必发热，前热者后必厥，厥深者热亦深，厥微者热亦微，厥应下之，而反发汗者，必口伤烂赤。"此条"厥者必发热"句不可解，注家以为"伤寒无论一二日至四五日而见厥者必从发热得之"，不符原文。"前热者必后厥"，临床有之，热深厥深之证，前人认为"阳陷于内，菀其阴于外，而不相接"，此证多属实热内结，脉沉，甚至无脉，承气汤下之则身转热，脉亦出，不当发汗，汗之未必口伤烂赤。

7. 厥热往来　第 336 条："伤寒病，厥五日，热亦五日。设六日，当复厥，不厥者自愈。"第 341 条："伤寒发热四日，厥反三日，复热四日。"第 342 条："伤寒厥四日，热反三日，复厥五日，其病为进。"此类病症古代或有之，今所未见，若回归热发热数日，热退五六日再作，可自愈，但无厥冷。从现代医学及临床实际可证其非。

8. 厥深热深　第 335 条："厥深者热亦深，厥微者热亦微。"以上 3～8 属厥逆、厥热先后交替。

9. 厥与利　第 331 条："伤寒先厥，后发热而利者，必自止，见厥复利。"第 332 条："伤寒始发热六日，厥反九日而利。"第 344 条："伤寒发热下利厥逆，躁不得卧者死。"第 345 条："伤寒发热，下利至甚，厥不止者，死。"第 348 条："发热而厥，七日下利者，为难治。"第 352 条："大汗出，热不去，内拘急，四肢疼，又下利厥逆而恶寒者。"第 353 条："大汗，若大下利而厥冷者。"按大下利则电解质紊乱，失去钾盐可见拘急之症，又可见亡阳肢厥。若不急救，可以死亡。厥逆本是阴症，除热深厥深之阳性表现为阴性，但其内热可见烦躁，若阴性者不见烦躁，见躁者与战汗之见躁同，非生即死。

10. 手足厥冷与腹痛　第340条："病者手足厥冷……小腹满，按之痛者。"若肠出血病人可见腹满痛而厥冷，多为死候。

11. 发热而利与汗出不止　第346条："伤寒六七日不利，便发热而利，其人汗出不止者，死。"伤寒本应有发热，若六七日后才发热，则六七日前之伤寒二字指何证？下句说利而汗不止者，确有死之可能，此汗出为虚脱症。本条恐有漏脱。

12. 厥与亡血　第347条："伤寒五六日，不结胸，腹濡，脉虚复厥者，不可下，此为亡血，下之，死。"临床上内出血者常手足冷。若下之则出血更多，可致死亡。

13. 厥与脉滑、脉细　第350条："伤寒，脉滑而厥者，里有热，白虎汤主之。"此条以脉滑为热，张氏宗印说："此章因厥故复列于厥阴篇中，亦非厥阴之本病也。"第351条："手足厥寒，脉细欲绝者，当归四逆汤主之。"本证与少阴无异。

14. 厥冷不食　第354条："病人手足厥冷……饥不能食者，病在胸中，当须吐之。"张氏宗印说："曰病人者，非厥阴之为病，而亦非外受之寒邪也，以手足厥冷，故列于厥阴篇中。"则亦非厥阴本证，且饥不能食，何故用吐？似无指征。

15. 厥与心悸　第355条："伤寒厥而心下悸，宜先治水，当服茯苓甘草汤，却治其厥……"此心下悸系水饮之证，阳不外达可致肢冷，然与真正厥逆迥殊，误混。

16. 脏厥蛔厥　第338条："伤寒脉微而厥，至七八日肤冷，其人躁无暂安时者，此为脏厥，非蛔厥也。蛔厥者，其人当吐蛔。"按：二者之辨，脏厥为肤冷，躁无暂安时，蛔厥则静而时烦。条文说脏寒，释者亦作胃寒解，但方为寒热并用，似不专主于寒。

17. 除中　第332条："凡厥利者，当不能食，今反能食者，恐为除中。"第333条："今与黄芩汤复除其热，腹中应冷，当不能食；今反能食，此名除中，必死。"

18. 咽痛与便脓血　第334条："伤寒先厥后发热，下利必自止，而反汗出，咽中痛者，其喉为痹。发热无汗，而利必自止；若不止，必便脓血；便脓血者，其喉不痹。"第339条："若厥而呕，胸胁烦满者，其后必便血。"第356条："伤寒六七日，大下后，寸脉沉而迟，手足厥逆，下部脉不至，喉咽不利，便脓血亦有联系，咽痛与下利便脓血无联系，偶值所见，非必然性。

19. 腹痛自利　第357条："伤寒四五日，腹中痛，若转气下趋少腹者，此欲自利也。"按：肠鸣下利不应属厥阴。

20. 寒下复误吐下　第358条："伤寒本自寒下，医复吐下之，寒格，更逆吐下。若食入口即吐，干姜、黄芩、黄连、人参主之。"此条误用吐药，持续呕吐，不应属厥阴。

21. 下利自愈　第359条："下利，有微热而渴，脉弱者，今自愈。"第360条："下利脉数，有微热汗出，今自愈。"此两条为自愈证，不应入厥阴。

22. 便脓血　第362条："下利，寸脉反浮数，尺中自涩者，必清脓血。"第366条："下利，脉数而渴者，今自愈，设不差，必清脓血，以有热故也。"第370条："热下利重者，白头翁汤主之。"第372条："下利，欲饮水者，以有热故也，白头翁汤主之。"明是热证，不应入厥阴。第364条："下利，脉沉弦者，下重也。"里急后重为痢疾，亦不应属厥阴。

23.下利清谷　第363条："下利清谷，不可攻表，汗出必胀满。"本条戒汗，下利亦不可发表。第365条："下利，脉沉而迟，其人面少赤，身有微热，下利清谷者，必郁冒汗出而解，病人必微厥。"本条文字有问题。第369条："下利清谷，里寒外热，汗出而厥者。"

24.下利后，肢冷　第367条："下利后脉绝，手足厥冷，晬时脉还，手足温者生，脉不还者死。"此以手足寒冷故编入厥阴。

25.下利脉实　第368条："伤寒下利，日十余行，脉反实者，死。"

26.下利谵语　第373条："下利，谵语者，有燥屎也。"

27.下利虚烦　第374条："下利后，更烦，按之心下濡者，为虚烦也，宜栀子豉汤。"以上21~27下利后之情况。

28.呕家　第375条："呕家，有痈脓者，不可治呕，脓尽自愈。"本条与厥阴更无关，临床呕血者有之，呕脓者未之见。第376条："呕而脉弱，小便复利，身有微热，见厥者难治。"第377条："干呕，吐涎沫，头痛者。"第378条："呕而发热者。"

29.吐、下、汗后致哕　第379条："伤寒大吐大下之，极虚，复极汗者，其人外气怫郁，复与之水，以发其汗，因得哕。"本条因呕吐哕一类故收入。第380条："伤寒哕而腹满，视其前后，知何部不利，利之即愈。"以上28~29为呕哕证。

从以上各证大类别之：有厥逆（包括先厥后热；先热后厥，厥逆往来，发热厥逆，热深厥深，凡条文有厥字者悉归之），下利（包括下利清谷，便脓血）。

下利清谷属太阴，下利脓血属阳明病或入《金匮》中。厥逆原属少阴之证，应划归《少阴篇》中，厥数日热数日有疑义。至于先厥后热，或先热后厥，临床上可见于重证中毒性休克，亦可归入少阴，呕吐哕应属杂病，《金匮》中载有多条，《玉函经》之所以作专篇，极是。

三、厥阴证是否以寒热错杂为主

厥阴除首条之证较明显外，几乎无有其他可以说是厥阴证者。丹波元坚《伤寒论述义》说："厥阴病者，里虚而寒热相错杂是也。其类有二："曰上热下寒，曰寒热胜复，其热俱非有相结，而以上热下寒为之正证。盖物穷则变，是以少阴之寒极而为此病矣，然亦有自阳变者，少阳病误治，最多致之，以其位稍同耳，更有自阳明病过下者，其为证也，消渴气上撞心，心中疼热，饥而不欲食者，上热之证也，食则吐蛔，下之利不止者，下寒之征也。"此段丹波从前人寒热错杂释衍而来。问题在于上热证较明白。至于食则吐蛔应属于中焦，不是下焦，且吐蛔在热病中可见，因为本篇中有"蛔厥者，其人当吐蛔。今病者静，而复时烦者，此为藏寒。"因此将本条说为胃寒，再一转而为下寒。下利不止为攻下所引起，故下寒之说不能成立。

丹波又说："寒热胜复者，其来路大约与前证相似而所以有胜复者，在人身阴阳之消长与邪气之弛张耳，其证厥热各发不一时相兼，故治法，方其发热则用凉药，方其发厥则用温药，调停审酌，方为合辙，倘失其机必为偏害矣，此厥阴病要领也。"丹波以厥热交替为寒热胜复，亦不过凑合旧注。前面说过，先厥后热者有之，如中毒性休克，若治疗得法可以厥去热回，继而热作。热病而误治或正气衰竭之际，或中毒性疾病亦可见原先是热，转而为厥。日本森田幸门《伤寒论题解》说："厥阴之厥，颠蹶之蹶也，蹶即踬倒之意，《内经》之厥阴不作此解，《伤寒论》之厥阴一般按《内经》作为两阴交尽为阴之极，阴尽阳生，即生活机能踬倒而有轻度循环障碍之谓也。"循环障碍实即少阴之证。森田释谓："少阴病为全身生活机能生来虚弱，或病毒太剧（即中毒性），罹病后即伤其生活机能及治愈的活动力，或太阳病误治等时所生之复合证候也，进而至手足厥冷，脉欲绝而陷于循环障碍者也。"他在解释"厥"时说："生活机能之一时停止，其最显著而早期所生者表现于循环系统，循环系统发生障碍则四肢厥冷，故手足厥冷为厥症之第一。"按森田将少阴、厥阴二者之厥同释为循环问题，则二者又有何分别？阎德润《伤寒评释》说："故谓厥阴病为防御及治疗的活动力几乎麻痹时，所生之复合证候，由少阳或阳明之误治而来，或由少阴病再恶化而生（少阴证不轻于厥阴），故有著明之一般循环障碍者也，视厥阴病为太阳、少阳、阳明、太阴、少阴等病之最恶时所现之病证，而厥阴为最难治。"观森田与阎氏均限于厥阴中之厥逆症，既知少阴证与循环变恶有关，亦知厥阴之厥逆亦与循环变恶有关，强为区分而实难区分，阎氏认为厥阴为最恶时所生，然则少阴不最恶耶？总之厥逆一证编在《厥阴篇》中，是编者错误。森田与阎氏就错误的基础上解释，既说少阴之厥与厥阴之厥同为循环衰竭，又说厥阴重于少阴，主要因同样厥逆分在两篇，遂在两篇中作同样解释，但是明是两篇，只好说是轻重之分，其实是一样的，捉襟见肘，此之谓也。

先师陆渊雷先生说："六经之名，始见《素问》，其原或出《素问》之前，本义已不可知，《素问·热论》以病势出表者为阳，病势内结者为阴，仲景撰用《素问》，同其名而异其实，以机能亢盛者为阳，机能衰减者为阴，阴证变态本少，既以全身虚寒证为少阴，胃肠虚寒证为太阴，更无他种虚寒证当厥阴者，乃不得不出于凑合，此拘牵六经名数，削足适履之过也。"早指出更无他种虚寒证可以当厥阴。森田、阎氏之强分少阴之厥与厥阴之厥为二，距先师之见远矣！

四、厥阴名存实亡

《金匮玉函经·辨厥阴病形证治第九》录厥阴四条，即前所引《伤寒论》之四条，在四条之后为《辨厥利呕哕病形证治第十》，《伤寒论·厥阴篇》录其全文。说明厥阴早佚，叔和已无所窥，观王叔和《脉经》其卷七可汗下吐诸条，引证仲景《伤寒杂病论》条文甚多，其中太阳阳明少阴、太阴少阴标题不少，独厥阴只一条（文为厥阴之为病，消渴、气上撞、心中疼热、饥而不欲食。甚者，则欲吐，下之不肯止。与今本校，无吐蛔证）。《千金翼方·厥阴病状第三》凡五十六证、方七首，与今本《伤寒论》基本相同。《外台秘要》标题仲景文不多，其中仅有厥阴中风一条。如果《脉经》可信为王氏书，则王氏当时未能见到仲景全书，而厥阴早亡，《玉函》更可证实。

（摘自《福建中医药》1981年第3期）

《伤寒论》六经若干问题

　　《伤寒论》之六经，最为历史医家聚讼之焦点，它的来历到底怎样？内容实质到底是什么？后人对它的看法怎样？实有讨论的必要。因此提出若干问题，作为文献综述，个人主观片面的见解，也附在内，希同道教正。

一、六经名称之来源及其含义

　　《伤寒论》有太阳、少阳、阳明、太阴、少阴、厥阴的名称，下面无"经"字，只称某某病，即提纲亦只称某某之为病，各篇条文亦只称某某病而不称某某经病；因条文中有"过经不解""行其经尽"等字样，故一般都以为太阳病即太阳经病，阳明病即阳明经病；也就是说肯定它是六经。据《伤寒论》自序，有撰用《素问》、《九卷》之说（或谓《九卷》即《灵枢》之称）。则此六经之名当自《内经》而来。《伤寒论》自序中，自"夫天布五行"以下为六朝文字，前段不伪）。汪苓友说："仲景分六经，不出《灵枢·经脉》。"又说："《内经·热论》一篇，乃伤寒之根本也，张仲景著《伤寒论》，其六经传变，即从此篇之文而推广之。"汪氏以为仲景六经之名出于《灵枢·经脉》，其传变则出于《素问·热论》：二者结合推广以成，亦仅说明了仲景六经传变的引申发展，对于《热论》六经与《伤寒》六经二者本质不同，则汪氏似无所知。程郊倩则以为六经虽同而见证不同，证不同由于寒温之因不同。其驳叔和《序例》说："《内经》云：热病者皆伤寒之类也，着一类字，见热病特伤寒中之一类耳。然类而不类，亦不类而类。盖同此六经，而病因之寒热有不同。如一日巨阳受之，头项强痛腰脊强，类也；其不类者，恶寒与不恶寒也。二日阳明受之，身热目痛鼻干不得眠，类也；其不类者，伤寒入胃，热病不入胃，入胃则不传故也。《伤寒论》184 条：'阳明居中主土也，万物所归，无所复传。'三日少阳受之，胸胁痛而耳聋，类也。其不类者，伤寒往来寒热，热病但有半里之热而无半表之寒也。伤寒三阴证有寒热错杂之不齐，热病则但有热而无寒。四日太阴受之，则腹满嗌干，全不类伤寒腹满吐利食不下之太阴也。五日少阴受之，则口燥舌干而渴，虽类伤寒少阴之一证，而总不类伤寒脉微细但欲寐之少阴也。六日厥阴受之，则烦满而囊缩，在伤寒烦或有之，而却不类伤寒食不下即吐蛔之厥阴也。"程氏将《热论》六经证与《伤寒》六经证对比，看出其间异同，因而作出：六经同，因不同，故证不同的结论。我们姑依程氏的结论，说二者经络是一个基础，惟二者原因不同，致经络表现证与此不相同，但二者既然不同，那就不能用《热论》一日一经的六经来说明《伤寒论》的六经了，而况《伤寒》六经虽取自经络，其实质内容已非经络之旧，我们看《伤寒论》全文，就可以理解，决不能再说《热论》的六经与《伤寒论》相同。古人已有先我而言之者。如柯韵伯说："仲景既云撰用《素问》，当于《素问》之六经广求之，按《皮部论》云，皮有分部，脉有经纪，其生病各异，别其部分，左右上下，阴阳所在，诸经始终，此仲景创六经部位之原。又曰：阳主外，阴主内，故仲景以三阳主外，三阴主内。又曰：在阳者主内，在阴者主出，以渗于内，故仲景又以阳明主内；少阴亦有反发热者，故仲景又于表剂中用附子，是固其渗也……"柯氏以为仲景之六经不应看作经络之经，他说："经络之经是六经道路，非六经地面。"他认为仲景六经部位是由于《皮部论》的启发而创立的。然尚嫌不够全面，因仲景六经不仅证见经络，也联及脏腑，不仅联及脏腑，更联及寒热虚实，所以单纯说仲景六经是不全面的。近代学者顾古生也以为仲景六经来自《内经》多方面，他说："盖六经部分有横行者，十二经流注，自手太阴至足厥阴，十二时相传者是也；有分层者，伤寒由表入里，由三阳、二阳、一阳、三阴、二阴、一阴者是也；有分形者，背为太阳，面为阳明，胸胁为少阳，大腹为太阴，少腹为少阴，凡隐曲处为厥阴是也。言非一端，各有所当。"顾氏指出仲景六经言非一端，各有所当，真能道出仲景六经的真髓。我们如果执其一端不知其所当，将永立于仲景门墙之外，但顾氏也只说明了部位问题，对病情病性活的动态仍付阙如。我们如果从《内经》的阴阳各方面来看《伤寒论》，可以说《伤寒论》确实统括了整个《内经》的阴阳体系。仲景虽分三阴三阳，其总纲则是一阴一阳，以阴阳为辨证论治的基础，也就是从《内经》所说的"治病必求于本"而来。在《伤寒论》中普遍看出它从《内经》的阴阳而来，如《内经》"言人之阴阳，外为阳，内为阴"；于《伤寒论》则表为阳，里为阴。《内经》以腑为阳，脏为阴；于《伤寒论》则胃实为阳明，脾虚为太阴。《内经》"言人身之阴阳，则背为阳，腹为阴"；于《伤寒论》则项背强之为太阳，腹满痛之为太阴。《内经》之"寒为阴，热为阳"；于《伤寒论》则三阴主寒，三阳主热；"发热恶寒者发于阳也，无热恶寒者发于阴也"。《内经》"阴胜则阳病，阳胜则阴病。阳胜则热，阴胜则寒"；于《伤寒论》则少阴脉微细，欲寐，下利清谷，四肢厥冷，背恶寒；阳明脉大，大热，大渴，大汗出，胃中干，便秘。《内经》"静者为阴，动者为阳，迟者为阴，数者为阳"；于《伤寒论》则"脉数急者为阳，脉迟弱者为阴"；《内经》"阳胜则身热，腠理闭，喘粗，为之俯仰，汗不出而热，齿干以烦冤……阴胜则身寒，汗出身常清，数栗而寒，寒则厥"。此则《伤寒》三阴三阳之总则也。《内经》"阴在内，阳之守也，阳在外，阴之使也"，故伤寒重津竭于内，急阳亡于表。其取诸《内经》者，尚有虚为阴，实为阳等多方面；故《伤寒论》之六经，赅表里寒热虚实、经络脏腑营卫气血精气，以及邪正消长诸方面，实由《内经》而来。而归纳之于三阴三阳，发展成为新体系，则仲景之创获也。

六经之名来自《内经》，当无疑问，其含义不同，已如上述。以往学者，以其具《灵枢·经脉》之名，又兼《素问·热论》"今夫热病者皆伤寒之类"之名，言病位则取《经脉》之说，言传变则取《热论》之说，强求其合，龃龉遂多，顾古生说："盖热论总言传经之邪，仲景兼论直中及犯腑之证，其宗旨判然不同。"顾氏前言仲景六经所赅非一，而此外再申明两者之病不同，颇为有见。后人之所以一定要用《热论》来解释《伤寒》六经，主要由于《伤寒论》首冠以《热论》之故。陈修园说："《伤寒论》六经与《内经·热论》六经，宜分别读；王叔和引《热病论》文为序例，冠于《伤寒论》之首，而论中之旨反因以晦。"修园此言是也。

莫枚士认为："《热论》依气行之脉络言，故所著证与《灵枢·经脉》义合，《伤寒论》依邪入之次序言，故所著证与《灵枢·经脉》义不合。经但以阴阳分表里两层，而以身之前后侧分为三阴三阳，仲景不但分表里两层，且分表之表为太阳，表之里为少阳，里之表为太阴，里之里为少阴，里之至里为厥阴。其腑为阳明，又取递进，不取平按，其名同实异也。欲穷伤寒六经证者，勿缠合《灵》《素》以乱之"（节略）。莫氏指出二者不同之故，虽未言及仲景用《内经》阴阳之整个概念，但已指出仲景六经分部与经脉有异，"义取递进，不取平按"，嘱人勿缠合《灵》《素》以乱之，较之修园更为直截。

结语：

1.六经之名来自《内经·经脉》。

2.《伤寒论》六经概括《内经》全面阴阳概念。

3.《伤寒》六经，亦赅表里寒热虚实、经络脏腑，营卫气血、精气、正邪消长诸方面。

4.《伤寒论》六经与《热论》六经，名同实异。

二、六经属手足经的问题

《伤寒论》六经，名则取自《经脉》，内容则体现了《内经》的阴阳全面概念，程郊倩因其不同，并其名而疑之，他说："观其标篇只云太阳、阳明等，太阳、阳明字下并无经字。"他怀疑《伤寒》六经不是经，有一定的理由。

由于三阴三阳之名取自《经脉》，而《热论篇》但举六经之名不言手足，然详其证候则是足六经，《伤寒论》仅标六经之名，亦不明言手足，然详提纲之证候，亦属足之六经，因此后人有伤寒传足不传手之说；又因各篇中亦有手经见证，遂又有足经赅全身之说；此外更有"谓之伤足经则可，谓不传手则不可"之说。不知六经提纲为后人所拟，非仲景所自为，故提纲为足经见证，而各经之条文则概手足经，后人不知此故，遂致纷呶不休。引论如下：

1.主张传足不传手说：朱肱《活人书》，首论经络，其六经之证，仍本于《热论》，而非《伤寒论》之证。其论阴阳，则有"伤寒只传足经不传手经"之说（张景岳谓此言创自刘草窗者，非）。刘草窗认为："足之六经属水、木、土，皆不胜寒气所伤，故水遇寒则涸而冰，木遇寒则叶落枝枯，土遇寒则坼而不坚；手经所属皆金与火，金与火不畏寒，故金遇寒则愈坚；又火体极热，寒不能袭。"刘氏用五行之性能以说明足六经之所以受病与手六经之所以不受病之故，其意盖以为肺真为金，心真为火，而伤寒之真为寒，又不顾《伤寒论》中有手经证。吾以为朱氏误以《热论》六经同《伤寒》，刘氏之说根本不成立。

2. 非传足不传手之说：刘河间《宣明论》说："《热论》又曰，三阴三阳五脏六腑皆受病，营卫不行，五脏不通，则死矣，未尝止传足经不传手经。"刘氏引《内经》之说，以证明三阴三阳五脏六腑皆有受病者，不止于足六经，已足驳斥传足不传手之说。

陶节庵说："传足不传手，此庸俗之谬论，岂有是哉！人之充满一身，无非血气所养，昼夜循环，运行不息，焉有止行于足不行于手之理乎？"陶氏此论血气循环，受病之后，不会只行于足经而不行于手经，甚为有理。但陶氏认为寒气所伤者是足经，所传则不限，立论依据，仍是四时五行的性能。他说："伤寒者乃冬时感寒即病之名，冬乃坎水用时，其气亚凝，水冰地冻，在时则足太阳、少阴正司其令，触冒之者，则二经受病，其次则足少阳、厥阴。继冬而司春令，亦伤何也？盖风木之令，起于大寒节，正当十二月，至春分后方行温令，故风寒亦能伤之，足阳明、太阴中土也，与冬时无预而亦受伤寒者，缘土无定位，无成名，无专气，寄王于四时，能始终万物，故四时寒热温凉之气皆能伤之也……手之六经，主于夏秋，故不伤也，足之六经盖受伤之方分境界也，若言伤足不伤手则可，以为传足不传手则不可。"陶氏以为寒可伤足经，但其传则可连手经，其持之之理，则以时季所主之五行分境界为论据，其妄不待辟。

李梴说："上古只分三阴三阳，而不分手足，其意甚深，况手足三阳同手走头至足，手足三阴同足走胸腹与手，岂有经络同而受病又有不同者哉！"此说非难伤足不伤手最为有理。李氏更举《伤寒论》中手经见证说："喘咳、发热，分明手太阴、太阳病也，狂言谵语，分明手少阴病也，胸满、干呕、耳聋，分明手厥阴、少阳病也。"张景岳更进一步地批评传足不传手之论，他说："奈何草窗刘氏不明其理，遂谬创伤寒传足不传手之说，谓足经所属皆水、土，手经所属皆金与火……夫人之金火两脏，不过以五行之气各有所属耳，岂即真金真火，不能毁伤者耶？夫人之血气运行周身，流注不息，岂传过手经而邪有不入者哉！"因此他提出周身上下足六经包括在内之说，他在《类经·热论注》说："然本经之不言手经者何也？盖伤寒者表邪也，欲求外证，但当察于周身上下脉络，惟足经则尽之矣；手经无难偏也，且手经所至，足经无不至者，故但言足经，则左右前后阴阳诸证，无不可据而得，而手经亦在其中，不必言矣。此本经所以止言足者，为察周身之表证也。"此则论《内经·热论》只言足六经证不言手六经证之故，亦说明《伤寒论》足六经可以概手六经。

张令韶则以为脏腑有形，经络无形，无形可赅有形，他说："今人言太阳止曰膀胱，言阳明止曰胃，少阳止曰胆；三阴亦然，是以有传足不传手之说。不知脏腑有形者也，三阴三阳无形者也，无形可以赅有形，而有形不可以赅无形，故一言三阳而手足三阳俱在其中，一言三阴而手足三阴亦在其中，所以六经首节止言太阳之为病、少阴之为病，而不言足太阳、足少阴之为病，其义可思矣。况论中厥阴心包络、少阳三焦、太阴肺之证颇多；又阳明燥结，有不涉于大肠者乎？传足不传手之说非也。"张氏经络无形之说亦不通，经络有一定部位，与脏腑有一定联系，病则有一定见证，手有手经见证，足有足经见证，何得诿诸无形耶？但其亦见到论中有手经见证，亦斥传足不传手之非。

要之《热论》只言六经，未提手足，其证则为足经。《伤寒论》提纲亦为足经之证，而六经各条中又有手经之证，后人不知提纲非仲景之旧，不知仲景六经名取经络，实质已非，妄求统一，转致纠缠不清。

结语：

1. 因六经提纲与《热论》六经均足经证，故误以为伤寒传足经。

2. 因本论有手经证，故认为伤足经亦传手经。

3. 因本论具有手足经证，认为足经可赅手经。

4. 以五行性能四时方位解释受病之理，不符实际。

5. 以经络为无形，脏腑为有形，言某经即赅手足二经，以求矛盾的统一。

三、对六经不作经络的几种观点

由于《伤寒论》六经非单纯经络之六经，故各家另有体会。或从表里，或从脏腑，或从"地面"划区等立说。

1. 从解剖部位分六经：方有执《伤寒条辨》以人体解剖部位和五脏六腑分属六经，以皮肤肌肉及六腑为阳表，五脏为阴里。他说："经络筋脉，类皆十二，配三阳三阴而总以

六经称，六经之经，与经络之经不同……若以六经之经断然
直作经络之经看，则不尽道，惑误不可胜言。"他举儒家六
经、国家六部作比方，以为六者统辖而已，人身百骸亦统在
六经之中，他的《六经图说明》说："太阳者，风寒之著人，
人必皮肤当之，当之则发热，热在皮肤，皮肤在躯壳之外，
故曰表……表合太阳足膀胱。""阳明者，风寒之邪，过皮
肤而又进，接皮肤者肌肉也。不曰肌肉而曰阳明者，肌肉居
五合之中，为躯体之正，内与足阳明胃合也。""少阳者，邪
过肌肉而又进，则又到躯壳之内、腑脏之外，所谓半表半里
者，少阳、足胆经之合也。""太阴脾也，脾居中而阴事，故
次少阳而为三阴之先受，少阴肾也，厥阴肝也。"观方氏所
言六经，仍是足六经，惟从解剖之部位分区耳。他对手经何
故不受病，则以为"小肠经不与皮肤合，不合则不主病，手
大肠不与肌肉合，不合则不受病"，至于心肺何以不受邪？
则引《灵枢》"心为一身之主，不受外邪，肺位高居上，主
出不受纳，二者均不与外之三阳合"。方氏病足不病手之说，
实亦不通之论，心肺果不受邪？何以论中有心肺见证，且手
太阴肺主皮毛，与手阳明大肠为表里，手少阴心主神明，与
手太阳小肠为表里，不从经络配合脏器所主立论，强牵皮毛
属足太阳。可见方氏仍未跳出传足不传手之观点。

2. 认为六经是画限辖病，名为经而非经：程郊倩说：
"伤寒之定六经，无非从深浅而定部署，以皮肤为太阳所辖，
故署之太阳，肌肉为阳明所辖，故署之阳明，筋脉为少阳所
辖，故署之少阳云耳。所以华佗曰，伤寒一日应皮，二日在
肤，三日在肌，四日在胸，五日在腹，六日入胃，只就躯壳
间约略及浅深，而并不署太阳、阳明等名，然则仲景之分太
阳、阳明等，亦是画限之意，所以辖病也。"程氏首先承袭

方氏之皮肉解剖部位，继则以华佗六日病位作比，结论为仲景之六经画限辖病，六经不过便于统属证候之代名词，其义殆与今之证候群无异。这个意见将六经看死了，僵化了六经，是不全面的。

3. **取足经舍手经又兼解剖部位：**魏荔彤氏既取足经受病之说，又兼取方氏解剖部位，他说："足太阳膀胱，其经行身之背，初感风邪，多感于背，为足太阳之经分，故病邪在是，治亦在是，况足太阳主皮肤，如天之无所不包，且不止行身之后也，若手太阳小肠，非邪所及，故不必治也。"魏氏因伤寒初起有头项强，故取经络之行于背为说，又因发热为全身证，故又取方氏之皮肤包全身为说，要之太阳经脉不足说明，乃取皮肤而补充之。又说："足阳明胃受足太阳之表邪，变热入里，因营卫在表者原出于胃，故热邪得从营卫通胃之络入胃（按：方氏说太阳主皮肤而统营卫，阳明则主肌肉，此言太阳之邪入里，则非次入于肉矣）。病邪在胃，自当治胃，若手阳明之大肠，病邪及之，这不必治。"此则坚持足六经之说，而不认手经，甚至有手经之证亦以为不必治，是持论之偏也。又说："病邪在胆，若手少阳三焦以其无形，藉躯壳之形为形，故不能专受传经病邪。"此以三焦无形而否认手少阳受邪也。又说："若手太阴肺，即有连及之邪，这不必治。"又说："邪入足少阴，即治足少阴矣，若手少阴心经，非邪直犯心，无论何病，俱不受邪，皆以心主代之，不必治也。"又说："足少阴受邪，无论寒热，皆传足厥阴，若手厥阴心包络，亦代心受病，并不受他经之邪。"魏氏因坚持足经，排斥手经，故立但治足经不治手经之说，以为心不受邪包络代之，但包络亦系手经，既称代心受病，何得谓不受邪耶？亦不必治耶？真可谓大胆妄言。

4.以六经作地面经界观：柯韵伯氏鉴于《伤寒论》之六经与《内经》六经不同，袭方氏之意，以为六经是地面经界。他说："夫一身之病，俱受六经范围者，犹《周礼》分六官而百职举，司天分六气而万物成耳。伤寒不过是六经中一证，叔和不知仲景之六经是经界之经，而非经络之经，妄引《内经·热病论》作序例，以冠仲景之书，而混其六经之证治……夫热病之六经，专主经脉为病，但有表里之寒热，并无表里之虚实。"柯氏指出《热论》有表里之寒热而无虚实，与仲景之包括虚实不同，是正确的；以为六经是经界之经，百官分治，则方氏之意也。他的"经界"学说，是将地理比人体。他说："请以地理喻，六经犹列国也，腰以上为三阳地面，三阳主外而本乎里；心者，三阳夹界之地也，内由心胸，外自巅顶，前至额颅，后至肩背，下及手足，内合膀胱，是太阳地面。此经统领营卫，主一身之表证，犹近京畿御敌之国也。内至心胸，至胃及肠；外自巅颅，由面至腹，下及于足，阳明是太阳地面。由心至咽，出口颊，上耳目，斜至巅外，自腰胁内属胆，是少阳地面。此太阳差近阳明，犹京畿矣。腰以下三阴地面，三阴主里而不及外；腹者三阴夹界之地也，自腹由脾，及二肠魄门，为太阴地面。自腹至两肾及膀胱溺道，为少阴地面。自肠由肝，上膈至心，从胁肋下及小肠、宗筋，为厥阴地面。此经通行三焦，主一身之里证，犹近京畿夹辅之国也。太阴阳明同居异治……若经络之经，是六经道路，非六经地面矣。"柯氏前既言腰以上为三阳，又说太阳、阳明下及手足，则腰以下亦阳矣。因氏既取《内经》上为阳、下为阴之说，而三阳经证之在上部者，又皆符合经脉之途径，故又维持经脉之说，因六经证不尽符经脉之途径，譬如太阳经脉即不包全身，故又提出六经是地面。

柯氏又一反向来太阳属膀胱之说，而创太阳属心之论说："今《伤寒》书皆以膀胱为太阳，故有传足不传手之谬，不知仲景以心为太阳，故得外统一身之气血，内行五脏六腑之经隧。"既称心统一身气血，内行脏腑，则任何一经之病无不涉及太阳，亦无一而不属太阳矣，太阳一经有病，亦必涉及各脏腑矣。且既以心为太阳矣，而又牵及膀胱何也？

方氏以太阳主皮肤，统一身之表（朱肱、成无己虽有"太阳主表为诸阳主气"之说，乃指经脉而言，不指皮肤），柯氏以心统一身，方氏将人体分部，分属六经，柯氏亦将人体分部，分属六经，均因单纯经络不能统括，故创此以图说明仲景之六经耳。

此外更有一说，附此以作参考。明·何彦澄说："或从肩背，由督脉三阳经分入客于肌肤之间，而为阳热之证；或从胸腹由冲任二脉客于三阴经分；或从口鼻径入脏腑而为直中阴经之证，此伤寒证所由得也。"此说牵及奇经、口鼻，据作者所见文献，前此似未经人道过。

结语：

1.六经非单纯经络，故或从表里脏腑，或从层次地面划分。

2.方、程、柯氏等，否认六经为经脉之经，以为是人体部位之区分，以此辖病，乃因经络不足说明之故。

3.方氏受《热论》足六经及《伤寒论》提纲之影响，强调手经不与皮肤肌肉合，心肺在上，不受邪。魏氏则以足经为主，虽有手经见证，亦不必治。说均牵强。

四、传经问题

《伤寒论》关于传经的几条条文，有似一日一经的，有的二三日、六七日、十余日尚在一经的，兹据本论及各家对传经的见解而讨论之。

《伤寒论》："伤寒一日，太阳受之，脉若静者为不传，颇欲吐，若躁烦，脉数急者，为传也。"这一条说伤寒一日是太阳受邪，脉静则病不发展，若脉数急而有欲吐烦躁等证，则病情发展。钱璜说："伤寒一日太阳受之者，即《内经·热论》所谓一日巨阳受之，二日阳明受之之义也。"本论之六经与《热论》不同，钱氏之说非，然本条及下条又均似《热论》传经之说。

"伤寒二三日，阳明少阳证不见者，为不传也。"

《医宗金鉴》解释说："伤寒二日阳明受之，三日少阳受之，此其常也。"按《热论》的次序是一日巨阳，二日阳明，三日少阳，与此条之次序颇相同，无怪后人以《热论》解释《伤寒》也。由上两条观之，似乎伤寒的常规是一日传一经，不传则是"太阳邪轻热微"。后人因倘执定一日一经，将与后文矛盾，所以有执另为解释说："一日、二日、三日、四五六日者，犹言第一、第二、第三四五六之次序也，大要譬如计程。如此立个前程期式约模耳，非计日以限病之谓。"沈金鳌也认为："一日约辞，非定指一日。"舒驰远说："虽曰一日太阳，二、三日阳明、少阳，然不限定日期，必察其所见之证属于何经，若传至何经，又必转见何经之证，不然何所征验。"亦以为日期不限定，以见证为主。他们与方氏同，在见到某某证则曰入某某经，可见一日太阳二日阳明，以次相传之日数不必泥。

这两条的问题是：首先提出了一日太阳，二、三日阳明、少阳的说法，与《热论》相同，而与本论另条矛盾。

"太阳病，头痛至七日以上自愈者，以行其经尽故也；若作再经者，针足阳明，使经不传则愈。"

成无己说："伤寒一日至六日传三阳三阴经尽，至七日当愈。"其他如喻昌、钱璜、《金鉴》等，均用六日传六经为解；本条七日以上指的是太阳病，柯韵伯说：夫仲景未尝有日传一经之说，亦未有传至三阴而头尚痛者，曰头痛是未离太阳可知，曰'行'则与'传'不同，曰其经是指本经而非他经矣，是七日乃太阳一经行尽之期。"由这一条七日尚在太阳，与上条一日一经之说是有矛盾的，或前条为假拟之辞，非实同《热论》之日传一经，但另条更明白。

尤在泾注："按《内经》云，伤寒一日，巨阳受之云云，又云七日太阳病衰，头痛少愈云云，盖伤寒之邪有离太阳而入阳明者，有遍传诸经而犹未离太阳者，此太阳病头痛至七日以上自愈，正与《内经》之旨相合。"按尤氏素称博洽，于此乃极不通，焉有邪既留太阳又遍传诸经，邪既遍传六经，何不见六经证耶，谓也《内经》之旨合，谬矣。

"伤寒三日，三阳为尽，三阴当受邪，其人反能食不呕，此为三阴不受邪也。"

此条说得很明白，前之三日为三阳，后之三日为三阴，与《热论》冥合无间，所以汪琥说："伤寒三日者，即《素问》相传日数。"沈金鳌于前条解释一日、二日是"约辞"，在此条却说"三日三阳为尽，三阴当受邪，三阴必先太阴脾"。这里不再作"约辞"，而确定了三日传三经了，沈氏前后不照应，自相矛盾。

"伤寒三日，少阳脉小者，欲已也。"

此条仍是一日一经之意，与前说同。

由于《伤寒论》中对传经之文，有一日一经和六日一经，所以后人有执着一日一经的，有认为不拘日数的，也有调和二者之说，认为一日一传是"经气"，不拘日数是"病气"等。兹分别讨论于下。

1. 可以循经传、可以越经传、可以自受、可以直中：戴原礼说："伤寒先犯太阳，以次而传，此特言其概耳，然其中变证不一，有发于阳即少阴受之者……亦不循经而入，如初得病径犯阳明之类，不皆始于太阳也；亦有首尾止在一经，不传他经；亦有止传一二经而止者，不必尽传经也。至如病之逾越，不可泥于次序。"戴氏此说是从全论内容结合临床实际的体会。本论中有一日传，亦有七日未传（一日传一经有之，但非六日传尽六经之意）。有始终一经，有一二经即止者。有初病即犯阳明，直中阴经者；临床所见亦确如此，故戴氏不拘于日传一经，六日传遍之说，最为合理。王海藏亦认为能循经传，亦能越经传，王氏更分别顺逆传，上下传、误下传、表里传，又有传本、传里、循经得度等名，虽嫌支离，要之说明不必循序耳。

吴绶说："阳邪以日数次第而传者，一二日太阳，二三日阳明，三四日少阳，四五日太阴，五六日少阴，六七日厥阴。"吴氏用《伤寒论》太阳病一二日发，阳明病二日发之语，不肯定一日二日，而用约辞。又引《活人书》说："寒邪首尾只在一经而不传者有之，有间传一二日经者，有传过一经而不再传者，有足经冤热而传入手经者，有误服药而致传变者多矣。"又说："热邪乘虚之传则传也，若经实则不受邪，而不传也。"吴氏说同戴氏，末言虚则传，实则不受，言简意赅，为不循序作了合理的解释。吴氏更从五行生克说，而有夫传妻，妻传夫，母传子，子传母等说，殊无意义。

近人章太炎说："《伤寒论》'太阳病六七日'，'太阳病八九日'，'太阳病，过经十余日'，又云'阳明居中土也，无所复传'，又云'少阳病得之一二日'，'少阴厥阴得之二三日，是伤寒非传遍六经，三阴病不必自三阳传致，更无一日一经之说也。叔和序例，引《素问》以皮传，后人转相师法，遂谓一日太阳，二日阳明，三日少阳，四日太阴，五日少阴，六日厥阴，刘守真见世无其病，并仲景《伤寒论》而疑之。然如正阳阳明之非受传，少阴寒证之直入，虽《活人》与成无己亦不能有异言，则知《伤寒论》本与《素问》不同。"章氏说得很对，但他也同柯氏一样，说本论中无日传一经之说则非。我们如果从本论全文看，则传经的情况实如戴、章诸氏的见解，肯定本论不是用《热论》一日一经之说，本论之一日太阳，二三日阳明，少阳不见为不传，及伤寒三日、三阳为尽、三阴当受邪等条，可能是王叔和掺入，因其既取《热论》作序例，自可能掺入与《热论》相同之资料；或者前人传抄混入，叔和不辨而取之；或者叔和之后，为求符合《热论》之说者所掺入，虽未可知，总之一日传一经之说，与本论全部精神不符。仲景著书，决不会自乱其例，自造矛盾。戴、吴诸氏以为有一日传一经，有几日在一经，盖见其矛盾而为之解，殊不知纵有一日在一经，然论中绝无一日传一经，六日而传尽之证据，况"三日三阳为尽，三阴当受邪"之语气，其指一日一经何等肯定，其违背全论之精神亦何等明白，以何必曲为之说耶！章氏为朴学家，其说虽原自戴氏，但言必有征，故以引经证经之法，引述论中诸条，证实有多日尚在一经，三阴不必自三阳传入，正阳阳明之非受传，少阴寒证之直中，试取全论而观之，何有于日传一经六日六经之证耶？

2.六经以"气传"而非"病传"说的问题：因《伤寒论》中传经之说有矛盾，后人不知系掺入的资料，乃设法为之圆说，首先提出气传病传者为张志聪氏，他说："厥阴为一阴，少阴为二阴，太阴为三阴，少阳为一阳，阳明为二阳，太阳为三阳，故《素问·至真要大论》论六气司天，六气在泉，皆始于厥阴，终于太阴，无病之人，六气循行，亦从厥阴而少阴，少阴而太阴，太阴而少阳，少阳而阳明，阳明而太阳，若伤寒一日太阳受病，则从阳而阴，由三而一，须知本论中纪日者言正气也，传经者言病气也，正气之行每日相移，邪病之传一传便止。"其言之似乎成理者为张令韶氏，陈修园亦受其迷惑，引入浅注中作读法。张氏说：传经之法，一日太阳，二日阳明，六气以次相传，周而复始，一定不移，此'气传'而非'病传'也。本太阳病不解，或入于阳，或入于阴，不拘时日，无分次第，如传于阳明则见阳明证，传于少阳则见少阳证，传于三阴则见三阴证，如下文明言少阳证不见者为不传也，伤寒三日，三阳为尽，三阴当受邪，其人反能食不呕者，此为三阴不受邪也，此病邪之传也。须知正气之相传，自有定期，邪之相传，随其证而治之，而不必拘于日数，此传经之大关目也。不然，岂有一日太阳则先头痛发热等证，至六日厥阴不已，七日来复，又见头痛发热之证乎？此必无之理也。"张氏说的气传，好似人体正常生理，言人体一日气在厥阴，至第六日在太阳（他说正常时，气自里达表）。此气若指经中之经气，则是一日夜五十周于身，不是六日一周于身，看他所说的气，实是指本经应天之气，如太阳、即太阳寒气，阳明、即阳明燥气，他

215

在前段文章中大谈天人说："太阳之为病，兼气与经而言之，何谓气？则太阳之上寒气主之；何谓经？则太阳之脉连风府，上头项，挟背抵膝足，循身之背，足太阳膀胱之经脉。"他认为人身经脉上应天气，引《素问·天元纪大论》说："寒、暑、燥、湿、风、火，天之阴阳也，三阴三阳上奉之。"又曰："厥阴之上，风气主之，少阴之上，热气主之，阳明之上，燥气主之，太阳之上，寒气主之。天有此六气，人亦有此六气，与天同体者也。"他以为天有此六气，人身也有此六气，因此他说："天之寒气感于人，人即以己之寒气应之，所谓两寒相得，两气相从者也。"至于人体的寒气是什么呢？则以"足太阳膀胱为寒水之脏"，而"三焦膀胱者腠理毫毛其应，是太阳又主通体之毫毛，而为肤表之第一层"。又说："三阴三阳上奉天之六气，下应地之五行，中合人之腑，合而为一，分而为三。"张氏这些说法有好多问题。（1）张氏误解《内经》的三阴三阳上奉之。《内经》是讲的天地之气，不是讲人的三阴三阳。张氏误以为人的三阴三阳上奉天之六气。（2）天之六气是一年之气，逐节轮换，并非六天一转，人体之六经经气，也要逐节轮转方能符合六气，张氏前面说气传一日一经，六天一转，一个是一年一转，一个是六天一转，如何相应？（3）太阳膀胱可引经文"毫毛其应"牵到肤表，六气之邪多有表证，又以何理来说明毫毛为肤表之第一层。（4）如果说人体六经之气六日一轮回，则凡人伤寒，必在第六日太阳主气之日，余五日不同气即不感受，宁有是理？（5）如果所说的气是太阳的寒气，阳明的燥气，则应该每天每时都在本经上行，用不着传，如果一传，则今天的太阳之气到明天已非太阳，各经轮台相传，均非本经之气，谈不上本经之气了。

因为张氏提出了气传、病传的不同，魏子千就问："伤寒六气相传，正传而非邪传因已，不知无病之人，正亦相传否？不然正自正传，邪自邪传，两不相涉；正传可以不论，何以伤寒必计日数也？"张氏答："无病之人，由阴而阳，由一而三，始于厥阴，终于太阳，周而复始，运行不息，莫知其然，病则由阳而阴，由三而一，始于太阳，终于厥阴，一逆则病，再逆则甚，三逆而死矣。"张氏以气传从一而三，则《内经》少阳为一阳，阳明为二阳，太阳为三阳，自内而外之说，如此，则此六气之行，由内而外，一日在最内之厥阴，至第六日乃外达于太阳，当第一日唯厥阴有气，第六日亦唯太阳有气，此气六日之中唯一经有气，余则无气，无气尚是活经耶，据修园说："无病之人，经气之传，无所凭验。"则此"气传"乃无凭之说也。又病则由三而一，由外而内，当亦必依经而行，不会错乱，不错乱故可计日。事实上病之发展并非如此，张氏亦自知其不通，故末了说：吾友高士宗云，读论者因证而识正气之出入，因治而知经脉之循行，则取之有本，用之无穷，若执书合病以求治，则非矣。"这一段话无异推翻了前面每日逆行一经之说，其进退维谷如此。

蜀人郑钦安，可能亦受张氏影响，有一气分为六气图说，自外而内，画六圈，外则太阳寒气，内之最后则厥阴风气，他说："今以一圈分六层，是将一元真气分为六气，六气即六经也。气机自下而上，自内而外，真气充满周身，布护一定不易，外邪入内，先犯外之第一层，第一层太阳寒水，气化出路，故畏风恶寒，治之不当，邪不即去，渐至第二层，二层乃阳明所主，阳明主燥，外邪至此，化为燥邪，故恶热，治之不当，邪不即去，渐至第三层，三层乃少阳所居，半表半里之间……"郑氏不谈天人相感，亦不谈经气之传，似无纰漏，惟将一元真气化作六气，亦即六经，未免杜撰，且如所作图，层层而入，岂每病皆按次序循行乎，不如戴、吴诸说远矣。

结语：

1.本论中有日传一经，亦有六七日、十余日尚在一经，其一日一经，不符全论精神，当为后人增入以求符合《热论》。

2.有人体会为约模定程，有认为可以循经传，可以越经传，亦可直中，较为符合临床实际。其日传一经，肯定不符事实。

3.六经"气传"而非"病传"之说，为避实逃虚法，理论不通。

4.一元真气化六气为六经，有违《内经》经脉。

五、六经提纲问题

《伤寒论》原无提纲二字，后人称每篇之首条"某某之为病"为提纲，说这一条为全篇的纲领，是本篇的主要证，大家都很重视。柯韵伯说："仲景六经各有提纲一条，犹大将立旗鼓，使人知有所向，故必按本经至当之脉证而标之。"其实每篇的第一条（阳明篇在第二条）不能作为本经证候的提要，即不能作为提纲，可能是王叔和或后人拟入，或就原条文拟改，决非仲景所作。因为提纲是足经的证状，而这些证状不能代表本经篇内的证状。例如："太阳之为病，脉浮，头项强痛而恶寒。"方、喻诸家，以为"此为太阳之总冒，以下凡一提及太阳病，即具此证、此脉。"果如所说，则第二条"太阳病，发热，汗出恶风，脉缓者，名为中风。"第三条"太阳病或已发热，或未发热，必恶寒体痛呕逆，脉阴阳俱紧者名为伤寒。"一则恶风，一则恶寒，一则脉缓，一则脉紧，各不相同。且第六条"太阳病发热而渴，不恶寒者为温病。"此则明言不恶寒，与第一条之恶寒相反，如何可以说凡太阳病均具此脉证呢？柯氏以为"脉反沉，头不痛，项不强，不恶寒，是太阳之变局。"然则唯提纲始算正证，它皆变证，正证何少，变证何多耶？既是变证，仍冠以太阳病何也？曲为提纲作护，强词夺理。

阳明病第一条有太阳阳明、正阳阳明、少阳阳明的问答，第二条始曰"阳明之为病，胃家实也。"与各经篇首条例不同。少阳篇第一条曰"少阳之为病，口苦、咽干、目眩也。"按189条阳明中风亦有口苦咽干之证，而此乃专作少阳提纲，可怪。按例言，提纲为一篇之主证，其中不应谈及具体治疗，乃《太阴篇》"太阴之为病，腹满而吐，食不下，自利益甚，时腹自痛，若下之，必胸下结硬。"《厥阴篇》提纲亦有"下之利不止"语，不复成为提纲。少阴病之亡阳厥逆，实为要证，而提纲中一字不提。厥阴病只提消渴，气上撞心，心中疼热，饥而不欲食以及吐蛔等，与本篇中所言不相关；而本篇中之厥多寒少，厥少寒多，先厥后热，先热后厥，以及下利厥冷等要证反不一提，不成其为提纲（厥阴55条，其中下利廿八见，厥冷廿见，厥热交错十见，渴欲饮水吐蛔仅一见，且此二条渴非消渴，吐蛔乃蛔厥。）后人不怀疑提纲之非仲景所作，反尊之为一篇之纲领，曲为之说，柯氏更生出"提纲是正面，又要看出底板，细玩其四旁，参透其隐曲。"似乎仲景要故意使人难解，作出谜底，使人猜谜似的。看提纲那里有什么正面文字。柯韵伯自己知道提纲与内容不同，乃又说不仅为伤寒而立，是赅杂病而言。吴坤安亦说："六经主病，仲景非专为伤寒立言，如厥阴所述，气冲吐蛔等证乃厥阴风木自病，不拘伤寒杂证，但见呕逆吐蛔者即是肝邪犯胃，宜兼厥阴而治。"这些都是知其不可通而求其通的理论。

我的看法，欲识本经之证，只有从本经中全面来看，除误治转变之证外，总汇其证，此若干证即该经之病。虽证不必悉具，但应有其主要的若干证，提纲可有可无。原来提纲既无本经主证，则临床参考价值可疑，而且自从有了提纲，反使一般人印定了"伤寒是足经病"的观念。

结语：

1. 六经提纲非仲景所拟定，为后人拟入。

2. 六经提纲不符各经主要证候，实用价值不大。

六、六经次第问题

《内经·热论》一日巨阳、二日阳明、三日少阳、四日太阴、五日少阴、六日厥阴。今本《伤寒论》编排六经之次第与之相同。若依病情发展论，则《热论》之次序，正说明由浅及深。惟《伤寒论》之病情，太阳为初起，阳明有初病即成，少阴既曰得之一二日，则亦病之初起；太阴、厥阴，亦不必来自太阳；既非由浅及深，则其次第不必与《热论》同。后世有议之者，如戴原礼、丹波元坚等。戴氏说："太阳在表，少阳在表里之间，阳明在里；自外渐入内，次第正当如此；果如《伤寒论》中所说，一日太阳，二日阳明，三日少阳，岂可第二日在里、而第三日方半表半里乎？"丹波著《述义》，其次第一为太阳，二为少阳，并说少阳为半表半里之证，仲景既拈之于《太阳篇》，唯其名则取之《内经》，是以更摘其概，列之阳明之后，今先立于阳明者，使

人知传变之叙而已。"（节要）

张子和《伤寒心镜》说："庞安常谓：'阳主生，故足太阳水传足阳明土，土传足少阳木，为微邪。阴主杀，故木传足太阴土，木传足少阴水，水传足厥阴木，为贼邪。'盖牵强附会。"他不承认这个次序的合理，另引《内经·阴阳离合论》之言以证《伤寒论》之篇次，他说："太阳根起于至阴，名阴中之阳；阳明根起于厉兑，名曰阴中之阳；少阳根起于窍阴，名曰阴中之少阳；太阴根起于隐白，名曰阴中之阴；少阴根起于涌泉，名阴中之少阴；厥阴根起于大敦，名曰阴之绝阴，其次序正与此合。"意谓《内经》太阳之次为阳明，阳明之次为少阳，而于《伤寒论》之次第相同。但这也只证明六经的次序与之相合，并没有说出什么理由。

《伤寒论》原来概论伤寒杂病，后人将它分开。虽条文有某某病之称，当时并未分篇，应无次第可言。王肯堂说："王叔和编次张仲景《伤寒论》立三阳三阴篇，其立三阳篇之例，凡仲景曰太阳病者入《太阳篇》，曰阳明病者入《阳明篇》，曰少阳病者入《少阳篇》；其三阴篇亦依三阳之例，各如太阴、少阴、厥阴之名入其篇也。"这个推测是很有理的，因为从六篇的内容来看，除有六经标目的条目外，其他归类有很多不惬当的，要是仲景自己分篇，决不如此。王氏说："其或仲景不标三阳三阴之名，但曰伤寒某病用某方主之而难分其篇者，则病属阳证发热、结胸、痞气、蓄血、衄血之类皆混入《太阳篇》，病属阴证厥逆下利呕吐之类皆混入《厥阴篇》也。惟燥屎及屎硬不大便、大便难等证，虽不称名，独入《阳明篇》者，由此证类属阳明胃实，非太阳厥阴可入，故独入阳明也。所以然者，由太阳为三阳之首，凡阳明、少阳之病皆自太阳传来，故诸阳证不称名者皆入其篇；厥阴为三阴之属，凡太阴、少阴之病皆至厥阴传极，故诸阴证不称名者皆入其篇。"王氏将这些问题指出，对于理解六经的面目是有意义的。清代高学山氏肯定原书不分篇，所持的理由是可信的，他说："仲景《伤寒论》原书必不从六经分篇，当只是零金碎玉，挨次论去耳，分从六经者，其王叔和之臆见。盖病虽不能逃六经，而六经亦何能限病哉？既从六经分篇，则一病而界于两经之间，及一条而有二三经之变证者，将何所收受乎？且不必逐条冠之曰太阳病、阳明病等之字样矣。"仲景书每条之上冠以某某病，正说明其原始不分篇。高氏之见极是，后世争论少阳与阳明之先后次第者可谓多事矣。又王肯堂以为六经条文分篇不惬，尚未知《伤寒论》中混有杂病条文，而杂病篇中亦混有伤寒条文，不仅六经分篇之不惬也。举例言之，痉湿暍诸条之太阳病，中风历节篇之少阴脉浮而弱，水气篇之太阳病，黄疸篇中阳明病脉迟、食难用饱云云。他如无标目消渴篇之脉浮发热渴欲饮水小便不利猪苓汤，渴欲饮水口干燥者，亦伤寒之条文。

结语：

1.六经原始当不分篇。

2.叔和将阳性证混入太阳，阴性证混入厥阴，遂乱其例。

七、六经统百病与为伤寒而立的问题

本论六经，有人认为为百病而立，不仅伤寒。也有认为是为伤寒而立。按：本论以三阴三阳统概表里寒热虚实，任何疾病，其诊治之理，当不出其范围。张志聪说："本论虽论伤寒，而经脉脏腑阴阳交会之理，凡病皆然。"的确，以此高度概括性的阴阳以审察疾病属性，分析病情进退，推测病理过程，掌握治疗攻补，实为临床之关键，固属凡病皆然，不仅伤寒为然也。

据本论《自序》"《伤寒杂病论》合十六卷"，既称伤寒又曰杂病，更申之曰合十六卷，则原书系伤寒杂病并论可知矣。但虽系并论，其中仍有分别，其称"合为十六卷"可见二者之分合，推其原来叙述，凡伤寒之类的热病，如六气之病，当概在伤寒之内，其伤寒中有特殊型者，则入于杂病，其杂病之有共同型者，则又入于伤寒，其中分而不分，不分而分。叔和将伤寒与杂病划而为二书，致后人误以为六经是为伤寒一病而设，与它病无关。柯韵伯知其失，特矫枉过正，遂谓六经可概杂病。柯氏说："原夫仲景之六经为百病立法，不专为伤寒一科，伤寒杂病，治无二理，咸归六经之节制。"说治同一理是对的，说咸归六经之节制则非。当然，人身全部不出十二经脉范围，可是仲景六经之证显然不能概括杂病篇之证。柯氏说："夫仲景之六经是分区地面，所赅者广，虽以经脉为经络，而不专主经络上立说，凡风、寒、湿、热、内伤、外感，自表及里，有寒有热，或虚或实，无乎不包。"其言仲景六经名为经而实非经是对的，说六经表里寒热虚实也是对的，但说内伤、外感无不包，就有问题，因为柯氏混淆了伤寒与杂病二者的共同性和特异性问题。柯氏又说："如太阳之头项强痛，阳明之胃实，少阳之口苦、咽干、目眩，太阴之腹满、吐、利，少阴之欲寐，厥阴之消渴、气上撞心等证，是六经之为病，不是六经之伤寒，乃六经分司诸病之总纲。"柯氏此言非常牵强，因其不知提纲为后人拟增，遂不顾提纲之纯为足经证不概手经，且此六经提纲又不能概括六经之主要证，何可言是六经之为病而可以作为分司诸病之总纲耶？柯氏又说："观仲景独于《太阳篇》别其名曰伤寒、曰中风、曰中暑、曰温病、曰湿痹，而他经不复分者，则一隅之举，可以寻其一贯之理也。"柯氏不知六经本不分篇，又不知中风、中暑、湿病，其初期皆有大同之共同证，故皆可称太阳病，因其初起又有异，即因其异而有中风、中暑、伤寒之别；又因其病本不同，发展殊途，故六经之中，又各有中风之名。柯氏又说："其他结胸、脏结、阳结、阴结、瘀热发黄、热入血室、谵语如狂等证，或因伤寒或非伤寒，纷纭杂沓之中，正可以思伤寒杂病合论之旨矣。盖伤寒之外皆杂病，病名多端，不可以数计，故立六经而分司之。伤寒之中最多杂病，内外夹杂，虚实互呈，故将伤寒杂病合而参之，正以合中见泾渭之清浊，此扼要法也。"柯氏说结胸、脏结、瘀热发黄等，或因伤寒或非伤寒，这是对的，说伤寒中多杂病，也是对的；因为结胸可由杂病误下而成，发黄亦见于杂病，而伤寒过程中因患者某些脏器之素虚，病邪因其虚而传入，则见杂病之证。惟杂病终不得与伤寒混淆，因杂病、伤寒均各有必见之"正证"，不得因其变证而混淆病之"正证"。柯氏说："杂病之名多端，不可以数计，故立六经而分司之。"夫此区区六经之提纲，能司不可以数计之病耶？柯氏苟平心思之，当知其不可通也。

　　古代伤寒与杂病之分，吾人似不能用现代的疾病分类原则讨论之，如以为伤寒为急性传染病，杂病为内科各系之疾病，则不惬当。因《金匮》之疟疾、痉病、黄疸，皆现代之急性传染病，《伤寒论》中之太阴病，《金匮》腹满宿食之类，如用现代分类，则痉病应属伤寒，太阴病应归杂病。但从总的来说，则中风、历节、疟疾、百合、狐惑、阴阳毒、消渴、水气、虚劳、肺痿、肺痈等，皆为独立之疾病，有特殊的自成一系症状，而伤寒则为较广泛的，有共同性的一系的症状，仲景当时可能以普遍共同性的作为伤寒，以各个特殊性的作为杂病，伤寒以证分类，故重在辨证论治；杂病以病（中医学概念之病）分类，故重在辨病施治。但二者是辨证的结合，治证之中有治病，治病之中亦辨证，二者非绝对的。举例言之，如黄疸篇之有谷疸、酒疸、女劳疸之别，方法有茵陈蒿汤、茵陈五苓，前者用大黄之苦寒，后者用二苓之淡渗，虽同以茵陈为主，其不同如此。更有栀子大黄、硝石矾石诸方之不同。又如"脉浮以汗解，桂枝黄芪汤"，"哕者小半夏汤"，"腹痛而呕小半夏汤"，"腹满小便不利大黄硝石汤"，"酒黄脉浮先吐，脉沉先下"。又如疟病篇，"脉弦小紧者下之，脉弦迟可温，脉紧可汗，脉大可吐"，"温疟身无寒但热，白虎桂枝汤"，"疟多寒，蜀漆散"，是皆治病而结合辨证也。蜀漆（常山苗）、柴胡为治疟病之有效药，而石膏、知母、桂枝、干姜则又治热以寒，治寒以热之辨证对治法也。黄疸之用茵陈、栀子、大黄，似为对病施治，然亦须辨证。至于桂枝加黄芪用黄疸似乎治证，为解表而助正法，小建中汤（桂枝加饴糖治黄而小便利，则调和营卫又补其中，其辨证施治之精神又如此。此类辨证施治之方法不能谓无治病作用。至于《伤寒论》中治法重在祛邪以安正，正虚则重在扶正以祛邪，处处主动，以解除人与病之主要矛盾问题，并非单纯的以解决证候为主，故辨证论治决非对证施治，其实质是以机动的方法解决人与病的主要矛盾为主的。

　　《伤寒论》六经虽不必统百病，但其中辨证论治的精神法则，却可应用于百病，而其中的方药更可广泛应用于各种疾病，并非伤寒方只治伤寒，也非古方不适用于今日，只在如何理解六经中之辨证精神，以及方剂组合的主要作用，则多病可用一方，一病也可用多方。举例言之，如 118 条桂枝甘草龙骨牡蛎汤，原治火逆下之，因烧针烦躁者；112 条医以火劫迫之，亡阳惊狂，亦用枝桂龙骨牡蛎等，再从药物之作用测之，则此方乃治正虚者，有温补、收敛、安神等作用，可活用于虚寒性之下利、久痢不止、痰饮之水走肠间、吞酸吐水、咳唾多痰、自汗盗汗、白带漏下、梦遗滑精、鼻涕过多、耳脓流水、痰核溃疡、心悸怔忡、夜卧不安、小儿多惊等。举一反三，他可类推，故吾谓六经统百病之说有问题，惟六经之方可施之于百病则无问题。

结语：

1.《伤寒论》之理法方药可用于百病，其六经提纲则不能概百病。

2. 伤寒与杂病原不分，因其不分，可以看出同中之异，异中之同，合中见泾渭之清浊。

3. 伤寒以共同证为主，故重在辨证论治，杂病以特异证为主，故重在辨病施治，但二者并非绝对的，而是辩证的，治证亦达到治病，治病亦必须辨证。

【总结】

1. 由于伤寒杂病本是混合，而六经也原不分篇，后人既将伤寒与杂病分为二书，又将六经分为六篇，以是混乱了原作的共同性中有特异，特异性中有共同，二者参互出入，提示同中有异，异中有同的精神，以及疾病开始与发展既有共同，又有不同的情况，而造成了一律阶段化。吾人欲理解伤寒、杂病与六经实质，必须不为今本《伤寒》《金匮》编次所拘，从其全面而理解之。

2.《伤寒论》六经之名来自《内经》，但其内容实质已非经络之旧，作者融会《内经》全部阴阳概念，包括了表里寒热虚实、经络脏腑营卫气血、邪正消长等，成为一个多种概念的高度综合体。它不是单纯的经络，也不是单纯的地区和病程划分，更不是简单的证候群。后人不从六经全部精神与《内经》的全部阴阳概念来联系体会，而拘泥于《伤寒》六经中某些符合于《内经》经络途径的症状为说，因此不能阐明仲景六经的实质。吾人欲认识仲景六经，必须从《内经》的全部阴阳概念（包括经络脏腑气血营卫等）来理解，决不可单纯的用某些观点来理解，否则就会陷于片面。

3.传经问题的造成，一是由于前人将《内经·热论》加于伤寒之首，致后人将两种不同的六经证候和传变混为一谈，这是造成历史上纷争的一个主要原因；二是由于后人因《内经·热论》有日传一经，六日传遍六经之说，乃掺入类似日传一经之条文于《伤寒论》中，以求符合于《热论》，致造成《伤寒论》中传经日数的矛盾；三因《热论》六经是足六经证，后人为求得一致，乃掺入足六经证之提纲，遂致产生了伤寒传足不传手，伤足不伤手等谬论。吾人应删除《伤寒论》首的《热论》文字，不受《内经·热论》传经说影响，并从全论中理解传经的实际情况，摒除其日传一经不符全论精神的条文。

4.六经中有手经证，而六经提纲只是足六经证，且提纲又不能提示一经中主要证候，既不能起指导作用，反印定了人们传足不传手的观点，吾人欲理解六经证候，应从六经各篇条文中前后参考汇合，从而分别证候之主副，知某经应具某证，一见某证即知属于某经。

5.六经症状虽不能概括百病，但六经方剂尽可应用于百病。吾人应从六经的实质精神理解方剂的作用，从而以之应用于百病，不为伤寒一病所限，不为六经一证所拘，达到异

病同治，同病异治的作用，并达到辨证论治与辨病施治辩证
的结合。

参考书

宋本《伤寒论》	清代张志聪《伤寒论集注》
《金匮要略》	清代程郊倩《伤寒后条辨》
《素问》	清代钱璜《伤寒溯源集》
《灵枢》	清代柯琴《伤寒论翼》
宋代朱肱《南阳活人书》	清代张锡驹《伤寒直解》
金代成元己《注解伤寒论》	清代魏荔彤《伤寒本义》
金代刘元素《伤寒直格》	清代尤怡《伤寒贯珠集》
金代张子和《伤寒心镜》	清代沈金鳌《伤寒纲目》
明代何彦澄《伤寒海底眼》	清代舒诏《伤寒集注》
明代戴元礼《证治要诀》	清代吴坤安《伤寒指掌》
明代王肯堂《伤寒准绳》	清代高学山《伤寒辨似》
明代陶华《伤寒全生集》	清代吴谦等《医宗金鉴》
明代方有执《伤寒条辨》	清代郑钦安《医法圆通》
明代李梴《医学入门》	清代莫枚士《研经言》
明代张景岳《类经》	近人顾古生《医学随笔》
明代吴绶《伤寒蕴要》	近人章太炎《医论》

（摘自《上海中医药杂志》1962 年 8、9 月号）

写在前面

中国在周秦时代百家争鸣，至汉武时由于政治需要独尊
儒家，罢黜百家，直到清代。长期以来，虽有经学、理学之

分，可说都是儒家统治。儒家思想贯彻在各方面，医家出身在儒家，其道德伦理全属儒家，但是其思想方术却属于道家，也可说中国的医家是道家的混合。

一般尊奉老子（李聃）为道家之祖。老子的哲学主张清静无为、恬淡虚无。秦汉新道家似以方士之术属多。方士中包括医学家、采药家、修炼家、神仙、房中、吞刀吐火术，多以长生不死为标榜。健康与长寿，因人之所愿，而统治者富贵尊荣，穷奢极欲，更需房中之术以取乐，长生不死以享受。方士造作种种，逢迎统治阶层意图，以取富贵。《汉书·艺文志》为当时图书目录，沿自刘向《七略》。其中方技有医经七家、经方十一家、房中八家、神仙十家，各若干卷。说明医家是包括神仙和房中术的。

医学经过漫长的蒙昧历程，到战国时代集成《黄帝内经》。按《汉书·艺文志》所载，尚有《白氏内外经》《扁鹊内外经》。今所传世的《黄帝内经》是作者们以当时的阴阳五行、天文地理及生理、解剖、病理、诊断、治疗知识编著而成，建立了中医体系，这个体系成为二千年来的中医基础。辩证法的哲学思想对于祖国医学起着重要作用，中医学的"辨证论治"，其思想方法实已包含在辩证法哲学之中。所以说《黄帝内经》是中医理论的基础。

另有一部伊尹《汤液经》，相传是商相伊尹所作，实即今《伤寒论》的前身。晋·皇甫谧"《甲乙经》序"说"仲景论广《汤液》为救十卷。"皇甫是晋人，距汉不远，其言较为可信。其言"论广"，可见先有楷模，仲景不过补充之。·梁·陶隐居亦说："外感天行之病，经方之治有二旦、六神大小等汤，昔南阳张玑（机）依此诸方撰为《伤寒论》一部。"按：伊尹为商代人，相传作过《汤液经》，衡以商代文字，颇不相类。仲景据之作补充，其成书当在汉以前，殆亦是周秦间产物。《汉书·艺文志》经方类中有五脏、六腑、太始、黄帝、扁鹊、俞跗及《汤液经》诸方，仲景既能据本书论广，则必有存书。梁·陶弘景说："经方有诸劳损病方……汉晋以还诸名医张玑（机）……等，皆当代名贤，咸师式此《汤液经》法。"可见此书在汉晋六朝尚存，仲景乃得以论广，则将辨证论治具体贯彻在书中，似乃汉以前人，而非仲景氏。然不审原书面目究竟如何？

《史记》载有扁鹊、仓公两大传。按：扁鹊历史非属一人，学者认为扁鹊系名医之通称，犹文姜为美女之通称。其学术思想难言，至于仓公以脉诊记病案，事殊可疑。前人说："盲左志怪，史公好奇"，盖不可信。班固说："汉兴有仓公，今其技术暧昧。"前人说暧昧，可见早就怀疑了。

《汉书·楼护传》载："护诵医经本草方术数万言"，说明当时已有本草成书，但不知是《神农本草》否？今天《神农本草》，有许多言语为当时方士所掺入。如久服令人不老、益筋骨、乌须发、美颜色，皆是迎合人们所企求之事，抑或实际有此功能？

《内经》有道家思想，《本草》《汤液》亦如之。陶隐居于六神汤后说："张玑（机）撰《伤寒论》，辟道家之称。"故仲景避道家六神之名，而取其实。观陶氏所用《汤液经法图》及六神汤，纯是道家学术。

根据上述事实而言，可以说自从中医有理论方法后，即与道家思想方术相合。虽然汉代以至六朝，佛教大量输入，却与医学关系不大，在中医学术思想方面不见有重大影响，仅唐《千金方》收载了部分印度医学。

东汉时另外产生一部《难经》，据考证为东都人语言，非西京之旧，断为东汉人著。书以问难体裁，从《内经》中提出问题而加以解答，但所答不尽符《内经》。因此清代医家徐大椿以及日本片仓元周，均言系另一学派，实即另一派方士。此书在中医学上影响较大者为左肾右命门，与《内经》左右俱属肾者不同。《难经》说："……肾两者非皆肾也，其左者为肾，右者为命门。命门者，谓精神之所舍，原气之所系也。故男子以藏精，女子以系胞。"此后，中医命门相火之论即由此开端，在中医学术上影响极大。

自魏晋六朝以降，以迄隋唐，皆以收集遗文验方而为专集。如晋·王叔和集诸家诊察疾病资料而为《脉经》；葛洪收诸家验方而为《集验方》；巢氏等集各病源候而为《巢氏病源候论》；孙思邈汇各科方论而为《千金方》；王焘采汉晋各家验方而为《外台秘要》。各集收载了前人专长特点，现在有些书已亡佚。若非诸公殷勤收采，吾人则难以读到汉晋以来诸书，中医学可能早已中断。

宋代医者，一是研究《伤寒论》，一是作验方的收集，各有成就。伤寒方面如庞安时著《伤寒总病论》，朱肱著《伤寒活人书》，成无己著《注解伤寒论》，许叔微著《伤寒九十论》《发微论》，钱闻礼著《伤寒百问歌》，均以分析理解阐明为主。集验方如《朱氏集验》《杨氏集验》《洪氏集验》等。

金元时代是理论开展的全盛时代。如张洁古《医学启源》，以四气五味、阴阳升降浮沉作了药理说明；《脏腑虚实标本用药式》辨明脏腑寒热虚实标本配药。他如李东垣《药类法象》(均源于洁古)、王好古《汤液本草》、罗天益《卫生宝鉴》等，均阐发于《内经》理论。其他对于《内经》经义的具体应用，虽也不免有牵强附会之处，但在应用和丰富中医理论方面，此实辉煌之时，为宋以前所无。

对中医影响最大的是道家。金·刘河间说："仙经曰：心为君火，肾为相火。"考命门之名原始于《内》《难》，至明确肾为相火之脏，则完素引仙经之说为首。稍后张洁古说："命门为相火之原，天地之始。藏精生血，降则为漏，升则为铅，主三焦之气。"亦属道士炼丹言语。此后李东垣、朱丹溪加以讨论，说明相火之用，至明代张景岳、赵养葵用真阴真阳、真水真火阐明，而完成这一命门学说。这一超出《内经》传统的创说，可以说是道家在医学上起的作用。

明代张景岳、赵养葵在论述命门相火时指出："命门有二窍，右出相火、左出真阴真水，上行至脑，泌其津，注之于脉，外营四肢，内注五脏六腑，亦随相火潜行周身，人体十二官，无不受其影响。"赵氏喻如走马灯之火，有之则走，无之则停。其上行至脑，泌津之论，与现代医学中所称肾上腺皮质激素、脑垂体功能之说若合符节。

金元时代据《内经》经义展开议论，各取部分应用于临床。而张元素之古方不适宜于今病，丹溪喻如衡之衡物，当随物之轻重而推移。使处方用药由向来的习用古方到开创新方，亦实为中医史上一个突破。元素之功，不在《医学启源》《脏腑虚实标本用药式》，而在于破古方、创新方。其来源可能由于南宋钱乙之启发。《宋史·钱乙传》说："为方不靳靳守古法，时度越纵舍，卒与法会。"历史上往往有前人种下了因，后人得出了果，张元素等可能是这样。

明代张景岳著《类经》，将《内经》分类加注，可称巨著。但并非创举，因为隋·杨上善有《内经太素》之作，同时将《内经》分类加注，其前，金元时代罗天益亦编过《内经类编》。张氏更博通各科，其全书各病引经据典，著述之丰富，中医史上罕见。

明代李时珍著《本草纲目》，搜罗颇富，继唐《新修本草》后之巨著，至今为国内外所重视。

在临床方面，薛立斋用五脏五行生克学说辨证论治，不同于钱乙之简略，不同于元素之固定病症于某脏腑之下，而是将某一主证，据其副正，辨别属于某脏之寒热虚实，又依生克之理，进行用药。其徒周慎斋加以推广，深受大江南北之欢迎。嗣后叶天士、王旭高、张聿青、丁甘仁等都继承下来。至今全国中医中仅少数是例外的。

明代一位杰出的传染病学家吴又可，批评六气为疫之非，创立了"杂气"学说，指出瘟疫均为"杂气"传染，又指出病遍一方，延门阖户众人相同及村落中偶有一二，此即当年之杂气。治疗主张针对病因用药，实千古以来第一人，可称中医学上的重大突破。

清代考据学盛行，少数医家如徐大椿、邹润安，用其方法著书，如徐著《难经经释》、邹著《本经疏证》。

诸多医家对《伤寒论》颇多发挥，如柯韵伯、尤在泾等，注释者以前伤寒为总名，其中包含了温热病，一般医者用治伤寒的方法统治温病。至清代叶天士在明人袁体庵治温学说的基础上，充实提高了治温的理法方药，经其门人整理为《温热论》。后来吴鞠通又在此基础上加以引申补充，著了《温病条辨》，在温病的总名下收罗各种温热病，扩大了温病范围，建立了温病体系。同时，类属温热病方面的专著亦不少，如鼠疫、白喉、猩红热、肠伤寒、大叶性肺炎、赤痢、疟疾、天花等各种传染病个性之讨论防治，其成就越过了前代。吴又可仅及各传染病之共同证候治疗，对每一病的始终过程，殊多未及。温病病因、诊断、治法等方面的建立，为《瘟疫论》问世后又一次提高。

清代有些医家以模拟相尚，着重于立案疏方上的理法方药，于文字上狠下功夫，说理头头是道，用药丝丝入扣，疗效可以不讲，群趋于"学像"，子求其像父，徒求其像师，不是"求是"，而是"求似"。

从长期历史来看，道家学术与中医学术结下不解缘，①由于道家学术中如医疗、摄生、服食、气功、神仙、房中等术混在一起，道术既需医药，医药亦需道术；②一般人皆爱生畏死，希望健康、长寿、愉快，故道术受人欢迎。医道相依，道术丰富了中医，中医也丰富了道家。

综上所述，中医学在历史上有几次突破。所谓突破，即突破前人之理论与方法，比前人进一步地提高。约有如下几点：

1. 辨证论治的建立，突破了单味的应用。

2. 不用古方创新方，处方能辨证运用。

3. 从一主证联系旁证，定出属于某脏某腑，突破一证固定于一脏腑。

4. 疫疠杂气之说，超越六气、伏气为病学说。

5. 温病学说，突破伤寒学说。

6. 命门学说的产生，超出了《内经》论述肾脏的观点。

7. 相火学说的建立，又丰富了命门学说。

8. 真阴真阳学说的产生，又使相火学说提高了一步。

（摘自《历代中医学家评析》，上海科学技术出版社 1989年 9 月第 1 版）

中医脏腑辨证论治之历史概况

  中医之脏腑学说导源于《内经》。《内经》叙述了脏腑经络的生理功能、病理机制与疾病证候。限于当时的条件，对于脏腑的认识是从"藏居于内形见于外"而产生的。虽然书中有些地方有解剖的描述，那不是主要的，其主要的是生理病理与病证认识关系在防治上的实际作用。某一脏腑某一经络不是一个单位而是一个系统，它与现代医学上的脏器不同（西医翻译外文因袭了中医名词），现在医学所研究的脏器是一个具体的脏器，并不涉及其他，而《内经》所说的脏腑经络则是若干有关生理功能与病理病症的一个密切相联属的系统。它的生理与病理关系，病理与病症的关系，在治疗效应上可以看到他们的系统性，当见到某一个系统的症状即依此系统而治疗可以收到临床效果，因此历代医家根据《内经》这些系统通过临床再实践再发展，逐步建立了祖国医学脏腑辨证施治纲领。

  《汉书·艺文志》据刘向《七略》载有以脏腑列方的《五脏六腑痹十二病方》《五脏六腑疝十六病方》《五脏六腑瘅十二病方》及《五脏伤中客疾》《五脏狂颠病方》等。马王堆出土汉墓亦有脏腑病方。东汉《难经》有脏腑病治疗先后，汉末张仲景著《伤寒杂病论》十六卷，其中六卷即今《金匮》，首篇载有《脏腑经络先后病脉症》。据《难经》之说阐述了五脏病在治疗上之关系，并用脏腑分别病名症状，《五脏风寒积聚篇》有肺中风、肺中寒、且死脏。其他四脏同，惟肝有肝着，肾有肾着。又如水病有心水、肝水、肺水、脾水、肾水之别。可以看出两汉时代，虽已用脏腑辨证，但还处于雏形阶段，到了六朝时代则有了发展，梁·陶弘景著《辅行诀脏腑用药法要》说："一依五脏补泻法例"。说明陶之时已有"法例"，较之两汉为具体，不但有法例并且列了汤药，其症其法都是从《内经》来。试举肝脏病说：

肝虚则恐，实则怒，肝病者必两胁下痛，痛引少腹，虚则目䀮䀮无所见，耳有所闻，心憺憺然如人将捕之；气逆则耳聋、颊肿，治之取厥阴少阳血者。

邪在肝则两胁中痛寒，恶血在内则胻善瘛，节肘时肿，取之行间，以引胁下，补三里以温胃中，取耳间青脉以去其瘛。

陶氏云："肝德在散，故《经》云'以辛补之，酸泻之，肝苦急，急食甘以缓之。'"

小泻肝汤治肝实，病两胁下痛，痛引少腹迫急者方。

枳实（熬）、芍药、生姜各三两（煎服法略）。

大泻肝汤治头痛、目痔、多怒、胁下支满而痛，痛连少腹，迫急无奈方。

枳实（熬）、芍药、甘草（炙）各三两，黄芩、大黄、生姜（切）各一两。

小补肝汤治心中恐疑，时多恶梦，气上冲心，越汗出，头目眩晕者方。

桂枝、干姜、五味子各三两，大枣十二枚。

大补肝汤治肝气虚，其人恐惧不安，气自少腹上冲咽喉，呃声不止。

头目苦眩不能坐起，汗出心悸，干呕，不能食，脉弱而急者方。

桂心、干姜、五味子各三两，旋覆、代赭石、竹叶各一两，大枣十二枚。

从以上材料看，陶氏已明确了脏腑虚实证和大小补泻方药。

而托名华佗撰的《中藏经》，据考亦是六朝人所著，书中论五脏六腑、寒热虚实、死生逆顺之法，比陶氏更详，所不同处有三：一、多出寒热证，《脉经》有虚实亦无寒热；二、脏与腑相配合列证；三、症状有小异。

《内经》中脏腑之有寒热虚实散见于各篇，《中藏经》则作了系统叙述，举肝脏为例，如《论肝脏虚实寒热篇》说："肝者与胆为表里，足厥阴少阳是其经也……脉虚而弦则为太过，病在外，太过则令人善忘，忽忽眩冒，实而微则为不足，病在内，不及则令人胸胁胀满。大凡肝实引两胁下痛，喜怒；虚则如人将捕之；其气逆，则头痛、耳聋、颊肿、其脉沉而急，亦然主胁支满、小便难、头痛、眼眩，其脉急甚，恶言、微急、气在胁下，缓甚呕逆，微缓主脾，太急内痛、吐血；太甚筋痹，小甚多饮；微小消渴，滑甚则颓疝；微滑遗溺……"大体对每一脏腑均分别叙述寒热虚实脉证，其内容摘集《内经》诸篇，但脏腑辨证之分寒热虚实有较系统完备的叙述，实自此始。金元时代张元素之脏腑辨证用药，其发轫亦源于此《经》（张氏《医学启源》称为《石函经》），故《中藏经》虽系伪书，而其脏腑辨证为承先启后之作。

唐代孙思邈作《千金方》，亦以脏腑分别证治，如肝脏凡分五类：第一，"肝脏脉论"摘录《内经》《难经》《脉经》诸书，所言肝之生理脉象病证几乎毫无遗漏地全部摘集。第二，"肝虚实"分"肝实热""肝胆俱实""肝虚寒""肝胆俱虚"(《脉经》亦如此分)。第三,"肝劳"。第四,"筋极"。第五,"坚癥积聚"。《千金》在脏腑之下列有数病,看似简要,证实繁复,往往有非本脏腑经络之病亦归入其中,张路玉讳其失,说:"首参肝脏虚实五方,惟第二方正邪自病,余皆热移他脏;即使证见两端,究不离肝之一本。"由于系统性不强,所以后来采用者较难,但以疾病的分属脏腑;以脏腑为立法,则相当于现代内科的系统分类,应该说是进步的,遗憾的是由于对病症认识不足,以致在分属上产生了杂乱。

举《千金·肝实热》为例:"病苦心下坚满。常两胁痛,息忿忿如怒状。"下列竹沥泄热气,治阳气伏邪,热喘逆闷,恐,视物无明,狂悸非意而言者;前胡汤治"目痛胸胁满,气急塞";防风散治"梦怒虚惊";远志散治"出言反常,乍宽乍急";地黄煎治"邪热伤肝,好生悲怒,所作不定,自惊怒";以上所引肝实热症中如两胁痛,忿怒,视物不明,自属肝脏之证,但喘逆应属肺脏,狂悸、出言反常应属心脏。其肝劳类中,如关格闭塞,不通,应属胃脘;关节疼痛筋挛应属风类;筋极类中所述筋病,原因不一,但肝主筋,属之肝尚无不可;至于以五脏六腑之积亦属脏,实属不当。张路玉说:"五脏皆有寒热积聚,非独肝也。"又"可以默悟坚癥积聚诸方不独为肝脏一门设也"。由此可见孙氏分属之紊乱,张氏强为之解说:"《千金》特举肝腑为例者,以肝藏生发之气,生气旺则五脏旺,环周生气,阻则五积留著(孙氏若将癥积属于脾,则又可说为中土脾旺五脏气旺,中医学说类多就事如说)。其方虽为肝脏门,而所用之药不独治肝积也。"既不治肝,何故列入肝门?可见孙氏之分属不当。

北宋初《太平圣惠方》脏腑诸论,其总论比较简洁而有条理，不像《千金》那样巢集一大堆资料，举肝为例，其篇有补肝虚（寒）、泻肝实诸方，及治肝脏中风诸方，篇中以风为主，肝风中症，包括气壅，舌强语謇，四肢拘急，身体强直，头颈强直，筋脉舒缓，行履不稳，举脚不知高下，目多冷泪，头目眩运，口眼偏斜，神思昏愦，骨节疼痛，脚膝背膊疼，筋脉抽掣急痛，这些证候实为后世肝阳、肝风、中风之所从出，尤其是中风症状悉备（《千金》另列中风，不属肝脏），而肝劳积聚本书亦不列入，显见《圣惠》是另自撰集，并不因袭《千金》。"肝热壅"以头目不利为主，"肝气逆"以面青多怒为主；至于"肝脏风毒"流注脚膝，筋脉疼痛，"肝风冷"转筋，皆以风故归入于肝，未免不纯。

其心脏诸方症，有惊悸喜忘，忧恐恍惚，志紊不定，悲思忧愁，志意不乐，心神不安，喜笑恐惧不安，眠卧不安，瞋怒烦闷，独言语，多梦健忘等，皆符合心脏功能，其他脏腑大率如此。

《圣济总录》之"脏腑统论"亦比较简洁而概括，如"肝脏论"说：肝与胆合，其养筋，其候目，其声呼……气盛则为血有余，故目痔，两胁下痛引少腹，善怒，甚者气逆，头眩，耳聩，颊肿，皆肝之实也；气虚则为血不足，故目昏，两胁拘急，筋挛，不得太息，爪甲枯，面青，善恐，如人将捕之。下列肝虚（条中称肝之虚，间称肝脏虚）、肝实、肝胀、肝著、肝风，筋脉抽掣疼痛，煎厥、薄厥，肝气逆，面青多怒，肝病筋急，疹筋诸候（肝著、肝胀，《千金》皆列在总论，《太平圣惠方》则另列为病）以《总论》中证候为主。

宋·钱乙《小儿药证直诀》有五脏补泻诸方，一直为后世所赏用。书中有五脏所主，如肝主风，实则目直大叫，呵欠，项急，顿闷；虚则咬牙，多欠气；热则外生气；湿则内生气（五脏病同肝实）。肝热用泻青丸，肺热用泻白散，心热导赤散，心实泻心丸，心虚热生犀散，肾虚地黄丸，脾热用泻黄散，脾虚用益黄散，钱氏五脏虚实寒热辨证用药述证扼要，不涉其他杂证，惟钱氏终属儿科，大人脏腑诸病证不能概括。至金元时代，张洁古乃根据《中藏经》《脏腑小儿药证直诀》等写成了《医学启源》，著中五脏六腑，除心包络外，十一经脉证法全部内容基本是《中藏经》的，兹不移抄。其五脏补泻法系根据《脏气法时论》的原则，举钱乙所用药物为例，如肝虚以陈皮、生姜之类补之，《经》曰虚则补其母，水能生木，肾乃肝之母。肾水也，若补其肾，熟地黄、黄柏是也（黄柏何能补肾）；如无他症，钱氏地黄丸；实者白芍药泻之，如无他证，钱氏泻青丸主之；"实则泻其子，心乃肝之子，以甘草泻心"，"心虚则炒盐补之"，虚则补其母，木能生火，肝乃心之母，肝木也，心火也，以生姜泻肝，如无他证，钱氏安神丸是也；实则甘草泻之，如无其他证，以钱氏方中重则泻心汤，轻则导赤散"。这就很明白地说明张氏脏腑补泻的师承。另洁古老人《脏腑标本寒热虚实用药式》原无单行本，仅见于李时珍氏《本草纲目·序例》中，列有某脏某腑标本虚实寒热补泻各条目，而以应用诸药分条附注。近代周学海据高邮赵双湖《医学指归》录出成为一卷。《药式》亦有命门而无心包络，仍举肝脏为例，首列生理："肝藏血属木，胆火寄于中，主血，主目，主筋，主呼，主怒。"次列"本病"（脏腑病）诸证："诸中眩运，僵卧强直，惊痫，两胁肿痛，胸胁满痛，疝痛，癥瘕，女人经痛。"标病"（经络病）："寒热证，头痛，吐涎，目赤，面青，多怒，耳闭，颊肿，筋挛，卵缩，女人少腹肿痛。"洁古所分标本病证有些很不妥当，如标病中头痛为肝胆阳升，吐涎多怒为肝胆之气逆上，属诸要本病不仅标病，最后为"有余泻之"，附泻肝诸药，如甘草、香附、川芎、瞿麦、牵牛、青皮；"行血"附红花、鳖甲、桃仁、莪术、穿山甲、大黄、水蛭、虻虫、苏木、丹皮；"镇惊"附雄黄、金箔、铁落、珍珠、代赭石、夜明砂、银箔、铅丹、龙骨、石决明；"搜风"附羌活、荆芥、薄荷、槐子、蔓荆子、白花蛇、独活、皂角、乌头、防风、白附子、僵蚕、蝉蜕。不足补之，"补母"附枸杞、杜仲、狗脊、熟地、苦参、萆薢、阿胶、菟丝子；"补血"附当归、牛膝、续断、白芍、血竭、没药、川芎；"补气"附天麻、柏子仁、苍术、菊花、细辛、密蒙花、决明、谷精草、生姜。本热寒之，"泻木"附芍药、乌梅、泽泻、黄连、龙胆草、黄芩、苦茶、猪胆；"攻里"附大黄。标热发之，"和解"附柴胡、半夏；"解肌"附桂枝、麻黄。洁古每项所附药物可议之处甚多，即如桂枝麻黄解肌，乃解太阳之肌，岂解厥阴肝脏之肌，兹不讨论。

脏腑辨证自《内经》而汉晋唐宋，至金·张洁古继承发展，分别脏腑经络本标诸证，寒热补泻之治，列为药式，厥为后世脏腑辨证用药之嚆矢，其利有二，第一，肯定了脏腑经络所见之证，使后学者见病知源。第二，某症当用何药，按图可以索骥，不致方寸无主。其弊亦有二，一为所列药物多有欠妥水合之处，难免以误传误；二是将药物印定眼目，处方成为公式，失却辨证论治精神。

至明代有以脏腑分部系病者，第一脏腑之下列若干病症，如《医学纲目》；有以病症为目，分别病因辨证论治者，如《景岳全书》《赤水玄珠》等；有以主症联系全体分别脏腑辨证论治者，如薛立斋，在其所编书中按语常用如肝经风热、肝经血燥、脾胃虚寒、心火上炎、肺气壅滞等词，并用五行生克之说作为脏腑病机说明，自《内》《难》《脉经》、钱乙、洁古一脉相承，都以五行生克作病机，薛氏继承洁古之学，但又不似洁古之以一个脏腑分寒热虚实，一个证候属一个脏腑，他的证候是独立的，譬如眩运，不像洁古之单属于肝，可以属肾虚，可以属肝旺，可以为心血不足，可以为湿痰中阻，不一定属于肝脏，而是综合其他症状而定。这种辨证就比洁古进步。其徒周慎斋辈，推而广之，于是脏腑辨证通行大江南北。《本草述钩元·杨时太传》称："江南以脏腑五行论病始于薛氏之徒周慎斋，而用方证者为张路玉。"至叶天士出，遂遍及全国，此后诸大名医如王旭高、张聿青、柳宝诒均采用薛氏脏腑辨证法。

清道光年间，有浙人江笔花者著《笔花医镜》，是直接洁古之法，其脏腑中无命门相火而有心包络部，每一脏腑首列生理解剖，次分寒热虚实之证，再次列补泻温凉猛将诸药。末则列诸病症方药，举肝为例：

肝部　足厥　属藏

肝与胆相附，东方木也，其性刚，赖血以养，自两胁以下及少腹阴囊之地，皆其部位，最易动气作痛，其风又能上至巅顶而痛于头，色属青，常现于左颧、目眦，于妇人为尤甚，肝无表症，皆属于里（比张洁古之胀有表症为合理）。

肝之虚：肾水不能涵木而少也，脉左关必弱或空大，其症为胁痛，为头眩，为目干，为眉棱骨眼眶痛，为心悸，为口干，为烦躁发热。

原注：胁痛者，血不营筋也，四物汤主之；头眩者，血虚风动也，逍遥散主之；目干者，水不养目也，六味丸主之；眉棱骨眼眶痛者，肝血虚，见光则痛，逍遥散主之；心

悸者，血少而虚，火煽也，七福饮主之；口渴者，血虚液燥也。甘露饮主之；烦躁发热者，虚火亢也，六味地黄丸主之（以下实、热、寒从略）。

补肝猛将：枸杞、五味、乌梅；次将：山茱萸、菟丝子、首乌、当归、白芍、沙蒺藜、鳖甲、龙骨、牡蛎、木瓜（以下泻、凉、温从略）。

甘露饮　治血虚胃热。

枇杷叶、生地、熟地、天冬、麦冬、黄芩、石斛、甘草、枳壳。

江氏所列方药比洁古为进步，但一症属一脏不免回到洁古老路，且头眩必血虚风动，退一步言，风动由于血虚，主因不在于肝；心悸由于血少火煽，主因亦不在肝。

另有一书名《医医偶录》，署陈修园著，卷二脏腑分部用药方法方式全同《笔花医镜》，可能为坊贾伪托。裘吉生氏收入《珍本医书集成》。

近时教材在继承前人基础之上定出一套脏腑辨证，如心有心气虚，心阳虚，心阴虚，心血虚，教材列生理部分与辨证部分，生理部分如心先列①心主神志；②主血脉，其华在面；③主汗液；④开窍于舌。另附心与小肠相合。其辨证部分亦附方药，举心脏辨证：

1. 心气虚与心阳虚

主证：主悸，气短，自汗。

心气虚者，兼见面白，舌质淡，苔白，脉细弱或结代。心神经官能症及某些器质性心脏病可见此证。

心阳虚者，兼见怕冷，四肢不温，心胸憋闷，面色苍白，脉细弱，严重者可出现心阳虚脱，见大汗淋漓，神志不清，脉微欲绝。周围循环衰竭等可见此证。

病机：心气虚则心力不足，功能减退，不能正常运行血液，故心悸、气短、脉细弱或结代；心气不足，卫外之气不固，则自汗。气虚可导致心阳不足，表现寒象。阳虚日久，可致突然变化，发生心阳欲脱。

治法：补心气，温心阳，安心神。

药物举例：补气药：人参、党参、黄芪、甘草；温阳药：桂枝、附子；安神药：枣仁、柏子仁、夜交藤、龙齿、牡蛎。

常用方剂：生脉散、养心汤、炙甘草汤、参附汤。

2.心血虚与心阴虚

主证：心悸，气短，健忘，失眠，梦多。心血虚者，兼见面色淡白不华，舌质淡，脉细无力。心阴虚者，兼见手足心热，颧红，心烦，舌质红，脉细数。某些器质性心脏病、神经官能症、贫血等可见此证。

病机：心血不足，血不养心，则心神不藏而健忘；心阴虚不能制阳，则心火偏亢，虚热扰心，故失眠，多梦；虚热内生则见手足心热，颧红，心烦，舌质红，脉细数等。

治法：养心血，补心阴，安心神。

药物举例：丹参、当归、白芍、阿胶、生地、麦冬、枣仁、远志、柏子仁等。

常用方剂：补心丹、归脾汤加减。

以下更有心血瘀阻，痰迷心窍，心火上炎，热移小肠等，此不列举。以上所引，可以看出教材已经与现代医学相结合。

结语

根据上述材料来看：

（1）脏腑的生理病理基本从《内经》承继而来，病症的分属脏腑，主要也是继承《内经》脏腑经络病症，经过两汉晋唐续有增损。

（2）金元张洁古继承了《中藏经》与钱仲阳的理论，创立了脏腑药式，固定脏腑标本病症与补泻诸药，确立了脏腑辨证用药体系。

（3）明代薛立斋进一步发展，不以一个病症属一个脏腑，而是结合整体情况辨别其属何脏腑，清代继之，更形缜密细致，形成一套理法方药，凡习医者皆以此为准绳，不大采用其他辨证方面和其他理论方药（如方证），以致僵化，形成"天下门神一副面目"。

（4）教材脏腑生理采用《内经》，辨证则继承清代，每一脏腑分别阴阳气血之虚，除肝有实证外，余脏都是虚证，不像明以前每脏腑都有虚实，都有补泻。其他有关某脏腑之某些病症则另列其下，如胸痛属心血之瘀，拟为冠心病；神志为痰迷之属，拟为精神分裂，处处求符合于现代医学，其中得失，仁智之见不同，尚无定论。

（摘自《姜春华论医集》，福建科学技术出版社1986年12月第1版）

我对中医理论研究的
思路及方法的看法

我们研究中医基础理论，首先必须弄清什么是中医基础？什么是中医基础理论？中医的基础可分两个部分：一是中医的基本哲学；二是长期同疾病作半争的丰富经验。哲学与经验结合，并由此逐步形成和上升为一套独特的完整的理论体系，这就是中医基础理论。现就这些有关问题略述管见。

一、中医基础

有人说："气""气化""河图洛书"或"阴阳五行"是中医的基础；也有人强调"脏腑学说"才是中医的基础。我认为这样说都不够概括。中医的基础是哲学与经验的结合，以及这两者结合的理论。西医有基础学科，如解剖、生理、病理，而生化、物理等也是基础；在这些基础之上建立临床课。中医的基础也应该是临床的基础，它不是指哪一个学科，从它的内容实质来说是哲学、经验、理论的结合物。但过去中医没有基础学科，也没有临床课之名，就是把《内经》《伤寒论》《金匮要略》《神农本草经》《难经》几部书学好了就算打好了基础。其中《内经》《难经》主要是哲学基础，也包含经验和理论；《伤寒论》《金匮要略》则以经验为主，也有哲学思想，六经、八纲是经验与哲学结合的概括性理论；《神农本草经》则是纯经验的记录。四五十年前各地始创的中医院校，也曾仿效西医的基础课设有《内经》《伤寒》《诊断》《药物》；还有另设中医生理、病理课的（摘取《内经》中藏象、病机等有关原文为内容）。解放后与过去相仿，把《内经》《伤寒》作了节要；近年来又设了《中医学基础》（不再是直接摘录原文，而是教师按自己的理解编写的），内容主要包括阴阳五行、脏腑及其辨证、病因及其辨证、诊断、药物、方剂等方面的基础知识。临床课则包括内、妇、儿、伤、外、针灸、推拿等科。如今全国对中医基础学科应有哪些内容，哪些为主要，哪些属次要，还未取得一致的意见。

个人看法：基础医学应该作为临床的基础，这个基础打好了，临床课才能学得好，用得好。基础与临床不管怎样分，《内经》的阴阳、五行、藏象、治则、病机等，既是哲学又兼经验，而且是两者上升的中医理论体系；《伤寒》《金匮》既是古代治疗经验的总结，又是与哲学部分结合的理论；《难经》的哲学虽继承了《内经》，但又增加了汉代"五行纬说"及别一家言，作为与诊断、藏象、病机结合的理论，这些都是中医的基础。而药物、方剂、治则，亦应归入这个基础。至于内、外、妇、儿等科，当然应划入临床医学的范畴。探讨中医基础学科，我看这也是一条思路。

二、哲学

中医哲学长期以来与临证实践经验结合而形成医学理论，直到现在还是这样。为什么祖国医学能够始终和哲学结下不解之缘呢？一是《内经》《伤寒论》等中医典籍的哲学思想，基本上是朴素的唯物辩证法思想，它们具有整体观、动态观，不孤立、片面、静止地看问题，所以能够有效地指导医疗实践。二是过去我们长期处于封建社会，没有新兴的科学作为基础。然而在千百年的医疗实践中，经过长期积累、久经考验、行之有效的经验是颠扑不破的。由于一方面缺少与现代科学结合的新条件，另一方面旧条件有其优越性，所以不能像西方医学那样，随着现代科学的发展而不断深化与提高。因历代中医继承了哲学，也继承了经验和理论，在实践中丰富了经验，经验与哲学结合也发展了中医理论。所以从历史来看，中医在没有新兴科学条件作为基础的发展过程，可归纳为以下公式，即：

实践—哲学—经验—理论—实践—哲学—经验—理论

为了具体说明上述问题，现将哲学与经验相结合，促进中医理论发展的概况扼要归纳如下。

1. 周秦时代流行的阴阳、五行、气、精、神等哲学思想，当时曾渗入医学领域。由于医学为实用学科，从实践中发展了这些哲学思想，使它超越了同时代各家的哲学范畴。此后汉代的"五行纬说"，历代亦有所阐发。但秦始皇好"神仙"，汉武帝求"长生"，以及方士杂技等，虽然与医学有一定关系，但影响不大。

2. 自汉代至晋唐，道教盛行"神仙"术与"炼丹"混入医界。如葛洪、陶弘景、孙思邈等均属道家，其方术与"经验派"略有差异。唐代崇道，王冰亦道家，以道家思想阐发《内经》，注解中掺入了不少道家内容。宋、元医家亦均崇尚道家，如刘河间、张洁古等，受道家影响较大。其后明代张景岳，也深受道家影响，最明显的是取道经的丹田相当于命门。

3. 魏晋六朝为佛教盛行时期，然其教义与医家不相近，虽不少医著引用一二释家语言但无实际影响。如陶弘景之"百一方"、孙思邈之"四百四病"，均从佛教的地水风火"四大"而来，陈无择偶用唯识之语，赵献可略提佛教之义（引"空中无色"及"万法归一"说），但佛学对其并无重大影响，亦可说未起作用。

4. 宋代理学（亦称道学），对于中医影响颇大。如朱丹溪"阴常不足，阳常有余"，力主以道心克制人欲，保养阴精。此后用宋儒太极无极之说，解释宇宙一切事物，在医学上形成另一理论，影响不小。

总之，历代哲学与祖国医学均有所结合。而道家、理学的哲学，以及其中的玄学，对中医基础理论的发展起着很大作用，这一方面很少有人注意。虽然如此，但中医原有的阴阳五行学说并未因历代哲学思想的影响而降低其应有的作用，相反却更加丰富扩大了它的内容，这说明了它在医学各个领域的辩证法观点是符合实践需要的。

三、经验

经验原始是从偶然实践得来的，不是先有认识而后有经验，而是先有实践然后才有认识。此后又在临床中反复使用，经验不断地扩大增多；经验与哲学结合，又进一步上升成为理论。正因为中医经验不是纯经验，还杂有哲学中的玄学，因此中医经验中的不纯是理所当然的。如果我们的经验不但与哲学结合，而更能随着现代科学的发展而不断深化与提高，则中医面貌早已改观。西方医学自文艺复兴以后建筑在自然科学应用科学之上，而成为现代医学。但是正因为它是微观的、直线的发展，又受机械唯物论的影响，所以其哲学思想远不如中医合乎辩证法。而中医虽有全面的、宏观的辩证法思想，但如果脱离了现代科学的新成就，要把它提高到现代化的水平上来，也是不可能的。

总的说来，由于我们中医一直停留在哲学和经验上，而理论又是在这个基础上产生的，所以历代中医虽有发展而没有重大的突破，其原因就在于此。如果我们用现代科学对其经验和理论进行系统的研究，分离其中的玄学部分，使之转移到现代化的轨道，这才是发扬、光大祖国医学的广阔大道。

祖国医学的经验十分丰富，可概括如下：

1. 药物　我们的祖先发现药物颇早。甲骨文、《诗经》

和《山海经》中，均有多种药物名称，人们在生活中无意发现某种物品对人体能起何种治疗作用，由偶然成为必然。所谓"藕节止血出于庖丁，牵牛利水传自野老"，这些治疗经验原在民间交流，后来为从事于医疗者广搜罗。如《神农本草经》即秦汉间所集民间经验（汉书有本草之名，而无《神农本草经》，至梁《七录》始有记载）。随着交通的发展，文化交流范围扩大，于是药物品种不断增加，经验日益增多，然当时所收载的也不过三百多种。近年经各省调查，南方有的一省即有中草药二三千种之多，其中有许多具有特殊疗效，而无西药之副作用。中药是祖国医学的基本武器，是一个宝库。中药的发展前景广阔。如果能用现代药理学将其一一研究清楚，则过去的用药经验即能得到现代科学的验证，使之更好地为中医现代化服务。

2. 方剂　方剂由药物组成，原始也是偶然的配伍，后来有用纯经验的组合，纯哲学的组合，也有用哲学、经验、理论组合的第三者，以第三者为多。大体说来，由经验组合、无理可说的，功效可靠；由哲学组合、有理由可说的，有的疗效不一定可靠；由经验、哲学、理论组合起来的，疗效也可靠。仲景与《外台》方，都是经验方；金元诸家，如刘河间、李东垣、张洁古，多自立方，兼采古验方，虽然他们都采用了哲学作指导思想，但实际上方与证还是相适应的，不过混杂了一部分玄学（河间较少）。我们如果把玄学外衣除掉，其中有很多实际东西可取。方剂的配伍作用有很大道理，药化、药理、生化，都有很多工作可做。

3. 治则　治疗法则是临床总结所得出的方法和原则。有的一个方法用于多种病症而有效，但在病理、药理上起何作用，尚不理解。如培土健脾、活血化瘀治则，为什么不同的病症，用同一方法而获得疗效？其中也有同名异实者，如大黄、桃仁都名活血化瘀药，而实际作用不同，要加以分别。这些都有研究前途。

4. 藏象　藏象与脏腑有区别，藏象原意是藏之于内，显象于外，不是指一个脏器，而是指一群有联系有系统的生理现象的综合单位。每个单位又有它的特定内容，现在一个单位一个单位的研究（如脾、肾、肺等）正在进行，其中某些特定作用已有所阐明，但兼有多方面的作用尚待探索。如果能把一个单位真正弄清楚，则各单位之间的相互关系即容易说明；再进一步作综合分析，与现代生理病理结合贯通，其中有些可以补充现代的生理病理，提高现代医学水平。

5. 病因病理　巢元方《诸病源候论》以证候为主，包括病因病理。中医的病理可能代表了某些致病因素，或是主因或是副因；它也代表一些症候群，这些症候群有另外未知的真实因素。中医的有些病因和病理仿佛是想象出来的，但它所说的往往与治疗有关。比如，湿病有祛湿的药，火邪有降火的药。要研究它们的真实内涵，也可倒过来做：即从治疗湿证等的效果上看中药的药理作用，探讨湿证是什么因素造成的；再把两者联系起来研究。不能认为有些病因病理臆测之谈，而嗤之以鼻。

6. 诊断　它是长期临床观察体验累积起来的经验，有非常可贵的内容；但也难免掺杂了某些故弄玄虚、夸大其词和烦琐哲学等成分，譬如脉诊之类就较多，舌诊虽比较少，不过还是比较烦琐的。这要通过临床反复检验和现代科学的验证，既不能轻易否定，又要在去伪存真上多下功夫。

四、理论

中医理论的形成，除医疗经验与传统哲学的结合外，还把人们日常观察到的事物，生活中的体验，联系到医疗中进行推理（严格地说也是哲学）。由于文化生活的逐渐进步，又把各方面有关的知识综合在一起，成为中国整个历史文化的一个特殊理论系统。举瘀血为例，"淤"是积水，是自然界的现象，用它来形容人体中血淤，于是把淤改成瘀。再如，将血置于容器中加热则凝块，人体受寒则生冻疮，所以寒热都会成瘀。血为液体属阴，血之运行赖气，气属阳。水淤使之行，则淤除；污泥凝聚，使之化消，则源通；豆油、猪油受寒则凝，加热则溶解。推衍到人体血瘀，亦使之流、使之溶解，因此瘀的形成和治疗理论便由此成立。再加上"户枢不蠹，流水不腐"，成为血液运行的理论。又如，古人见刑场犯人被斩首后，颈部血流入于膈，便形成膈上为"血府"之说。可见人们要说明事物的道理，必然从生活中多方面吸取可用的资料，由于观察体验不够精密，难免夹有不切实际的内容。但中医理论主要的源泉为经验，经验是实实在在的；即便杂有偶然的经验，但经过长期反复实践的检验，不正确的部分不断被扬弃。这样上升的理论，是可以信赖的。

五、我们的态度

1. 我们不能在原来的认识水平上停滞不前　因为人们的认识总是不断发展，不断深入，不断提高的，所以我们要用新的科学成就和方法，来研究和认识中医。当然不能把我们过去累积下来的认识方法作废，而是在这个基础上加入新的内容。西医的基础是建筑在现代科学上，中医也是研究人类疾病的科学，中西医研究的对象是相同的，多可印证。但由于西医的认识还是以前的，今天新的学科还在发展，还要用最新的。有人说要用多种学科进行中医研究，我想花一部分力量搞几个重大理论课题是可以的；但主要力量还是投到我们的经验问题的研究上为好。这是最为实际的，不会扑空的。

2. 研究中医学要多元的考虑　我们研究事物往往习惯于单一地考虑问题，而中医本身是一个复杂的合成单元，本身是多元的，如果单一地考虑，那就难免管窥一斑，不能见到全貌。

3. 我们要尊重前人遗留下来的财富　前人留下的东西中有精华也有糟粕，我们不能迷信古人，不能说"凡是中医的都是宝贝"，应该有点历史唯物论和实践论的观点，有选择地进行研究。

（摘自《中医杂志》1981 年第 3 期）

道家与医家

一、原始道家

道家之称，始见于《列子》刘向序。道家指老子之道。据《史记》说："老子者，姓李氏名耳，字伯阳，谥曰聃，周守藏室之史也。""著书上下篇，言道德之意五千余言。"

老子之道，实即清净无为达到致虚境界。他观察自然社会的现象，如"故飘风不终期，骤雨不终归。孰为此者？天地。天地尚不能久，而况于人乎？""大军之后，必有凶年"，"物壮则老"，得出其中规律，作为行为的箴言。其"道法自然"，一切顺从自然，古代亦用之于医，利用人体自然疗能，治术不违反自然，作为中医主要特色。至于"恬淡虚无"，"清心寡欲"，"知足者常乐"等，优点在于神经自调自稳作用，有利于健康长寿，其缺点在有碍社会进展。

二、黄帝老子之道与方士

黄帝之名，《尚书》《诗经》《周易》均无提及，但《汉志》名黄帝之书不少，黄老之学，属新道家，始于战国后期，盛于西汉。

秦汉之际，黄学之道与术士相合，与医药关系更趋密切，《黄帝内经》有些篇章是那时的产物。方士撰本草托名神农，将民间经验之药分为上中下三品，上品多"延年不老"，"久服轻身"，"填精髓"，"壮筋骨"，"乌须发"等功效，以迎合人们企求。《汉书·楼护传》说"护日诵医经本草方术数万言"。楼护所诵本草可能即《神农本草经》，惟《艺文志》未载。

三、方技原属术士

《黄帝内经》或称医家为方士，方技亦属方士，《汉书·艺文志》载方技书有四种：（1）医经；（2）经方；（3）神仙；（4）房中。同书道家中有《伊尹五十一篇》，说明伊尹为道家，经方之一的《汤液经》亦属道家。梁·陶弘景《辅行诀》说："依《神农本草经》及《桐君采药录》上中下三品之药，凡三百六十五味，以应周天之度，四时八节之气，商有圣相伊尹，（托名）撰《汤液经》，为方亦三百六十首。上品上药为服食补益方者，百二十首；中品中药方，为疗疾祛邪之方，亦百二十首；下品毒药为杀虫辟邪痈疽等方，亦百二十首。"从体系上论《汤液》与《本草》皆为道家系统，成书时代当亦相近。《艺文志》有医经多家，书多佚失，《黄帝内经》中多道家方士之言，更多具体医学理论。《上古天真论》论及恬淡虚无，属老子之道，《四气调神论》论四时起居作息之道，属方士长生之类。

四、《难经》与纬说

西汉哀平间（公元前 6 年至公元 5 年），宣扬谶纬学说，有方士杂说混合其中。纬说就是将《诗》《书》《易》《礼》《乐》《春秋》等经典加以神化，其说既与儒家合，医家亦受其影响。东汉间产生的《难经》，有一些出于纬说，如"金生于己，木生于中"，"泻南方火，补北方水"等，徐灵胎说《难经》是别一家言，《难经》中特提左肾右命门说，"命门者谓精神之所舍也。"余疑亦方士与纬说之混合物，是《内经》外别派医学（源出于方士之学）。

《内经》之命门为目，《难经》解释《内经》者，应与《内经》之说合，但竟另起炉灶，别出命门藏精神。《云笈七签·黄庭内景经》说："自脐后三寸，皆号黄庭命门。"《外景》说："后有幽阙前命门。"按《黄庭》但言肾属水，成对不言右肾命门，与《难经》殊异，然言命门在脐下，是道家别创，张景岳即据此体会为医家之命门。《中藏经》论肾脏说："肾者精神之舍，性命之根，外通于耳，男以闭精，女以包血，与膀胱与表里。"直将《难经》命门之说总归之于肾，不另立命门一脏，据孙星衍考《中藏经》为六朝人撰。

五、仲景与华佗

汉代张仲景不属道家，据陶弘景《辅行诀》说："张机撰《伤寒论》避道家之称，故其方皆非正名，但以某药名之，亦推主为识文义耳。"今书中尚存有青龙白虎之名者，疑其后又为他人改回。陶说张"避道家之名"，可反证张非道家。《庄子刻意篇》说"吹呴呼吸，吐故纳新，熊径鸟伸，为寿而已矣，此导引之士养形之人，彭祖寿考之所好也"。说仿效生物动作，有利于寿考传说彭祖亦道家，华佗属于道家，效虎、鹿、熊、猿、鸟等动作（即《庄子》熊径鸟伸）为五禽戏，作漆叶青黏散，云有轻体，头不白作用，则亦秦汉方士之遗。

六、汉创道教非道家

秦始皇时，方士借黄帝之名，至西流与儒合而成谶纬之说，至后汉又与张陵天师道（五斗米道）、于吉之太平清领道，宗教之道共相凑合。方术与迷信大为发展。秦汉方士，依托黄学，非老子之道，东汉桓帝好神仙，祠老子，张陵子衡，使人为祭酒，主以五千言都学，神仙宗教附会老子自此始。

七、魏晋六朝之道与医

魏晋门阀士大夫清谈三玄（即《易经》《老子》《庄子》），常服五石散等药，企图养生延年。

晋·葛洪之道，亦宗教与方术混合（非天师道，别是一派）。葛洪著《抱朴子》内容包含神仙，方药，鬼怪变化，养生延年，禳邪祛病等。

葛洪说《神农本草经》"上药令人身安命延,升为天神,遨游上下,使役万灵,体生羽毛,行厨立至。"又说:"丘芝及饵丹砂玉扎,曾青、雄黄、雌黄、云母、太乙禹余粮,各可单服之,皆令人飞行长生。"

梁·陶弘景亦是道家,著有《本草经集注》,其自序说:"分别科条,区畛物类,兼注铭时用,土地所出,及仙经道术所需",对后世本草的编订体例,作用很大,并另著有《集验方》及补缺《肘后方》为《百一方》等。

八、隋唐之道与医

唐·孙思邈为儒释道之学者,博取前代医方,外来医论,及神仙服食房中等撰为《千金方》,内收医经、经方、房中、神仙于一书,实即《汉书》之方技家。王焘虽非道家,所编《外台秘要》,书中亦有禁咒服食之法。王冰是道家,自号启玄子,注《内经》时或引用仙经道家之语,其改变原本编次,即从道家思想为指导,此后独有王书大行,以致学《内经》者亦染道之学。

九、宋代之道与医

宋代亦崇道教,真宗、徽宗为甚,上玉皇大帝圣号,大儒周敦颐学道士陈博先天太极,朱熹注汉道家魏伯阳之《参同契》。徽宗时编之《圣济总录》,内收载符录梵咒等,宋代医者著书,首载青词(青词者,凡道观告词,文用青藤纸珠字,谓之表词),宋离职待从官员,常领宫观之主。

十、金·刘河间创心为君火,肾为相火

金·刘河间系道家,他在《宣明论》中说:"……仙经

曰心为君火，肾为相火，是言右肾属火不属水也"，刘氏首
先从仙经中肯定心为君火，肾为相火，亦为后来景岳命门说
所依据。

十一、张洁古亦道家

张洁古著有《脏腑用药式》，立命门说"命门为相火之
原，天地之始，藏精生血，降则为漏，升则为铅，主三焦
元气"，此道家丹灶之言，可能洁古本人亦属道家，其《医
学启源》直以肾之经命门连称，并引《难经》命门所主之
为说。

十二、景岳命门与黄庭

景岳《求正录》引黄庭命门之说，肯定《黄庭经》之命
门，即《难经》之命门，又引"亢阳之曰：命门者，下丹田
精气飞之处也。"说"是皆医家所未言，而实足为斯道发明
者"。又说"子宫之下有一门，其在女者可以手探而得，欲
人名为产门，凡在男者，于精泄之时，自有关阑知觉，请问
此为何处？客曰：得非此即命门耶？曰：然也。"夫身形未
生之初，父母交合之际，男之施，由此门而出，女之摄，由
此门而入，及胎元既足，复由此而出，其出其入，皆由此
门，谓非先天立命之门户乎？"及乎既出，则三焦精气皆藏
于此，故《金丹大要》曰"炁聚则精益，精益则气盛"，梁
丘子曰"人生系命于精"。《珠玉集》曰："水是三才之祖，
精为无炁之根，然则精去则炁去，炁去则命去，其固其去，
皆由此门……而此一门最为巨会，焉得无名，此非命门更
属何所？""谓左肾为肾，右肾为命门，则不可也（说与赵
同）。""是命门总之乎两肾，而两肾皆属于命门，故命门者

为水火之府，为阴阳之宅，为精气之海，为死生之宝。"

十三、赵养葵以两肾间各有一窍主真火真水

赵养葵说："肾有二，精所舍也，生于脊膂十四椎下两旁各一寸五分，形如豇豆"（正是今之肾），"两肾俱属水，但一边属阴一边属阳，越人谓左为肾右为命门，非也，命门即在两肾各一寸五分之间（从《内经》七节之旁有小心而来），是为"真君真主"，"右旁有一小窍"，"名曰相火"，此先天无形之火，与后天有形之火不同，其左旁有一窍乃真阴真水也，亦无形，上行夹脊至脑中为髓海，泌其津注之于脉，以荣四肢，内注五脏六腑以应刻数，亦随相火而潜行于周身，与后天有形之水不同，但命门无形之火在两肾有形之中为黄庭"，这段话，明确了命门即黄庭，其他位从脐下移至七节之旁十四椎之下，两肾中间，其作用与今之肾上腺、脑垂体符合若契，他虽以道家脐下黄庭命门，易其位于两肾间，斥《难经》右肾命门之非，但对道家一套养生法却不信，说"大尊生之士，不须服食，不须导引，不须吐纳"，"上根顿悟佛无生，其次若寡欲"（儒释道皆同）。观此可知赵氏非道家，颇有释老气味，但其命门来源仍属道家。

十四、结语

道家与医家关系，这个道包含三种，一老子之道，二方士之道，三宗教之道，这三者互相联系综合而成为中医之道。现在有人将特异功能、气功、推拿、按摩、拳术、炼丹等都归入中医学，也就是以上三种道的归纳综合。

由于《难经》别树命门一帜，自兹之后，经刘河间、张景岳等，更引仙经道书证明命门存在之处，及真水真火之

用，成为一个重要系统学说。

（摘自《医学与哲学》杂志 1988 年第 5 期）

祖国医学有关"肾"的
历代文献综述

祖国医学的藏象学说，是中医基础理论最重要的组成部分，它是研究人体各脏腑、组织、器官的生理活动、病理变化及其相互关系的学说。所谓"藏"是指藏人体的内脏。"象"即象征和形象，也就是指脏腑的生理活动和病理变化所反映于外的现象。

在藏象学说心、肝、脾、肺、肾五脏之中，尤以"肾"为人体最重要的器官，称为"先天之本"。由于肾的作用特殊，通过临床实践，"肾"与"命门"的理论逐渐发展，致"肾"的地位远远超出其他脏腑，而有主宰生命的概念。我们今天运用现代科学方法研究"肾"的本质，对于历代有关"肾"的学说的演变和发展，实有加以系统回顾的必要。

祖国医学对"肾"的论述，按历史年代讲，始于周秦。到金元时代，对"肾"的认识还看法不一，直到明代才基本达到统一。

周 秦 时 代

《黄帝内经》一书，写成于周秦时代，约相当于公元前 3 世纪～公元前 5 世纪，此书总结了周秦以前的医学理论，多用推论法论述。

（一）"肾"的部位、颜色

《灵枢·经脉篇》："八尺之士，皮肉在此，外可度量切循而得之，其死可解剖而视之。"表示此时已有解剖的萌芽。此外在《灵枢·肠胃篇》中，记载有肠胃的长短、大小及其容量，可以认为古代对脏器的认识最初是通过解剖的。《内经》对肾脏的形态虽未有明确描写，但已知"肾"位于腰部，如《素问·脉要精微论》说："腰者肾之府"，指出"肾"位于腰。《素问·藏气法时论》："肾色黑。"《灵枢·顺气一日分为四时篇》："肾为牝脏，其色黑。"《素问·阴阳应象大论》："北方生寒，寒生水，水生咸，咸生肾……其在天为寒，在地为水，在体为骨，在脏为肾，在色为黑……"说明"肾"为水脏，属阴，"肾"的方位在于北方，属水，水色黑，故"肾"也黑色，这均由类推法而来。如一人面南而立，以分阴阳，则南为阳，北为阴，头南足北，左东右西，以配五脏，则"肾"在五脏中居最下位，属北方，居阴位，主水，色黑。详见表1～表3。

（二）"肾"的作用

1. 出伎巧 《素问·灵兰秘典论》："肾者作强之官，伎巧出焉。"伎与技通，多能之意，巧为精巧；作强为精明强干的意思。肾脏主出伎能精巧，对全身活动具有强大作用，故称作强之官。

2. 藏精 《素问·六节藏象论》："肾者主蛰，封藏之本，精之处也。"《素问·金匮真言论》："藏精于肾。"《素问·上古天真论》："肾者主水，受五藏六腑之精而藏之，故藏盛乃能泻。"蛰指蛰藏，像冬天虫类，封藏指封闭，贮藏五脏之精气，也像冬天"冬藏"之意。肾脏所藏之精，包括先天之精和后天之精两个方面，先天之精受之于父母，它是形成胚胎的物质基础，出生以后，便是促进生长、发育、生殖后代的重要因素；后天之精来源于食物中的营养物质，除供给各脏腑组织生命活动之需外，其余部分则贮藏于肾。先天之精的滋养，才能得到不断的充实；后天之精又必须有先天之精气蒸化，才能吸收和转输。古人对"精"历来非常重视，有"冬不藏精，春必病温"之说，示"精"是人体非常宝贵的物质，与人的抵抗力有关。冬不藏精，则春天生热性病，精在身中是否有免疫作用，值得今后进一步深入研究。

3. 藏志 《灵枢·本神》："肾藏精，精舍志。"《素问·宣明五气论》："肾藏志。"一般"神志"常联称，主人之精神活动。《灵枢·本神》："心有所忆谓之意，意之所存谓之志，因志而存变谓之思，因思而慕远谓之虑……"这里所说的意、志、思、虑都属思维活动，故肾与精神意识，思维活动有密切关系。

4. 主生长、发育、衰老过程 《素问·上古天真论》："女子七岁，肾气盛，齿更发长；二七而天癸至，任脉通，太冲脉盛，月事以时下，故有子；三七肾气平均，故真牙生而长极；四七筋骨坚，发长极，身体盛壮；五七阳明脉衰，面始焦，发始堕；六七三阳脉衰于上，面皆焦，发始白；七七任脉虚，太冲脉衰少，天癸竭，地道不通，故形坏而无子也。丈夫八岁，肾气实，发长齿更；二八肾气盛，天癸至，精气溢泻，阴阳和，故能有子；三八肾气平均，筋骨劲强，故真牙生而长极；四八筋骨隆盛，肌肉满壮；五八肾气衰，发堕齿槁；六八阳气衰竭于上，面焦，发鬓颁白；七八肝气衰，筋不能动，天癸竭，精少，肾脏衰，形体皆极；八八则齿发去。"本节说明男、女两性由发育到成长，由成长到衰退的过程，都由肾气的盛衰而定，女子七岁，男子八岁，因肾气的开始旺盛，而促进了全身的发育成长，及至成熟的顶峰，又转向衰老，所以女子到了四十九岁，男子到了六十四岁，都因为肾气的衰微而呈现衰老的现象。由此可见肾对人体生长、发育、衰老过程的重要性。

5. 主骨生髓、通于脑　《素问·宣明五气论》："五藏所主，肾主骨。"《素问·五脏生成》："肾之合骨也。"《素问·阴阳应象大论》："肾生骨髓。"《素问·平人气象论》："肾藏骨髓之气也。"肾藏精，精生髓，髓藏于骨中，滋养骨骼。因此肾精充足，则骨髓的生化有源，骨骼得到髓的滋养而坚固有力。如果肾精虚少，则骨髓的化源不足，不能营养骨骼，则会出现骨骼脆弱无力，甚至发育不全，小儿囟门迟闭，骨软无力等。

《灵枢·海论》说："脑为髓海。"姚士因注："精液补益脑髓。"因此，脑髓也有赖于肾精的不断生化，由于脑是主持人的精神、意识活动的主要中枢，因此人的精神活动，也与"肾"的功能有关。

6. 其华在发　《素问·六节藏象论》："肾者……其华在发。"《素问·五脏生成》："肾之合骨也，其荣发也。"由于肾主精，精血同源，肾精充沛，则血也旺盛，而发的滋养来源于血，有"发为血之余"之称。但发的生长与脱落、润泽与枯槁，与肾的精气盛衰关系更密切，青壮年肾精充沛，毛发光泽，老年人肾气渐衰，毛发变白而脱落。

7. 主耳　《灵枢·五阅五使》："耳者，肾之官也。"《素问·阴阳应象大论》："肾主耳"，"在窍为耳。"《灵枢·脉度》："肾和则耳能闻五音矣。"耳的听觉要依赖肾精的滋养，才能耳目聪敏。如果肾精不足，则可见耳鸣，听力减退等症。老年人肾精衰竭，故多耳聋失聪。

8. 开窍于二阴 《素问·金匮真言论》："北方黑色，入通于肾，开窍于二阴。"开窍于二阴，有二种意思，一是"肾"主生殖，与二阴有关；二是"肾"司二便，也与二阴有关。尿液的贮藏与排泄虽在膀胱，但要依赖"肾"的气化。当肾气不能蒸化时，小便即不通利；而肾气不能固摄时，又可使小便失禁。大便的排泄也要受肾阳的温煦作用的控制，若肾阳不足，则可成五更晨泄。

9. "肾"合三焦、膀胱 《灵枢·本藏》："肾合三焦膀胱。"张隐庵注："肾将两藏，一合三焦，一合膀胱。"

表1 《内经》的"肾"

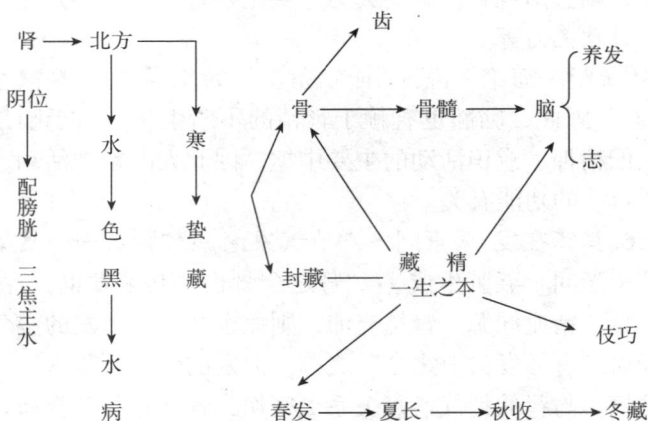

人 生 过 程
性机能成熟、生育或无子

比《内经》时代稍晚的《难经》，相传为秦越人著，成书年代不肯定，为解释《内经》而作，其内容又有所发展。如《难经·四十二难》："肾有两枚，重一斤一两。""主藏志。"《难经·三十六难》:"脏各有一耳,肾独有两者何也?然,肾两者,非皆肾也,其左者为肾,右者为命门。命门者诸精神所舍,原气之所系也,男子以藏精,女子以系胞,故知肾有一也。"这里指出"肾"有两枚,其重量多少,为《内经》所无。并指出左面是"肾",右面是"命门",且以"命门"为藏精、系胞之用,又为精神所舍,对"肾"及"命门"的含义已较《内经》有较多发挥。在《内经·灵枢》虽有"命门"之名,乃指目而言,而与"肾"无关。

(三)"肾"的疾病

《内经》所载"肾的证候,大都与生理有联系,生理上有什么功能,就出现什么功能的症状,但也有无直接关联者。又肾病有经络是动、所生之变,太过、不及、寒热虚实之异。兹摘要如下:

1. 为恐 《素问·宣明五气篇》:"五精所并……并于肾则恐。"

2. 劳力,入房伤肾 《灵枢·百病始生》:"用力过度,入房汗出,则伤肾。"《灵枢·邪气藏府病形》:"有所用力举重,若入房过度,汗出浴水则伤肾。"《素问·生气通天论》:"因而劳力,肾气乃伤,高骨乃坏。"

3. 盛怒伤志,恐惧伤精 《灵枢·本神》:"肾盛怒而不止则伤志,志伤则喜忘其前言,腰脊不可以俯仰屈伸,毛悴色夭……恐惧而不解则伤精,精伤则骨酸痿厥,精时自下。"

4. 聚水为病 《素问·大奇论》:"肾、肝并沉为石水,并浮为风水。"《素问·水热穴论》:"肾者至阴也,至阴者,盛水也;肺者太阴也;少阴者,冬脉也,故其本在肾,其末在肺,皆积水也。"又"帝曰:肾何以能聚水而生病?岐伯曰：肾者，胃之关也；关门不利，故聚水而从其类也。""肾"主水，司二便，又为"胃关"，"关"有出入所司之意，故肾病可见全身浮肿，小便不利。

5. 为欠、为嚏 《素问·宣明五气论》："五气所病……肾为欠、为嚏。"五藏之气有病，在肾表现为呵欠、喷嚏。

6. 腰脊痛 《素问·标本病传论》："肾病少腹腰脊痛，胻酸。"《素问·脉要精微论》："腰者肾之府，转摇不能，肾将惫矣。"《素问·痿论》："肾热则腰脊不举，骨枯而髓减，发为骨痿。"《灵枢·五邪篇》："邪在肾则病骨痛阴痹。阴痹者，按之而不得，腹胀腰痛，大便难，肩背颈项时痛。"《素问·刺热论》："肾热病者，先腰痛、胻酸、口渴、数饮、身热。热争则项痛而强，胻寒且酸，足下热，不欲言，其逆则项痛，员员澹澹（痛之微也）。"《素问·玉机真藏论》："冬脉者肾也……太过则令人解㑊（怠惰之意），脊脉痛而少气，不欲言；其不及，则令人心悬如病饥，䏚中清，脊中痛，少腹满，小便变。"䏚中相当于两"肾"之处，脊两旁空软处。由于腰为肾府，脊为足太阳膀胱经所过之处，"肾"与膀胱相表里，故"肾"病则出现腰脊酸痛。此点在临床有指导意义，目前仍把腰脊酸痛作为肾虚主要辨证标准之一。

7. 腹大、腹胀 《素问·藏气法时论》："肾病者，腹大胫肿，喘咳身重，寝汗出，憎风。虚则胸中痛，大腹小腹痛，清厥，意不乐。"《素问·诊要经络论》："少阴终者，面黑，齿长而垢，腹胀闭，上下不通而终矣。"《素问·厥论》："少阴之厥则口干，溺赤，腹满心痛。"《灵枢·本神》："肾气实则胀。"腹大、腹胀，目前中医都责之脾，一般认为肾阳虚衰，命门之火不能温脾，致脾失健运，水谷精微停留于腹，而致腹大，腹胀。

8. 色黑齿槁 《素问·痿论》："肾热者，色黑而齿槁。"《素问·诊要经终论》："少阴终者，面黑齿长而垢。"肾病者，确多面现黑色，此也前人经验之谈。

9. 厥冷 《灵枢·本神》："肾气虚则厥。"因肾为生气之源，故虚则手足厥冷，据《素问·厥论》，此厥当为寒厥。

10. 发无泽 《灵枢·经脉》："足少阴气绝，则骨枯。少阴者，冬脉也，伏行而濡骨髓者也，故骨不濡，则肉不能着也，骨肉不相亲，则肉软却。肉软却，故齿长而垢，发无泽，发无泽者，骨先死。"因"肾"主藏精而化血，发者，血之余，发无泽则肾藏之精气绝而骨先死。

11. 经脉之证 《灵枢·经脉》："肾足少阴之脉，起于小指之下，斜趋足心，出于然谷之下，循内踝之后，别入跟中，以上踹内，出腘外廉，上股内后廉，贯脊属肾，络膀胱。其直者，从肾上贯肝膈，入肺中，循喉咙，挟舌本。其支者，从肺出络心，注胸中。是动则病饥不欲食，面如漆柴，咳吐则有血，喝喝而喘，坐而欲起，目䀮䀮如无所见，心如悬，若饥状，气不足，则善恐，心惕惕如人将捕之，是为骨厥。是主肾所生病者，口热舌干，咽肿上气，嗌干及痛，烦心，心痛，黄疸，肠澼，脊股内后廉痛，痿厥，嗜卧，足下热而痛。"十二经脉是动、所生之意，过去《难经》认为是气病、血病。后世更正说，所生是内生病，是动是外生病。

综合《内经》有关"肾"的病证，归纳如下：

①脊不举，腰脊痛，不可俯仰屈伸；②脐寒且酸，足下热、痛，肩背颈项痛；③面黑；④齿长而垢；⑤发无泽；⑥风水，石水，腹胀闭，腹大胫肿；⑦大小腹痛；⑧小便变，溺赤，下泄利，大便难，肠澼；⑨黄疸，身重；⑩舌

干，嗌干痛，口热；⑪不乐，少气不欲言，喜忘，善恐；⑫心悬如饥；⑬咳喘，多欠，多嚏；⑭寝汗出。

汉 唐 时 代

汉《金匮要略·五藏风寒积聚病脉证治篇》："肾着之病，其人身体重，腰中冷，如坐水中，形如水状，反不渴，小便自利，饮食如故……腰以下冷痛，腹重如带五千钱"（腹亦作腰）。《金匮要略·水气病脉证治篇》："肾水者，其腹大，脐肿，腰痛，不得溺，阴下湿，如牛鼻上汗，其足逆冷，面反瘦。"

这里所指的"肾着""肾水"之病，可出现身重，腰冷、痛，腹大，尿变，足逆冷等，基本同《内经》。

晋·王叔和《脉经》（此书已经后人篡乱，面目全非），也有很多关于"肾"的病证的记载，如《脉经·卷二》："左手关后尺中阴绝者，无肾脉也，苦足下热，两髀里急，精气竭少，劳倦所致。""左手关后尺中阴实者，肾实也，苦恍惚健忘，目视𥉁𥉁，耳聋，怅怅善鸣。""右手关后尺中阴绝者，无肾脉也，苦足逆冷，上抢胃痛，梦入水，见鬼善厌，寐黑色物来掩人上。""右手关后尺中阴实者，肾实也，苦骨疼腰脊痛，内寒热。""肾实，左手尺中神门以后脉阴实者，足少阴经也，病苦膀胱胀闭，少腹与腰脊相引痛。""左手尺中神门以后脉阴实者，足少阴经也，病苦舌燥，咽肿，心烦嗌干，胸胁时痛，喘咳汗出，小腹胀满，腰背强急，体重骨热，小便赤黄，好怒好忘，足下热疼，四肢黑，耳聋。""肾虚，左手尺中神门以后脉阴虚者，足少阴经也，病苦心中闷，下重，足肿不可以按也。"

《脉经·卷六》："肾气虚则厥逆，实则胀满，四肢正黑,肾气虚则梦见舟船溺人,得其梦伏水中,若有畏怖,肾气盛则梦腰脊两解不相属,厥气客于肾则梦临渊,没居水中。""病在肾,夜半慧……""病先发于肾,少腹腰脊痛,胫酸。""肾脉搏坚而长……当病折腰,其软而散者,当病少血。""肾脉沉之,大而坚,浮之大而紧,苦手足骨肿,厥而阴不兴。""腰脊痛,少腹肿,心下有水气,时胀闭,时泄……""肾胀者,腹满引背,央央然,腰髀痛。""肾水者,其人腹大脐肿,腰重痛,不得溺,阴下湿,如牛鼻头汗,其足逆寒,大便反坚。""肾着之为病,从腰以下冷,腰重如带五千钱。""肾着之病,其人身体重,腰中冷如水状,反不渴,小便自利,食饮如故。""肾之积,名曰奔豚,发于少腹,上至心下,如豚奔走之状,上下无时,久久不愈,病喘逆,骨痿少气……""肾病,其色黑,其气虚弱,吸吸少气,两耳若聋,腰痛,时时失精,饮食减少,膝以下清……""肾病者,必腹大胫肿痛,喘咳身重,寝汗出,憎风,虚即胸中痛,大腹小腹痛,清厥意不乐。""邪在肾则骨痛,阴痹。阴痹者,按之而不得,腹胀腰痛,大便难,肩背颈项强痛,时眩……"

足少阴经脉病同《内经》从略不录。

《脉经》记载大都同《内经》,但增加了"阴不兴""失精""好怒""肢黑""尺脉虚实"等内容。

隋代巢氏《诸病源候论》对肾病证的记载,较过去又有发展。

《诸病源候论》:"肾劳者,背难以俯仰,小便不利,色赤黄而有余沥,茎内痛,阴湿,囊生疮,小腹满急,""肾候于耳,劳伤则肾气虚,风邪入于肾经,则令人耳聋而鸣。""人虚劳多伤于肾,肾主唾。""肾主水,劳伤之人,肾气虚弱,不能藏水,故小便后水液不止而有余沥。""劳伤于肾，肾气虚冷故也，肾主水而开窍于阴，阴为浮便之道，胞冷肾损，故小便白而浊也。""主骨髓而藏于肾，虚劳肾气虚弱，故精液少也。""劳伤肾虚不能藏于精，故因小便而精液出也。""肾藏精，虚弱不能制于精，故因见闻而精溢出也。""肾气虚损，不能藏精，故精遗失，其病小腹弦急，阴头寒，目䀮痛，发落。""今肾虚不能制精，因梦感动而泄也。""今肾虚受风寒，故令膝冷也，久不已则脚酸屈弱。""肾主精髓……故使阴冷也，久不已则阴萎弱……肾虚不能荣于阴器，故萎弱也。""肾主腰脚，肾虚……风冷客于髀枢之间，故痛也。""肾气虚损……故令阴痛。""风热客于肾经……肾虚不能荣于阴器，故萎弱也。""肾主腰脚，肾虚……风冷客于髀枢之间，故痛也。""肾气虚损……故令阴痛。""风热客于肾经……骨虚不能宣散，故致肿也。""肾气不足，故阴冷汗液自泄，风邪乘之则瘙痒。"

《诸病源候论》腰病候："肾主腰脚，肾经虚损，风冷乘之，故腰痛也。"其下诸腰痛，皆涉及肾。

《诸病源候论·渴利候》："肾虚又不得传制水液，故随饮随小便。"

《诸病源候论·诸淋候》："诸淋者，由肾虚而膀胱热故也。"（石淋、气淋、膏淋、热淋、寒淋、血淋等皆属肾虚所致）

《诸病源候论·小便病诸候》："小便白而多，夜尿多，小便数，小便不通，小便难，遗尿，尿床皆由肾虚所致。"

《诸病源候论·肾病候》："肾为藏，主里，肾气盛为志有余，则病腹胀，飧泄，体肿，喘咳，汗出憎风，面目黑，小便黄，是为肾气之实也，则宜泻之；肾气不足则厥，腰背冷，胸内痛，耳鸣若聋，是为肾气之虚也，则宜补之。肾病者，腹大体肿，喘咳，汗出，憎风，虚则胸中痛……肾风水，其脉大紧，身无痛，形不瘦，不能食，善惊。"

《诸病源候论·水肿病诸候》提到许多水肿，如石水、皮水、毛水皆由肾虚，也有及脾虚者。

此外，《诸病源候论》提到须发脱落、白发、发黄、须黄、耳鸣、耳聋等也都由肾虚引起。

综观巢氏所述，除《内经》提到的病证之外，更增加了风、外生殖器病，包括神经衰弱、性机能不全、前列腺疾病及其他内分泌系统疾病，如淋病、消渴、精少、遗精、滑精、阳痿、阴囊湿疮、阴冷、遗尿、尿床、尿频、尿后余沥等。

唐·孙思邈著《千金方》，对"肾"的描述也有不少。如《千金方·肾脏脉证第一》："肾主精，肾者，生来精灵之本也……故生来谓之精，精者肾之藏，耳者肾之官……肾气下通于阴，左肾壬，右肾癸，夹脊左右，与脐相当……外主骨，内主膀胱，肾重一斤一两，有两枚……肾藏精，精舍志，在气为欠，在液为唾，肾气虚则厥逆，实则胀满，四肢正黑。"（余引同《内经》，文繁不录）

目录中载有肾中风、肾中寒，均缺。

肾水："其人腹大脐肿，腰痛不得溺，阴下湿如牛鼻头汗，其足逆寒，大便反坚。"

肾胀："腹满引背，央然，腰髀痛。"肾着同《金匮》。

肾积："脉沉而急，苦脊与腰相引痛，饥则见，饱则减，小腹里急，口干咽肿，伤烂，晄晄，骨中寒，主髓厥善忘，色黑。"又"肾之积，名曰奔豚，发于小腹，上至心下，如豚奔走之状，上下无时，久久不愈者，喘逆骨痿少气。"

《千金方·肾虚实第二》较之王叔和《脉经》内容稍多，如肾实热："左手尺中神门以后，脉阴实者，足少阴经也，病苦舌燥咽肿，心烦嗌干，胸胁时痛，喘咳，汗出，小腹胀满，腰背强急，体肿，骨热，小便赤黄，好怒好忘，足下热痛，四肢黑，耳聋；右尺中神门以后脉阴实者，足少阴经也，病苦痹，身热心痛，脊胁相引痛，足逆烦热。"肾虚寒："左手尺中神门以后脉阴虚者，足少阴经也，病苦心中闷，下重，足肿，不可以按地；右手尺中神门以后脉阴虚者，足少阴经也，病苦足胫小弱，恶寒脉代绝，时不至，足寒，上重下轻，行不可按地，小腹胀满，上抢胸，痛引胁下。"

综观《千金方》所述，基本与《内经》相同，但多四肢黑，足弱，奔豚。

北宋时代

宋代《圣惠方》成书于北宋初年，太宗太平兴国间编，其理论也本《内经》。在《治肾虚补肾诸方》有"左则为肾，右为命门，肾与命门者，精神之所舍，元气之所系也"的记载，此说本自《难经》而来，观巢氏《诸病源候论》《千金方》未用左肾、右命门之说，至此又开始用"命门"之名称。

宋代《圣济总录》编成于北宋末年徽宗政和间，其肾脏门总论所述与《内经》同，肾病虚实证与《千金方》同，其间略有出入，如"肾实，少腹胀满，小便黄赤，末有余沥，数而痛者"，"肾虚，关格塞，腰背强直，饮食减少，气力疲乏"，"肾虚，腰背酸痛，小便滑利，脐腹痛，耳鸣，四肢逆冷，骨枯髓寒，足胫力劣，不能久立"，"肾实，舌燥咽肿，上气嗌干，咳喘汗出，腰背强急，体重内热，小便黄赤，腰脊引痛，足胫肿满。"这些内容基本与《内经》《千金方》同，但多"关格塞"证。

表2　汉唐以后的"肾"与"命门"

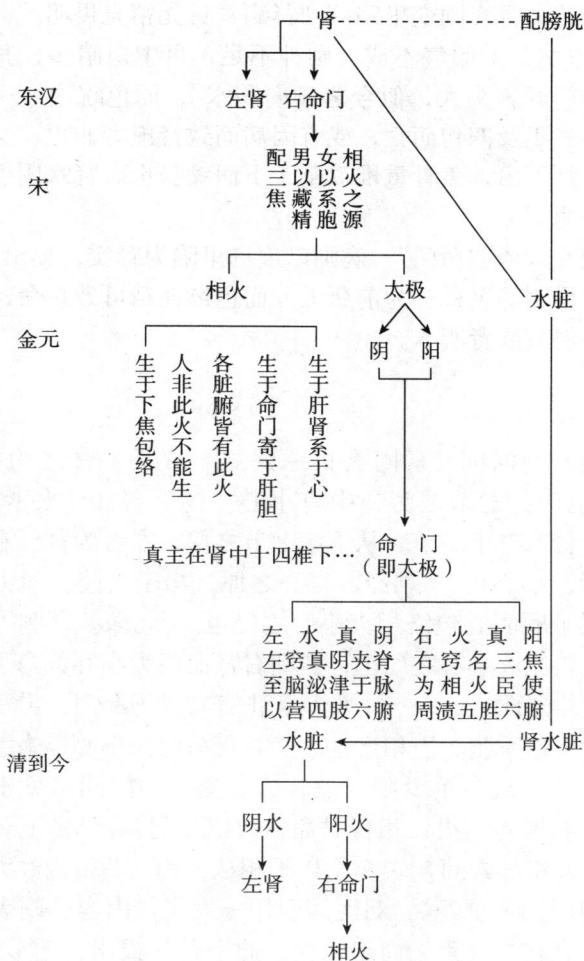

```
                        肾 ------------------- 配膀胱
                         │
东汉              ┌───────┴───────┐
               左肾          右命门
                                │
宋             配  男  女  相
               三  以  以  火
               焦  系  藏  之
               藏  胞  精  源
               精
                    ┌──────────────┴──────────┐
               相火                          太极            水脏
                │                             │
金元    ┌────┬────┬────┬────┐          ┌────┴────┐
       生   人   各   生   生          阴        阳
       于   非   脏   于   于
       下   此   腑   命   肝
       焦   火   皆   门   肾
       包   不   有   寄   系
       络   能   此   于   于
            生   火   肝   心
                     胆

       真主在肾中十四椎下…            命　门
                                     （即太极）

                              左 水 真 阴    右 火 真 阳
                              左窍真阴夹脊    右窍名三焦
                              至脑泌津于脉    为相火臣使
                              以营四肢六腑    周溃五胜六腑
清到今                        水脏  ←────── 肾水脏
                               │
                          ┌────┴────┐
                        阴水        阳火
                          │          │
                        左肾        右命门
                                     │
                                    相火
```

宋·钱乙《小儿药证直诀》:"肾主虚,无实也,惟疮疹(天花)肾实则变里陷。""肾病,目无精光畏明。"肾虚:"儿本虚怯,上胎气不成,则神不足,目中白睛多,其颅即解(囟门开,头大,似今之颅内积水),面色㿠白……若恣色欲,多不及四旬而亡,或有因病而致肾虚者非也。又肾气不足,则下窜,盖骨重惟欲坠于下而缩身也。肾水阴也,肾虚则畏明。"

钱乙未谈"命门",病则以痘疮里陷为肾实,提出解颅、缩身、畏明等名称,为前所无。而色欲耗精可致短命,则为后世提倡节欲者所本。

金元时代

金·刘河间《素问玄机原病式·火类·聋之为病条》注:"经曰:七节之旁,中有小心。杨上善注《太素》曰:人之脊骨有二十一节,从下第七节之傍,左者为肾,右者谓命门者,小心也。《难经》言心之原,出于大陵,然大陵穴者,属于厥阴心包络相火小心之经也。《元珠》言刺大陵穴曰:此泻相火小心之原也,然则右肾命门为小心,乃手厥阴相炎包络之藏也。……《难经》止言右肾为命门,男子以藏精,女子以系胞,岂相反也。然右肾命门为小心,为手厥阴包络之藏,故与手少阳三焦合为表里,神门同出见于右尺也,二经俱是相火,相行君命,故曰命门尔。"杨上善为隋唐间人,将《素问》《灵枢》以类相从,称《黄帝内经太素》,注中间引用《难经》。刘河间引用《太素》内容,则表示北宋末至金初《太素》尚未亡佚。此书首先提出,七节之旁,乃由下向上数第七节,左为肾,右为命门,并与心包有关。

张洁古《脏腑虚实标本用药式·肾脏部》说:"肾藏志,

属水，为天一之源，主听主骨，主二阴。"本病诸寒厥逆，骨痿，腰痛腰冷如冰，足胻肿寒，少腹满急，疝瘕，大便秘泄，吐利腥秽，水液澄澈，清冷不禁，消渴引饮，标病发热，不恶寒，头眩，头痛，咽喉舌燥，脊肌后廉痛。"这里多出疝瘕，头眩，头痛。

古代以心包络配三焦，洁古则除去心包络，以命门相火配三焦，他说："命门为相火之原，天地之始，藏精生血，降则为漏，升则为铅，主三焦元气……三焦为相火之用，分布命门元气，主升降出入，游行天地之间，总领五藏六腑，营卫经络，内外上下左右之气，号中清之府。上主纳，中主化，下主出。"这里张氏所提的肾，尚是《内经》之肾，命门并未牵合于肾，其命门之说似出《难经》，但《难经》是以左肾为肾，右肾为命门，而洁古则不指右肾。其徒李东垣在《内外伤辨惑论》中说："相火下焦包络之火，元气之贼。""元气即生于下焦包络，为五藏六腑根本。"元气、相火均生于下焦，相火代表了人体正常功能，那为何相火成为元气之贼？一般认为相火不宜过旺，过旺则贼害，也即《内经》中"壮火食气，少火生气"之意。君火为虚位（备位），相火为实位（掌实权者），命火上系于心，相火一动，则君火也动，相火不宜妄动，安于其位则正常，不安位则成元气之贼。

元·朱丹溪在《格致余论》中说："主闭藏者肾也，司疏泄者肝也，二脏均有相火。"这里相火涉及肾、肝，但丹溪又认为"五脏各有火"，则相火不仅属肾。

明　　代

《普济方》肾脏总论引用《千金方》在肾虚中提到："肾

脏者元气之根，精神之所舍。"此段意义似《难经》右肾命门之作用。

虞抟《医学正传》(成书于正德乙亥，公元 1515 年)载："或问人身之两肾，犹车之有两轮。其形同，色也无异，不知王叔和何所见而独谓左肾属水，右肾属火。又指右肾为命门以配三焦之经……其两肾本为一脏，初未尝有左右之分，而越人始分之，亦不言其为相火之脏，叔和立说以三焦合命门为表里，亦有深意存焉……是故肾为一脏，配五行而言，则属之水矣，以其两肾之形有二象而言，亦得以左右分阴阳刚柔，而命门为五脏之根元也……命门一穴在脊中行第十四椎下陷中两肾之间，夫两肾固为真元之根本，性命之所关，虽为水脏，而实有相火寓乎其中……愚意当以两肾总号为命门，其命门穴正像门中之枢，司开阖之象也……若指系右肾为相火，以为三焦之配，尚恐立言之未精也。"按《脉经》引脉法赞："肾与命门俱出尺部"，并无左水右火之说。虞氏不同意左肾、右命门之说，以为两肾可总称为命门，但此说附和者不多。

张景岳(1561—1639)盛赞薛氏补阴、补阳之妙，提出肾有精室，中有阴阳，将肾和命门合而为一，成立了命门学说。张氏《求正录·真阴论》说："经曰：肾者主水，受五藏六腑之精而藏之，故五液皆归系精，故五精皆统系肾。肾有精室，是曰命门，为天一所居，即真阴之府精藏于此，精即阴中之水也，气化于此，气即阴中之火也。"张氏认为命门居两肾之中，他说："肾两者坎外之偶也；命门一者，坎中之奇也。一以统两，两以包一，是命门总主乎两肾，而两肾皆属于命门。故命门者，为水火之府，为阴阳之宅，为精气之海，为死生之窦……命门居两肾之中，即人身之太极，以生两仪，而水火具焉，消长系焉，故为受身之初，为性命之本。"张景岳取宋儒说易之理以论医，以命门为太极而生两仪，太极动而生阳，静而生阴，故谓"水火具焉"。宋儒又以太极包阴阳，阴阳居太极中，故张景岳也以命门位两肾之中而统两肾，两肾包在命门之内，与宋元以来左肾右命门说不同，更扩大了范围。

张景岳对命门的作用特别重视，他说："所谓真阴之用者，凡水火之功缺一不可，命门之火，谓之元气；命门之水，谓之元精……此命门之水火，即十二脏之化源，故心赖之君主以明，肺赖之则治节以行，脾胃赖之济仓廪之富，肝胆赖之资谋虑之本，膀胱赖之则三焦气化，大小肠赖之则传导自分，此虽为肾脏之伎巧，而实皆真阴之用。"又在《传忠录·命门余义》中说："命门为精血之海，脾胃为水谷之海，均为五藏六腑之本，然命门为元气之根，为水火之宅，五藏之阴气、阳气，非此不能滋发。"

张景岳不同意左肾、右命门之说，他在《求正录·三焦包络命门辨》中说："故《脉经》以肾藏之脉配两尺，但当曰左尺主肾中之真阴，右尺主肾中之真阳，而命门为阳气之根，故随三焦相火之脉同见于右尺则可，若谓左肾为肾，右肾为命门则不可也。"张氏此文虽论诊脉，推其意实不赞成左肾右命门之说，以为肾可分左右，可分阴阳，独不能谓右为命门，左为肾。张景岳受道家影响，又以为命门即是子宫，"男精女血均存系此，而子由是生，故子宫者实又男女之通称也……子宫之下有一门，其在女者可以手探得，欲称产门；其在男者于泄精之时，自有关阑知觉，此即命门。"此说则似有欠妥之处。

明·李梴《医学入门》(成书于万历乙亥，公元 1575 年)

上载:"肾有两枚,左属水而右属火,重各九两,右主女而左主男(注:二枚共重一斤二两,男以左肾为主;女以右肾为主。又注:左右气常相通)。"

又膀胱条之下说:"命门下寓肾右(注:命门即右肾,言寓者,命门非正脏,三焦非正腑也,命门系曲屈下行,按两肾之系,下尾闾,附广肠之右,通二阴之间,前与膀胱下口于泄溺之处相并而出,乃是精气所泄之道也。若女子则子户、胞门也,自广肠之右,膀胱下口相并而受胎)。"又说:"上为心包而膈膜横连脂膜之外(注:心包即命门),配左肾以藏真精,男女阴阳攸分,相君火以系元气,疾病死生是赖。"此段内容仍禀承《难经》意见,而有所发挥。《医学入门》又说:"两肾二系相通,下行其上则与心系通而为一,所谓坎北离南,水火相感者也。"这里明确指出了心肾交通的道路。又说"五藏具有补泻,惟肾有补无泻",也是前人"肾无实证"理论的翻版。而"疾病生死是赖",更强调了肾为人的生命根本。

至孙一奎(东宿)著《赤水玄珠》,此书著作年代不详,上有万历丙申(1596年)时祝世禄序,说明成书年代较此为早。孙氏在《命门图说》中提出:"太极生水火木金土,即命门之谓,《难经》虽有命门之说,并无左右水火之分……命门乃两肾中间之动气,非水非火,乃造化之枢纽,阴阳之根蒂,即先天之太极,五行由此而生,脏腑以继而成……《太素》小心作志心,杨上善以志心为肾神,故乃倒数脊骨下七节为小心。顾命门穴乃十四椎间,即以下逆数之,亦在第八节矣,非第七节也。"又说:"后人即以命门为小心,认小心为少火,认少火为相火,颠倒无限。"孙氏否定左水右火之分,并否定七节之旁中有小心之说,但肯定两肾中间是命门与虞抟之说相似，为原气之所在，为人生之根本，加以较多的重视。孙氏又说："《中和集》曰，开阖呼吸，即玄牝之门，天地之根。所谓开阖者，非口鼻呼吸，乃真息也。越人也曰，肾间动气，人之生命，五藏六腑之本，十二经脉之根，呼吸之门，三焦之原。命门之义，盖本乎此。"孙氏认为《难经》的肾间动气，亦即原气，为命门，否定了七节之旁的小心。

表3　历代"肾"的疾病

周秦　"肾"病症：
- 用力举重
- 入房过度
- 盛怒不止
- 恐惧病
- 汗出浴水
- 邪、寒、热、关门不利、太过不极、是动所生 —— 肾：
  - 腰背不举，转摇不能，腰脊痛，胁中清，脊中痛，面黑
  - 胕酸骱寒
  - 腹胀闭，上下不通，小便变
  - 腹大胫肿，风水
  - 附随症：咳喘身重寝汗出，憎风胸中痛，大腹小腹痛，清厥意不乐
  - 厥附随症：口干溺赤，腹满心痛，齿长而垢，发无泽，喜忘，脊痛无定，精时自下
  - 肾经脉病：
    - 是动：饥不欲食，面如柴漆，咳唾有血，喝喝而喘，坐而欲起，目䀮䀮如无所见，心如悬，善怒
    - 所生：口热舌干咽肿，上气嗌干痛，烦心心痛，黄疸肠游，脊股内后廉痛，痿厥嗜卧，足下热而痛

汉晋唐	"肾"病症	汉：肾着，奔豚，体重，腰痛重，腹大脐肿，不得溺，阴下湿，足冷 晋：同上，余同《内经》，增阴不兴，失精，好怒、肢黑，尺脉虚、实 隋：同上，尿赤黄有余沥，夜尿多，遗尿，尿数，小便白浊，茎内痛，囊生疮，精液少，小便精出，遗精，诸淋，发落，白发，发黄 唐：同《内经》 北宋：同上，增关格塞，疽疮黑陷 金元：同《内经》
明清到今	"肾"病症	腰酸软痛 胫膝酸软痛 脚底心痛、跟痛 滑精、遗精、阳痿、早泄不育 遗尿、失禁、尿频、余沥 发白脱发 耳鸣耳聋 齿摇脱落 舌根脱落 尺脉虚弱 气促息短

薛己（1488—1558）推崇李东垣、钱乙，重视脾、肾，用六味、八味补肾阴阳，但对肾与命门未有专论。

与景岳同时代尚有赵养葵著《医贯》（书成于1617年）。张赵二人均为浙江人，张原籍会稽，赵为鄞县，二人学说相同，景岳卒于1639年，赵书成于1617年，差二十二年，景岳成书当早于赵著。赵养葵否定了心为君主之官的说法，他说："命门即在两肾各一寸五分之间，当一身之中，《易经》谓一阳陷于二阴之中，《内经》曰七节之旁中有小心是也，名曰命门，是为真君真主，乃一身之太极，无形可见，两肾之间是其安宅也。……其右旁有一小窍，即三焦，三焦者，是其臣使之官，禀命而行，周流于五脏六腑之间而不息，命曰相火；其左旁有一小窍，乃真阴真水也，也无形，上行夹脊至脑中为髓海。"又说："右窍为三焦相火，如天君无为而治，宰相代天行化，此先天无形之火与后天有形之心火不同；左窍是真阴真水也，无形，上行夹脊到脑，为髓海，泌其津液注之于脉，以营四肢，内注五藏六腑，亦随相火，潜行于周身，与后天有形之水不同。"赵氏此说以为命门之旁有二窍，为命门之臣使，一则出相火，一则出真水，二者周行全身。他又说："与两肾所主后天有形之水不同，但命门无形之火在两肾有形之中，为黄庭，故曰，五藏之真，惟肾为根。"这里可以看出他虽将命门说成一个独立的东西，可是它居于两肾之中，与易之坎卦一阳居于二阴之中相符合。但据他的十二官皆由命门为主之说观之，则命门与肾的功能各自为政，并不相同。他又说："可见命门为十二经之主，肾无此则无以作强，而伎巧不出矣；膀胱无此，则三焦之气不化，而水道不行矣；脾胃无此，则不能蒸熟水谷，而五味不出矣；肝胆无此，则将军无决断，而谋虑不出矣；大小肠无此，则变化不行，而二便闭矣；心无此，则神明昏而万事不能应矣。所谓主不明，则十二官危矣。余有譬焉，譬之元宵之鳌山走马灯，拜者舞者，飞者走者，无一不具，其中唯是一火耳，火旺则动速，火微则动缓，火熄则寂焉不动，而拜者舞者，飞者走者，躯壳则未尝不存也。"赵氏以命门为十二经之主，凡五藏六腑皆司命于命门真火，其重要性远居于心之上。

　　自明代张景岳、赵养葵确定了命门真水真火（真阴真阳）以来，清代医家相沿引用，直到今日并无变更，说明数百年来在临床上已经肯定这一学说，其所以得到肯定者，亦即临床上有是证，治疗时用此药，在行之有效的基础上肯定下来的。今后通过中西医结合进行肾的研究，在中医基础理论上也将有新的发现，新的提高。

（摘自《肾的研究》上海科学技术出版社 1964 年 4 月第 1 版）

治病要求它的根本

《素问·阴阳应象大论》说："治病必求其本。"乍一看来，好像治病求本是谈病因疗法。其实中医治病所求的"本"，并不等于西医所指的病原。当然，中医所指的本也包括了西医所指的病原。这个"本"是指凡属一切造成这疾病的因素的综合性名称，对这些因素能加以纠正或消除，从而使病体恢复，就叫"治本"。

1. 什么是"本"

从人体本身来说，人体之所以得病，是机体中有所偏，也就是产生了人体自身内所不能解决的矛盾。如阴阳失调，五脏偏胜，外界对人体的影响使有所变化而偏胜等。

一般说，六气（风、寒、暑、湿、燥、火）是正常的气候，不会致病。但是当六气有所偏，如应当寒冷的时候而不冷，或不当寒冷时而冷，又如当潮湿时而潮湿，可是潮湿得太重而又缠绵时久，这样就成了六淫（也仍是风、寒、暑、湿、燥、火）而能致病。人体内部的阴阳或脏器之间，也时刻在解决不断产生出来的矛盾，以维持身体的均衡而得健

282

康，如脏器之间偏胜，就会使这均衡打破，而出现新的矛盾。外感会引起阴阳偏胜，内伤也会影响人体内脏器使不平衡，如"喜伤心""怒伤肝"等。

这里引一段清代张隐庵的《内经注》，来说明前人对"本"的认识。他说："本者，本于阴阳也。人之脏腑气血、表里上下，皆本乎阴阳。而外淫之风寒暑湿、四时五行，亦总属阴阳之二气。至于治病之气味，用针之左右，诊别脉色，引越高下，皆不出乎阴阳之理。故曰治病必求于本，谓求其病之本于阳邪或本于阴邪也，求其病之在阳分、阴分、气分、血分也。审其汤药之宜，用气之升、味之降、温之补、苦之泄也。"

总的来说，不论自然人体，阴阳相和则无病变。若人体阴阳对立而有偏胜，则疾病乃起。治病应针对其偏，帮助人体解决这新产生的矛盾。《素问·热论》说："调其逆从，可使必已。"《至真要大论》说："谨察阴阳所在而调之，以平为期。"就是调其偏而达于平。

古人将任何事物都分为阴阳。于是一切致病因素，不论是内伤，是外感，可区分为阴阳二类，而人体内脏器及药物，也都可以分成阴阳二类，也可说阴阳是二个对立面。认识了这二个对立面，就能处理这二个对立的矛盾，能调整这矛盾，就达到治本的目的。古人以风、热属于阳的一面，而寒、湿就属于阴的一面；在进行治疗时，风或热只要从阳来治，用阴性的药物，而寒或湿只要从阴来治，用阳性的药物。当然方剂治疗并不这样单纯，所谓求其本，这个本就是成为不平衡的因素，治其本就是使回复到平衡。

2. 为什么要求"本"

如果不从"本"来治，会有什么不好的后果呢？那疾病就会蔓延滋长，治疗就会发生很多困难。疾病好比藤的蔓生，根只有一个，而引申出去的分枝，却是又长又多。病邪入体，只有一个根，以后可转化，这是以人体为基础而作矛盾的转化；病邪的阴阳偏胜借用人体的阴阳偏胜，就会表现得变幻百出。所以同样一个病邪，在这人有这样的变化，而在另一人则又可见不同的变化。

如能按治病求本的原则进行治疗，确知其为寒，就直接散其寒，确知其为热，就直接清其热。治其本则诸种症状均可消失，好像藤根一拔，枝叶也将枯萎而无从蔓生。

3. 如何治"本"

治"本"还是从纠正偏胜、调节阴阳来着手。好像痰是人体中津液所生成，火是人体之气所化成；无病时正常的津液，正常的气，有病时气化为火，津液化为痰。至于在体内为何有此转化，即由于内伤或外感，亦不外乎阴阳的偏胜。若要使人体之气不化为火，津液不化为痰，必须祛外感或治内伤。不论何种外感都可分阴邪阳邪，不论内伤哪个脏腑都可表现阴阳偏胜，由此来纠正阴阳使无所偏，这样才是治本。所以古人说得好，不要见痰而治痰，不要见出血就用止血药，不要因无汗就发汗，不要因发热就清热。因为如果是因脾虚而生痰，单用祛痰药是不能把痰除尽的，只有用健脾的方法使脾阳健运，则津液不再化痰，就能达到不治痰而痰自除。如果由于气虚不能摄血而出血不止，这时用凉血、止血的药，不但不能止血，恐反碍气；惟有补益中气，才能止血。如果由于阴虚而发不出汗，用发汗药亦是徒然；惟有用滋阴的方法，阴分充足则自能出汗。如因阳虚而发热，用凉药清之，则愈清愈热；惟有温补阳气，则虚热自退。不但如此，单以发热一个症状，就有风、寒、暑、湿、疟、痢、痰、食、阴虚、气虚、血虚、阳虚、瘀、虫、郁怒等许多可能的病因，必须探明病本，而不得专以寒凉药治热病。

探索病本同时须要沉着和毅力，《素问·宝命全形论》说得好："众脉不见，众凶不闻，外内相得，无以形先"（释义：必要的时候，可以不管各种脉，也可不管各种凶险的症状，考虑诊治时须将病人的内外一齐估量，而不能以外表的形象先入为主）。所以不要被表面外象所眩惑，而忽略了真正的根本。必须能将这些即使是凶险的外象勇于去从割舍，从而掌握住主要的矛盾所在，这样才能得治病的真本。古人又曾说：医有慧眼，眼在局外；医有慧心，心在征兆前。见到局外而能推之局内，这慧眼也就是具有发掘矛盾的眼光，在兆未露前能预先识知病机，这慧心亦是能了解矛盾的发展规律。

4. 治本是否消除了病因

中医的"本"既不同于西医所确认的"病因"，而且中医又并不以西医的病因为治疗目的，那么中医的治疗是否能消除这些病因呢？发生这样的疑问是很自然的。

姑以西医可见的病原而论，不外乎细菌、霉菌、螺旋体、病毒等等的外界侵入因素，而中医的本是"外内相得"，是外界致病因素（如风、寒、暑、湿、燥、火等）与人体的反应相结合起来的表现。如果中医能将这些病人治好，那就势必消除了产生这些疾病的因素，或者是通过某些中药的直接杀菌作用，或者是通过加强人体的抗病机制，从而间接消灭了病原体，其中当以后者为重要。因为治病必求其本，求本的方法还是须通过辨证论治，而辨证论治就是为了找到人体本身解决矛盾的方法而予以强化，从而达到治本的目的（这些问题尚有待于今后继续研究）。

（摘自《中医治疗法则概论》上海科学技术出版社 1960年 8 月第 1 版）

攻法、补法、寒药、热药可以同用

虚证应补，实证就泻，这是谁都知道的了。可是另有人虚而证实的，好比体弱的人偶尔感冒伤食而现实证；或人强而证虚的，好比强壮的人突然由于疲劳过度亡阳而现虚证。亦有人本不虚，由于邪深难出，或人已极虚，而外邪尚伏等，种种情况不同。如纯用补，则邪气更其牢固；如纯用攻，则正气随之亡脱。或有上热下寒，或里寒外热等种种情况，用寒药除其热，则寒者益寒，用热药除其寒，则热者更热，顾此失彼，此证未愈，彼证更甚，必须寒热兼顾，方能两受其益。古方所以有攻补同用、寒热并施法。

或者有人会怀疑两种作用相反的药在同一罐内煎煮，如果互相克制，则攻者不攻，补者不补，寒者不寒，热者不热，岂非等于不服。又或怀疑两种相反的药如不相克制，却是分道而往，成了补药益于邪处，攻药击于虚处，热药达于热所，寒药走于寒所，则攻其不应攻，补其不应补，寒其不应寒，热其不应热，不惟无益而反有害吗？这主要是单纯的药物观点，没有从药物所作用的人体病症来考虑。药物的性格是各尽其能，攻者必攻强，补者必补弱。人的病症各有脏腑经络之不同，而药物亦各有所擅长，各有所归宿，脏虚的则有补脏的药，腑实的则有泻腑的药，例如脏虚腑实以人参、大黄同用，则人参补脏之虚，不会补腑之实，大黄去腑之实，不会泻脏之虚，所谓"有病病当之"。又如桂枝汤中的桂枝性辛散，走卫以祛风，白芍性酸敛，入营以止汗，两药的性格不同，各有所主，但白芍的收敛不妨桂枝的发散，桂枝的发散又不碍白芍的收敛，而其主治则为营弱卫强、营卫不和而致发热汗出的病症。所以论药物作用的时候，必须与病症相结合。清·张隐庵于《侣山堂类辨》中说："寒热补泻兼用，在邪正虚实中求之。"这时提示了寒热补泻之所以兼用，是以病症为主体。从张仲景的《伤寒论》中也可看到有专用热的、寒的、补的、泻的，有寒热同用，攻补并施的，更有寒热补泻并施的，其例亦不少见。如附子泻心汤，以大黄、黄芩、黄连和附子同用；如柴胡加龙骨牡蛎汤，以大黄、人参、黄芩、干姜、肉桂，混寒热补泻于一方之中。从这些方的主治条文，可以看出并非为了药物的寒热或补泻的调节，主要还是因病情复杂而按邪正虚实来用药，使攻补寒热各有所针对。

　　此外，又有病情为单纯寒或单纯热，而用药则寒热并施，如大青龙汤中麻黄、桂枝和石膏同用，以及桂枝加大黄汤（桂枝、芍药、甘草、生姜、大枣、大黄），大黄附子汤（大黄、附子、细辛）之类，这种处方是一取其性，一取其用。例如大黄附子汤之附子是用其温性，而大黄即单取其下泻之用，性用相济，自成一种方剂，与寒热同用之意有所不同。又如白虎汤的粳米，十枣汤的大枣之类，是取其回护胃气，与攻补同用之意也不同。这些都是应注意的。

　　（摘自《中医治疗法则概论》上海科学技术出版社 1960年 8 月第 1 版）

治病要能应变

　　症状是病的反映，中医治病主要是根据症状。疾病有其
发展的一定过程，于此过程中出现各种症状，又由于各个
病人情况不同，因此反映的症状也有所不同。当症状转变
时，在不少情况下是反映了疾病本身的转变。中医是按辨证
来论治的，证变了论治的基础也就有所改变。在治疗上应该
注重病症的转变，但医生如何能应变，就并不简单。因为从
病症转变中看出阴阳进退，邪正消长，今天出现表证，而明
天就可能出现里证；上午见到热性症状，下午就可能见到寒
性症状。这种转变根据疾病的发展和各种条件，如情绪的变
化，饮食的不节，天气的变异，用药的错误，以及体质禀赋
等等。医生就必须能圆机活法，今天所用的方法，可能明天
加以改换，甚至今天上午所用的方法，至中午即须改变，主
要看病情的变化，证变则治法随之而变。但亦有证变而治法
不变，如《伤寒论》中太阳病服桂枝汤，反烦不解，仍用桂
枝汤。这因为本是桂枝汤证，由于用药力量不足，或时间未
到，证虽略变而主证未变，故治疗方针不变，仍须坚持用桂
枝汤。又有证不变而治法须变，如伤寒论中下利不止，心下
痞硬，服泻心汤后，仍下利不止，用赤石脂禹余粮丸而利仍
不止，则须利小便。证自始至终是下利，而治法却须变化，
这是估计到证虽未变，而病无一定之情，就不能固执一方
到底。

　　治疗的方法应从二方面来考虑，那就是"持重"和"应

机"。"持重"是认识到病深，不是一二天所能见效，而治疗就必须是持续这一个方法，这并不是方法迂缓，而是方法的专一。"应机"是证候在变化，治疗方法须跟着转变，这并不是医生无定见而追随于证之后。所以持重是常法，因疾病有一定发展过程，治疗就有一定常规；而应机是应变，因病情可以早晚变化不同，则治法就须有相应的转变。这样，治疗上就须掌握二面，既能持重，又能应机，偏于任何一面都会发生错误。如不能持重就是胸无定见，不能应机就是用药迂执。有些病人用持重，有些病人用应机，而有些病人须两者灵活运用。例如哮喘病，在不发作的时候，持重用金匮肾气丸（地黄、山药、山茱萸、丹皮、茯苓、泽泻、肉桂、附子）或河车大造丸（紫河车、人参、地黄、龟板、黄柏、麦冬、天冬、杜仲）长服以改善体质；而当受外界气候或外邪影响而发作时，就须应机用定喘汤（白果、麻黄、款冬、桑皮、半夏、苏子、杏仁、黄芩、甘草）或小青龙汤以制止发作，有一个虚喘病人，起先用人参、河车之类，连服一月仍然发作，坚持补法，继续服用，至第二月始见改善，第三月则大大改善。如不能持重而轻率易法，必至前功尽弃。

古人曾作比喻："兵无常势，医无常形。能因敌变化而取胜，谓之神将；能因病变化而取效，谓之神医。"用兵无一定常规，有许多因素掺杂，如武器的不同，兵的数量，主将的才干，地势的优劣，都变化不测，须以变来应变，才能取胜。如张巡守睢阳，他不按常法，使士识将意，将识士情，每战必胜；岳飞作战不按兵法，而合乎兵法，都是能因敌变化。推之于医生，亦是如此。譬如《伤寒论》中说到伤寒脉浮，自汗出，小便数，心烦，微恶寒，脚挛急，误用桂枝而致厥逆，咽干，烦躁，吐逆，与甘草干姜汤（甘草、干姜）；如厥愈而足温，更与芍药甘草汤（芍药、甘草）；若胃气不和，谵语，少与调胃承气汤（大黄、芒硝、甘草）。因自汗与小便数同时发生，说明表里阴阳俱虚，若用桂枝，更损正气。治病最怕正气虚，正气能发扬，邪气必消退，用甘草、干姜使正气旺，则阴阳不足之气恢复，所以对于烦躁、咽干之证也就不忌干姜了。正气内强，再继续用大黄、芒硝泻下，就不致引起正气虚脱，却由于燥结得去，正气更趋安定。可以看出最初用干姜热药以补，后来再用大黄、芒硝寒药以泻，前者针对正气，故不忌药性之违背；而后者由于正气已壮，有所准备，就可攻泻去邪，更进一步巩固了正气。

　　从以上又可看出，为何要应变，以及如何应变，都是根据治病求本、标本缓急、先后轻重等来考虑和运用的。这样，就会出现先寒后热、早补晚泻的用药不同，治贵应变的真义也就在于此。

　　（摘自《中医治疗法则概论》上海科学技术出版社 1960年 8 月第 1 版）

年谱

1908 年 8 月出生于江苏省南通县。

1923 年起从父学习中医。

1925 年毕业于南通职业学校。

1926 年～1932 年在上海边行医边自学。

1932 年起从陆渊雷先生游。

1937 年～1948 年在上海中医专科学校，上海复兴中医专科学校、上海新中国医学院任教。曾撰写《中医生理学》《中医病理学》《中医诊断学》三本著作，由北京《国医砥柱》社出版。

1940 年～1941 年在上海《国医导报》连载专著《中医治疗证候发凡》。

1942 年～1943 年在《广东医药旬刊》连续发表《余云岫医学革命论批判》论文，该刊编著称之为"沪地新中医青年领袖"。

1954 年响应党的号召，首批放弃私人开业，进入上海第一医学院附属内科学院（今华山医院）任中医科主任兼第一医学院中医教研室主任。

1955 年评为上海市先进工作者并出席全国先进工作者大会。

1957 年受聘任中国科学院上海分院特约研究员。

1958 年荣获卫生部颁发继承发扬祖国医学金质奖章一枚。

1960 年与沈自尹合著《中医治疗法则概论》（上海科学技术出版社出版）。

1961 年加入中国共产党。

1964 年主编《肾的研究》（上海科学技术出版社出版）。

1965 年参加中国民族医药代表团访问巴基斯坦。

1972 年任上海第一医学附属中山医院中医科主任。

1978 年当选全国人大代表，出席第五届全国人民代表大会。

1978 年 4 月中医首次审定职称，他被首批定为教授。

1978 年出席全国科技大会并当选主席团成员。

1979 年当选为上海市人大代表，出席上海市第七届人民代表大会并当选为上海市人大常务委员。

1980 年推选为中医学会名誉理事长，撰写"肾与命门的演变""中医对于瘀的认识""阴阳原始"三篇论文荣获上海市科协 1980 年优秀论文奖。

1980 年任国家科委中医组成员。

1981 年任卫生部科学技术委员会委员、血防委员。

1981 年任《辞海》中医分册、《中国医学百科全书》中医分册主编。

1981 年被聘任上海中医学院专家委员会、上海市中医药研究院顾问、上海市中医文献馆顾问、上海市中医药杂志社顾问。

1981 年主编《活血化瘀研究》（上海科学技术出版社出版）。

1985 年因防治血吸病有功，荣膺上海市政府记大功奖励一次。

1985 年《伤寒论识义》（上海科学技术出版社出版）。

1985 年《肾的研究》一书由日本中国汉方株式会社翻译出版。

1986 年《姜春华论医集》出版（福建科学技术出版社）。

1987 年在国际中医药学术会议上作题为"道家与医学"的学术报告。

1989 年《历代中医学家评析》（上海科学技术出版社出版）。

1990 年《活血化瘀研究新编》（上海医科大学出版社出版）。

1990 年经中央人事部、卫生部、国家中医药管理局批准为重点继承的全国著名老中医药专家之一。

1991 年经国务院批准，认定为有杰出贡献的专家，享受特殊津贴待遇。

1992 年 3 月 14 日逝世。

附

录

辨病与辨证相结合

先生在认识疾病上，有完整的思想体系，较早地提出"辨病与辨证相结合"的理论，认为整体观与动态观是辨病辨证的源泉。对辨证论治中的学派之争，要有一个正确的理解与处理。脏腑辨证与以方统病先生提出"合之则兼美"。既要为病寻药，又要重视辨证论治。中医辨证与西医辨病应很好地结合，对辨证分型有不同见解，"异病同治"，"同病异治"有深入的研究。主张辨证论治与辨病施治相统一，兹分述如下。

一、整体观与动态观是辨病辨证的源泉

先生认为：不论辨病与辨证，认识疾病与治疗疾病，都必须建立在整体观与动态观的基础上。

　　人是一个整体，内有五脏六腑，外有皮毛骨肉、眼耳口鼻，它们是互相关联，不可分割的。各个脏腑既有自己独特的功能和疾病，但是它们之间又是相互影响的，某一脏腑本身的功能偏强偏弱可影响到其他脏腑。例如"肾阳"不足可以导致"脾阳"不足。当肾阳不足时，会有手足发冷、畏寒、面色苍白，影响到脾脏时又可见到消化不良，大便溏薄，或早晨泄泻。脾肾虚弱又可导致其他脏腑的疾病。这说明了脏腑之间是相互关联的。脏腑和其他组织、器官也有一定的关联，如肝同眼睛有关，肝热眼睛就会多眵，羞明；肝血不足就会两目干涩，视物昏糊。其他如肾与骨有关，心与血有关，脾同肌肉有关等。因此，治病不是头痛医头，脚痛医脚，不是将人体的脏腑、组织孤立起来对待，而是从它们相互的关系来考虑。如肺的虚弱性疾病，可用健脾的方法来增强病人的运化功能和体质，促使肺部虚弱的病变得到改善。局部组织的疾变，如慢性脓疡，疮口不收，全身情况较差，若单从疮口考虑，用消毒、排脓、生肌、长肉等法都不能取得效果，就必须考虑整体，加强整体调理，采用一些温补药，不但整体情况好转，而且疮口也能迅速痊愈。先生指出："对待一切局部的慢性病变都要有整体观念"。举例：有一位女青年，背部患有疖痈，此起彼伏，用清热解毒药治疗半年多无效，后从整体着眼，考虑到病人的免疫功能低下，而用附子、肉桂、黄芪等温补药加一些解毒药，疖痈迅速痊愈了。这说明局部的病从治疗整体而得到效果。先生又指出："但当局部病变影响到整体时，有时仍要从局部着眼。"如疖肿虽是一个局部的病，可是它会引起全身症状：发热、身痛、口渴、尿赤、食欲不振等，这时应以着重局部为主。中医治病有时从整体来考虑问题，有时从局部着眼，但是归根结底还是从整体观念出发的。

　　疾病不是静止的，而是经常变化着的过程。表面上看是停留在一个阶段，但是从这个阶段的开始到这个阶段的末了，就是一个变动的过程，它的来是个变，它的去也是个变。前人把热病分作几个证候类型，可由轻到重，或一开始就重；可以一个证候类型单独出现，也可以二个三个证候类型同时并见，又可以一个一个证候类型顺序出现。它们的变有按一般规律的，亦有不按一般规律，就是说亦既有一般规律，也有特殊规律，总的说来按一般规律变的较多，但这个一般规律还是属于变。先生强调指出："讲到变，有渐变，也有突变，突变往往由渐变而来，表面看来似乎是突变的。"中医学上说阴病可以转阳，阳病可以转阴，这是相对的两个方面，可以相互转化。古人有句话："冰冻三尺，非一日之寒"，这就说明事物是逐渐发展的。中医在治疗疾病时非常重视疾病的转化，一般认为阴病转阳为吉，阳病转阴为凶。如大叶性肺炎开始表现出阳性症状，如果由于病的发展或治疗不恰当，转为阴证，这时急须温阳，使它由阴转阳。又如中毒性肺炎，一开始出现阴证，这时急须用回阳药，使它由阴转阳。还有一些热性病，往往高热持久，脉搏洪大，看上去是阳证，实际上已经潜伏着转阴之机。"履霜坚冰至"，意思是踏着霜可以知道冰的日子就要到了；判断疾病的传变，也应学会掌握这种预见，因为高热持久，病人体质消耗过多，心脏负荷过大，往往导致心阳衰竭，从而变为阴证。所以先生说："医者必须动态地观察病人，灵活地采取措施。可见整体观与动态观是辨病辨证的源泉。"

二、正确处理辨证论治中的学派之争

辨证论治是中医认识疾病和治疗疾病的基本原则，是中医学对疾病的一种特殊的研究和处理方法，也是中医学的基本特点之一。所谓辨证，就是将四诊所收集的资料、症状和体征，通过分析、综合，辨清疾病的原因、性质、部位，以及邪正之间的关系，概括、判断为某种性质的证。论治则是根据辨证的结果，确定相应的治疗方法。辨证是决定治疗的前提和依据，论治是治疗疾病的手段和方法。辨证论治的过程就是认识疾病和解决疾病的过程。

中医学在数千年的发展过程中，形成了以辨证论治为诊疗特点的医学理论体系，同时出现了不同的学派和不同的学说。每一学派形成均有它一定的见解和独特的经验，但也不免包含着片面性。现在我们中医界也有崇尚某一学派的，如有人重视脾胃，有人重视命门，这些作为深入研究是可取的，但在临床论治时就不能偏执一派之见，专主一面即离开了辨证观点。先生认为："必须服从临床辨证，采取各家之长。"

如刘河间在治疗上主张以清热通利为主，认为：六气皆从火化。其学术观点的来源，可能出于《内经》病机，如"诸热瞀瘈，皆属于火"；"诸禁鼓栗，如丧神守，皆属于火"；"诸腹胀大，皆属于热"；"诸呕吐酸，暴注下迫，皆属于热"等，充分发扬"亢害承制"理论，在治疗上有一定控制疾病转化的意义。惟火有太过，有平气，有不足，河间强调了实火而遗掉虚火，是有片面性的，无怪张景岳批评说："奈河间是不能通察本经全旨"，"不辨虚实，不察盛衰，悉以实言害病。""实火固宜寒凉去之，本不难也；虚火最忌寒凉，若妄用之，无不致死"。不过，刘河间处方，往往寒热并用，补泻兼施或寒热补泻融于一方，对后人极有启发。

张子和强调火燥。主张汗吐下三法，反对补药治病。指出："表病而里不病者，可专以热药发其表；里病而表不病者，可专以寒药攻其里；表里俱病者，虽可以热解表，亦可以寒攻里。"可见子和用药的规律，发表须温，攻里须寒。子和曰："今予论吐、汗、下三法，先论攻其邪，邪去而元气自复也。"先生认为：这对急性热病及其某些病理产物固结者适用，若脏腑气血自病，则无邪可攻。《儒门事亲·卷二可下式篇》："《内经》一书，惟以气血通流为贵，世欲庸工惟以闭塞为贵。又只知下之为泻，又岂知《内经》之所谓下者乃所谓补也，陈莝去而肠胃洁，癥瘕尽而荣卫昌，不补之中有真补存焉"。此论根据刘河间以通为补之说而来，对某些积滞之病是对的，但不可施于一切疾病。先生对子和评价说："尊《内经》运气之说而不执，宗仲景汗、吐、下而有发挥"。也应看到张子和有辩证法的思想，如"南陲之地多热，宜辛凉之剂解之；朔方之地多寒，宜辛温之剂解之。"；"午未之月多暑，宜辛凉解之；子丑之月多凉，宜辛温解之"；"病者喜食凉，则从其凉，喜食温，则从其温。……欲饮水之人，慎勿禁水"等，施用寒温，因时因地而变通，治病应适人之常情，确有一定价值。

李东垣处于战乱时代，人民饥饱失常，惊惶忧愁以致体质虚弱，易为疾病所侵，得病后又因正虚容易死亡，故提出脾胃虚中气不足，必须重视脾胃的理论。先生认为：脾胃虚弱是致病条件，而疾疫是主因，东垣强调一面，丢掉另一面，是偏见。但其对杂病以脾胃为本，加强调理脾胃的理论，确对后世起一定指导作用。其清阳不升，中气下陷，用补中益气的方法，对某些慢性病有一定调整体质作用，对急性病如有中气下陷病理机转的也有适用之处。不过急性热病不能以补为治。东垣对急性热病初期即用补中益气，是值得探讨的。

朱丹溪认为：阳易动，阴易亏，动则耗阴，声色嗜好亦伤阴，故独主滋阴降火，创"阳常有余，阴常不足论"。先生认为：朱丹溪的"阴"，实指两性之精，而非指人整体阴阳之"阴"。丹溪阳有余阴不足的论点主要包括：（1）以天为阳，地为阴，地小天大，以喻人阳有余、阴不足；（2）以男女性成需十几年，以喻人之阴难成；（3）以性机能的衰退，喻阴之易亏；（4）以四时、五脏、五行生克之说论禁欲之必然性。丹溪为何提出此说，明·孙一奎在《医旨绪余》中说："丹溪生当承平，见人多酗酒纵欲，精竭火炽复用刚剂以至于毙，因为此救时之说。"的确，朱丹溪医学思想的形成，一是本身的理学；二是当时社会生活的反映。《格致余论》开卷《饮食色欲箴序》说："传曰：饮食男女，人之大欲有焉，予每思之，男女之欲，所关甚大，饮食之欲，于身尤切。世之沦胥陷溺于其中盖不少矣。"《色欲箴》说："眷彼昧者，徇性纵欲，惟恐不及，济以燥毒（壮阳药）。""血气几何？而不自惜"；"远彼帷薄，放心得收。"说明当时有人服燥药以助性欲和多食肥厚。丹溪认为这两者必须有节制，这是非常值得重视的。饮食内伤东垣说得较细，成为一个理论，而房室损伤则丹溪之说较细，亦成为一个理论。先生认为：丹溪论攻宜慎是对的，介绍罗太天先攻后补，先补后攻，攻补兼施，根据具体情况而用，也是对的。用药反对温燥，是一偏，但其处方用药亦不废温燥。丹溪既强调阴常不足，在治疗上就应着重益阴，可是他在治疗上却是以泻火为主，补阴很少，其意可能寓补阴于泻火之中。

赵养葵、张景岳、孙东宿等都议论命门，以赵养葵说得最为具体。养葵否定《内经》心为君主之官，另立真君真正，把命门作为人身的主宰，他说："譬之元宵之鳌山走马灯，拜者舞者、飞者走者，无一不具，其中间惟是一火耳，火旺则动速，火微是动缓，火忽则寂然不动，而拜者、舞者、飞者、走者、躯壳未尝不存也。"他由此推论于养身者、治病者，均以命门为君为主，而加于"火"之一字。养葵学宗薛立斋，故治疗上亦偏于滋补。惯用六味、八味，以为六味能补真水，八味能补真火，进而统治诸病。吕楪村评以之治败症则可，以之治急病热病则非。先生认为养葵真阴、真阳，假阳假阴之辨别，在辨证治疗上有一定指导意义。

张景岳出身官僚世家，到北京游于侯门，其交游、治病亦必豪门大贾。这些阶层穷奢极欲，因而常感身弱体衰，精力不足，喜欢补药，所以主张温补为主。景岳反对朱丹溪"阴常不足，阳常有余"的理论，他提出"阳常不足，阴常有余"的理论。先生指出，其实，丹溪之阴指两性之精，景岳之阳，是指机体活动能力，两人所指实质不同，不能同等看待。景岳对诊断、治疗、本草方面，均有实际经验且能纠正前人因循之误。对辨证论治的体系发展作出了贡献。

三、脏腑辨证与以方统病合之则兼美

脏腑辨证源于《内经》，《金匮要略》中亦用脏腑辨证。晋唐以来多集验方，如《肘后方》《深师方》《小品方》，至唐·王焘集诸家验方而为《外台秘要》，皆以病证为主，孙思邈著《千金方》以脏腑分篇，各列寒热虚实诸病方证。以后，宋·钱仲阳著《小儿药证直诀》，以五脏寒热立方，如

泻白散、导赤散诸方。金元间张洁古著《脏腑用药式》，每一脏腑分列寒热补泻诸药证，它的优点是每一脏腑证和药配合起来，比较具体，学习的人见某些证即知属某一脏腑，或寒或热或虚或实。其缺点就是丢掉方剂，所用药也仅限于此，形成公式化。到明代薛立斋注《平治会萃》，提出"肝脾两虚"，"脾胃两虚"之说，因为薛是太医院医官，所以影响很大，其弟子周慎斋著书立说以脏腑五行生克为本，通行于大江以南，至叶天士后遂盛行于全国，尤其晚清至民国初年，医生立案疏方，无不以脏腑寒热虚实生克乘侮立论。

　　张仲景主张"博采众方"，其《伤寒论》中以方证为主，有是证用是方，杂病虽用脏腑，然方证仍是主要方面。《外台秘要》而后，宋有《圣济总录》《太平圣惠方》，明有《普济方》，此数书可谓集明以前病证方药之大成，在研究治疗某病时可作为参考资料。至清代仍有以方证为主的，如张路玉著有《医通》、徐灵胎著有《兰台轨范》。先生认为："两者应该合流，不必偏废。""脏腑辨证"为医生从临床总结而来证治分类，可以纠正人体脏腑功能，增强人体体质，抗病和修复能力，有些还可以对病的本质起针对作用。"以方统病"是医生采用各方面的方剂，针对疾病的病机或病证，可以对一病或多病起作用。验方、禁方、秘方系劳动人民的经验，有些对病证有特殊疗效，也有一般性的，但较少辨证观点。以上各方面都各有优点亦各有不足之处，如单纯采用脏腑辨证，则用药如程式，药物亦有一定的局限性，不能发掘"对病真方"。如果单纯采用"以方统病"，若辨证不相符合的则技穷；如果单纯采用验方没有理论作为指导，往往施于此而有效，用于彼则无效。先生指出"合之则兼美，离之则两伤"。

四、既要为病寻药，又要重视辨证论治

西医喜欢寻找有效方药与药物，希望能找到治疗某一种疾病的有效方药，因此，努力于"为病寻药"。中医则强调辨证论治，用辨证的方法而不喜欢一病一方。先生认为，两者不能偏为。

先生指出，医生看病先要识病，这就要认识掌握疾病的病原和特性。因此，先生也重视寻找筛选治病的针对性方药。笔者曾记录了先生的一些效方效药，如大剂量丹参治疗失眠；大剂量小蓟草降血压，大剂量生地治类风湿，重用芍药、甘草治呃逆等。果有奇效。

对于已经确诊的病，找一种针对性的方法去治疗，这是理所当然的。那么为什么还要重视辨证论治呢？因为疾病的发生与发展，是多因素、多项性、多向性、综合作用的结果，且与内外环境有着密切的关系。临床表现有的是单一性，但更多的是交织性与弥散性，有的呈连续性，如果只从单一性来考虑，就会效果不好，有时会陷入机械唯物论的泥坑。往往在病因尚未查明之前，就感到束手无策，此时非辨证论治不可。

辨证论治的含义到底是什么？先生认为：概言之，包含着认识矛盾主要方面和解决矛盾主要方面的两个内容。较为具体地说，辨证论治不仅辨别疾病本身表现的"证"，它还包括病人的素质和现况，患病原因。如外感不仅辨别风寒暑湿，还包括了病前生活影响于疾病的因素，以及时令、季节、环境等，辨别何者占着当前主要地位，再从疾病的本身考虑病的枢机何在。是以疾病为急？还是以人的体质为急？权衡轻重，孰为当务之急？然后考虑治法的缓急、先后、轻

重，诸治法中孰能解决当前，有利预后。辨证论治，它不是为找寻唯一的致病因素，而是"多元"地衡量某一方面的主要问题，以此主要问题作为治疗依据。先生曾述：同样是患哮喘病，每个人发病情况不同，表现有寒热虚实之别。即同一病人，同一哮喘，在不同时间、季节、环境、诱发因素、个人体质等情况下，所表现的症状各别，治疗上也不相同。

先生曾举一例说明：我以中医"泻胃家实热"这一辨证论治法则治愈了好多病，如头痛、失眠、哮喘、呃逆、胃出血、出血性胰腺炎等，什么是胃家实热证呢？即大便多日不解，而有腹满，舌苔黄黑干燥等主症，这些不同的病种，不同的病因病理，统用大承气汤以泻胃家实热，结果是一泻而愈。为什么有效？我想有效必有理，所以辨证论治还应当重视，可能它的理论比一病一药的道理复杂得多。"

五、中医辨证与西医辨病如何结合

中医的"证"，一般来讲是机体在疾病发展中的某一阶段的病理概括，由于它包括了病变的部位、原因、性质以及邪正关系，反映出疾病发展过程中某阶段病理的变化本质，因而它比症状更全面、更深刻、更正确地揭示疾病的全貌，但是我们又不能满足于"证"，因为，现代科学的物理的、生物的、实验室的各方面的检查所得出"病"的证据，超出了中医的望闻问切。如急性肾炎浮肿等症状已消除，在过去病人和医生都认为病已痊愈，现在检验小便尚有蛋白尿和红、白细胞，医生与病人都认为病未痊愈；又如无黄疸性肝炎或乙型肝炎没有或少有什么症状，可是实验室检查血清谷丙转氨酶增多，或乙肝两对半阳性，就不能认为病人无病或已治愈。如何降低转氨酶？如何使乙肝抗原转阴？只有通过实践，从中寻找摸索有效的针对性的方药。这是无可非议的。但并不是说中医就不要辨病，更不是说西医治病，中医治证。中医除掉西医的病主体外，还要根据中医辨病的原则去辨病，同时也根据中医辨证精神去辨证。辨证也是为了摸索出治病的规律。

先生认为：如果片面强调辨病，丢掉辨证论治，则失掉中医的灵魂。如果无视现代科学对病的研究，则中医临床疗效得不到提高，中医学术得不到发展。

六、对辨证分型的商榷

过去不少中医书中以病为纲，如黄疸、眩晕、咳嗽分门别类，在每一病证中又分子目。如咳嗽为纲，下列风、寒、暑、湿、燥、火，肺阴虚、肺气虚、肝火上冲、肾阳虚衰、脾阳不足诸咳；又分别痰多、痰少、干咳、顿咳、久咳等，这在临床辨证施治中有一定意义。前些时期，一般以西医的病名为纲，不用中医过去的病证名为纲，它包括的子目就比较单纯，如急性支气管炎、慢性支气管炎、肺结核、大叶性肺炎等。在每一个病中用中医的辨证分型，如慢性支气管炎则分肺气虚、脾阳虚、肾阳虚等，肺结核则分为肺气虚、肺阴虚、气阴两虚、肺肾两虚、肺脾两虚等，这样定型可以进行复试性的治疗观察，不断地研究分析治疗效果。但是其中也有一个问题，即有阴阳、气血、脏腑、寒热、虚实辨证定型，不过几十个框框，病有千百种，用几十个框框定千百种病的治疗，于是这种病定为阴虚，那种病也定为阴虚，百十种病都有阴虚型，而所用补阴药也不过一二十味，这就不免形成"公式化"，把病看成只有共性，没有特性，而且所谓阴虚症状大体是因病耗损了体质，所以在人体上表现了阴

虚，那么阴虚是后果，而疾病才是导致阴虚的原因。当某些
疾病造成了阴虚，而疾病已经过去（如热性病）这时用补阴
养阴药很有作用。如果疾病仍然存在，如癌、肺结核、肝硬
化腹水等，这些疾病所致的阴虚，用补阴养阴药，其纠正作
用就很不理想。先生认为：如果单用几十个框框作为辨证
论治，则反而失掉辨证论治的精神。我们即使临床辨证分
型，也要注意到在治疗过程中疾病本身所起的变化，加上其
他因素交织在一起，按定型方用药有时不合适，疗效就成问
题，有时为了适应病情变化，可能还要改弦易辙。吕楼村
说："顾病机传变，辗转相因，治法逆从浅深异用"，正说明
了动态观的辨证论治。也有的人治疗一种病，每天换方，说
是"药随证转，这是辨证论治"，这样也就很难总结出每一
疾病的治疗规律。先生主张我们既不能坚持一方而不变，又
不能时刻变化，要根据具体情况在不变之中求得变化，在变
化之中求得相对稳定。

七、"异病同治""同病异治"是辨证论治原理的体现

辨证论治作为指导临床诊治疾病的基本法则，由于它能
辨证地看待病和证的关系，即可看到一种病可以包括几种不
同的证，又看到不同的病在其发展过程中可以出现同一种
证，因此在临床治疗时，还可以采取"异病同治"和"同病
异治"的方法处理。

1. 异病同治

先生说："各种不同的病，出现在相同机制下，用相同
的方法，可以获得缓解或痊愈。"如一失眠病人，十余日目
不交睫，口服各种安眠药无效，病人愤极，意欲自杀。先生

见患者面红目赤，舌苔黄厚，大便十余日未行，按其脉沉实有力，遂曰此胃家实也，以腐浊熏蒸，上扰清明之故，如用安神镇静之品，是治标而遗其本，服大量安眠药无效即是明证。投以大承气汤以泄胃实，患者泻后即安然入寐。

又如浦东一位张姓病员，哮喘大发而住院。连日用中西医平喘药均不效。先生询其大便已多日不通，有胃家实情况，此胃实肠闭，肺与大肠相表里，若大肠得泄，肺气得降，其喘可平，因与承气汤以泻胃实，大便得通，当即喘平。又一病员，头部剧痛十许日，目赤舌红，苔黄厚，大便多日不通。经神经科检查，未见异常体征，按中医理论当属"胃家实"浊气上攻，故致头痛，拟承气汤下之，投药剂，其病即除。再如一病员，呃逆持续十数日，昼夜不停，家属惶惶，用阿托品、利他灵及中药、针灸治疗均无效，临床表现为胃家实症状，先生曰：此胃气上逆也，投以承气，大肠一通胃气得降，呃逆遂平。若以现代医学观察，上述疾病有属于神经系统的，有属于呼吸系统的，有属于消化系统的。系统不同，病种各异，而先生认为是同一的"胃家实"，采用同一的方法承气汤攻下而取得显著疗效，这是先生在医疗实践中对"异病同治"的一得。

2. 同病异治

一种病在不同情况下，其表现不同，治法即各不同。先生尝引清代喻嘉言治痢七例以启发。例一，赵某，偶然肚腹不宁，泻下数行，医以痢疾药治之，其利转多，更用通因通用之法，用大黄丸 9g 下之，遂扰动胃气，胀痛，脉手足皆沉而伏，应指模糊，于是以四君子汤少加姜、蔻，痢果不作。例二，张某，初得痢三五行，然得内伤之脉，而夹少阴之邪，此证宜一表一里，但表药中多用人参，里药中多用附子，若用痢疾门诸药必危，次日，再用参、附，二剂而安。
例三，周某，73岁，秋月病痢，至冬月成休息痢，一昼夜
十余行，面目浮肿，肌肤晦黑，脉沉数有力。此阳陷入阴，
以人参败毒散与之。当晚只下痢二次，改用补中益气汤。例
四，朱某，素享安逸，夏日因诉讼，奔走日中，而成痢疾，
昼夜一二百次，肛门如火烙，扬手掷足，躁扰尤甚，其脉弦
紧劲急，不为指挠。以大黄120g，甘草、黄连各60g，随滚
随服，一昼夜服完。次日脉势稍柔，改用生地、麦冬等，果
然下痢并止。例五，陈某，病痢，发热如蒸，昏沉不食，其
脉数大空虚，尺脉倍加洪盛。遂以麻黄附子细辛汤，汗后热
减。再以附子理中，旬日痊愈。例六，叶某，病痢，噤口发
热十余日，呕吐不断，其脉上涌而无根。此乃胃气将绝，非
噤口痢也，治惟有温补。于是以理中汤，三日人事大省，不
宜轻用痢疾门中套药。例七，浦某，痢疾初期有表邪未散，
而误用参、术，又服黄连、大黄，治经月余，下痢一昼夜百
余行，不但粥饮直出，即人以浓膏人口亦从肠奔下。用大剂
四君、赤石脂、禹余粮，下痢之势少衰。后以四君倍茯苓全
安。所举七例，悉为病痢，而治法迥异。

先生在论述同病异治时说：如哮喘病者十人同时来诊，
其人表里寒热虚实各有不同，即表证中有表寒、表热、表实
的不同，故十人处方各异。不但如此，即同一病患，其人发
病时间不同，体质因素不同，其治法也各不相同。如患者严
冬自北方来沪，感受寒冷，表现为寒性哮喘，投以小青龙汤
而愈。春日再发，自服前方无效，诊之乃感春日风温之气，
症现面红目赤，口干舌红，投以桑菊饮即效，又一次因劳累
体虚，症见面色苍白，动辄气急，无力懒动，曾自服前桑菊
饮未效，复邀先生诊，遂曰君误矣，前以风热故用，今见气

虚之证，当用补中益气，投此方即效。举此以示中医之辨证
论治精神。

八、辨证论治与辨病论治相统一

中医临床中的辨证论治与辨病施治，由于时代、认识的
不同，故治疗主张亦各异。明·吴又可主张辨病施治，他
说："万物各有所制，在于受无形杂气为病，莫知何物之所
致，故勉用汗、吐、下三法以治，能知此物制物，只须一药
之到而病自已，不烦君臣佐使加减之劳矣。"清·徐灵胎说：
"欲治病者，必先识病之名，能识病名而后求其病之所由生，
知其所由生又当辨其生之因各不同，而病状所由异，然后考
其治之之法，一病必有主方，一方必有主药。""自宋以还，
无非阴、阳、气、血、寒、热、补、泻笼统之谈，其一病之
主方主药，茫然不晓。"至于近世，则惟记诵通治方之数首，
药名数十种，以治万病，全不知病之各有定名，方之各有法
度，药之各有专能。"而清·喻嘉言主张辨证论治，推勘病
情，深入细致，用药超越凡俗，不是见病治病，体现同病异
治，先生认为：吴又可以辨病为主，知系何病，即用专治此
之药，不需"论治"，但废弃了辨证论治这一辩证法思想是
可惜的。徐灵胎忽略了阴阳气血寒热补泻诸方面，他不知这
些是人体与疾病斗争的反映，如果不加考虑，亦即忽视了辨
证论治的精神。不过，他批评当时那些只知笼统地应用阴阳
气血之说，不求对病的主方主药，而形成记诵通套方的"套
方医"，却又是十分中肯的。喻嘉言强调辨证论治，废弃了
前人艰苦获得的治病特效方药也是可惜的。应该把辨病辨证
有机地统一起来，更好地为病员服务。

先生认为："中医古籍早有独立病名，不过，这些病名

由于时代限制，认识与现代有一定距离，今天值得再补充认识，在辨证（病）提高的同时，对施治也得到进一步提高。

（摘自《姜春华经验精粹》中国中医药出版社 1994 年 10 月第 1 版）

后记

　　中国中医药出版社在国家中医药管理局领导下，组织编写《中国百年百名中医临床家丛书》为发掘、继承、整理发扬名老中医学术经验，做了一件有益的大事，受到全国中医界的好评。我们怀着对姜春华先生深厚真挚思念之情，应中国中医药出版社所约，认真研究先生的著作，如《中医治疗法则概论》《伤寒论识义》《姜春华论医集》《历代中医学家评介》《肾的研究》《活血化瘀》《经方应用与研究》《姜春华学术经验精粹》《长江医话》《肝炎肝硬化专辑》以及 200 多篇有关论文，进行综合整理编辑。

　　《姜春华学术观点与临床经验集》一书，由上海市中医文献馆学术委员会主任、上海市名中医张云鹏主任医师全面负责；老中医经验研究室周琴花副主任医师，中医文献研究室招萼华副主任医师，宋光飞主治医师，分头负责编辑而成，其中医家小传与年谱由张云鹏、宋光飞执笔，专病研究与论治由张云鹏、招萼华、宋光飞执笔；医论与漫话，由周琴花执笔，最后张云鹏、周琴花进行统稿。在研究整理过程中得到姜光华、姜光明、沈晓青的支持，在此表示感谢。

　　由于姜春华先生学术广博精湛，临床经验丰富，治疗效果卓著，本书仅择其主要的学术观点、重点的临床经验、独到的用药特色加以整理阐发，疏漏之处，在所难免，尚希海内外同仁赐教。

编者

2001 年 2 月 18 日